*Dieses Buch gehört:*

# Das Leben ist ein Geschenk

Warten Sie nicht, bis eine Gesundheitskrise oder auch eine schwere Erkrankung Sie wachrüttelt. Wenn Sie bei ehrlicher Betrachtung wissen, dass Sie etwas ändern müssen, sollten Sie noch heute damit loslegen.

Sie wissen selbst, ob Sie vom einen zu viel oder vom anderen zu wenig haben.

Achten Sie auf Ihre inneren Systeme, damit es Ihnen so gut wie möglich geht und Sie auch so aussehen. Und damit Sie ein langes und erfülltes Leben führen können.

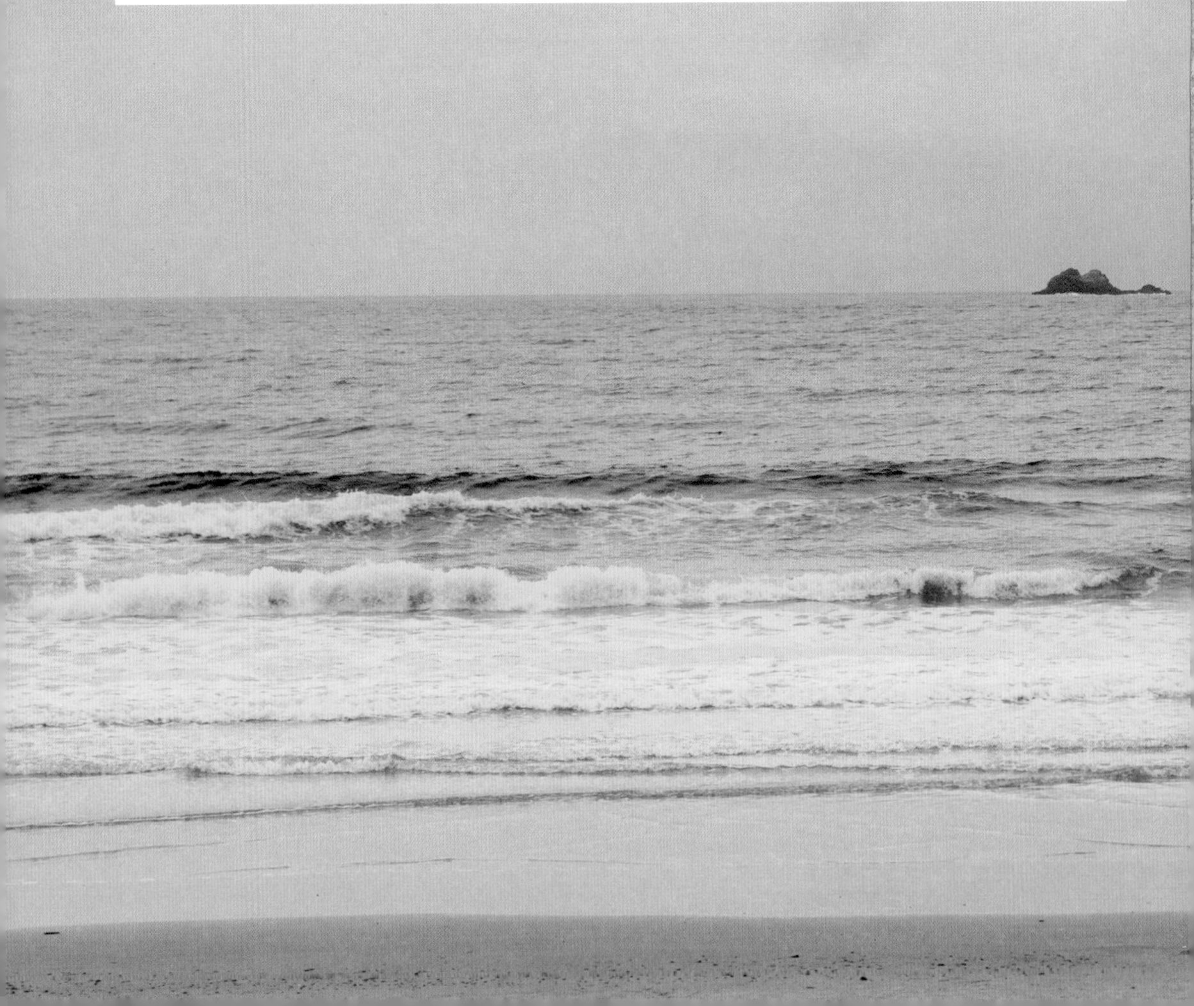

Dr Libby

Dr. Libby Weaver

# Was soll ich eigentlich essen?

## Wie Sie die Ernährung finden, die zu Ihnen passt

Aus dem Englischen übersetzt
von Imke Brodersen

TRIAS

# Die Autorin

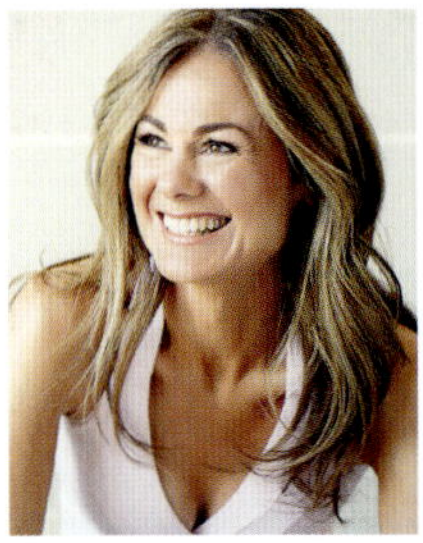

Dr. Libby Weaver (PhD) ist Ernährungswissenschaftlerin und promovierte Biochemikerin. Als eine der führenden Gesundheitsexperten in Australien, Neuseeland und Südostasien ist sie eine gefragte Autorin, Referentin sowie Beraterin. Darüber hinaus hat sie mit Bio Blends eine Marke für Nahrungsergänzungsmittel auf rein pflanzlicher Grundlage ins Leben gerufen.

Auf der Basis ihres umfangreichen Wissens, wissenschaftlicher Untersuchungen und des ehrlichen Wunsches, Menschen zu neuer Energie und Vitalität zu verhelfen, inspiriert Dr. Libby andere über ihre Bücher, Seminare, Onlinekurse und Ergänzungsmittel, selbst die Verantwortung für ihre Gesundheit und ihr Glück zu übernehmen.

Mit über 300.000 verkauften Büchern in Neuseeland und Australien war sie bereits zehnmal auf der Bestsellerliste.

Als international renommierte Rednerin ist Dr. Libby mit Marianne Williamson, Sir Richard Branson, Tony Robbins und Dr. Oz aufgetreten, um ihr Wissen über biochemische Zusammenhänge der Ernährung weiterzugeben. In der Gesundheitsbranche wird sie regelmäßig als Expertin zu Rate gezogen, wurde in diversen Zeitschriften wie The Times, The Huffington Post, Sydney Morning Herald und Australian Women's Weekly porträtiert und erscheint morgens regelmäßig im Radio und im Fernsehen.

Libby Weaver hat eine besondere Begabung, komplexe Zusammenhänge verständlich zu erläutern. Ihr ganzheitlicher Gesundheitsansatz stützt sich konsequent auf die drei Säulen Ernährung, Emotionen und Biochemie und erklärt das Wechselspiel zwischen diesen Faktoren.

Daher überrascht es kaum, dass Hollywoodstars wie Deborra-Lee Furness und Hugh Jackman sagen, Dr. Libby habe »alles, was man braucht, um dauerhaft gesund und zufrieden zu bleiben«.

Mehr auf www.drlibby.com

Für die Landwirte und Gärtner,

DIE SO UMSICHTIG DEN BODEN BESTELLEN
UND UNSERE NAHRUNG WACHSEN LASSEN.

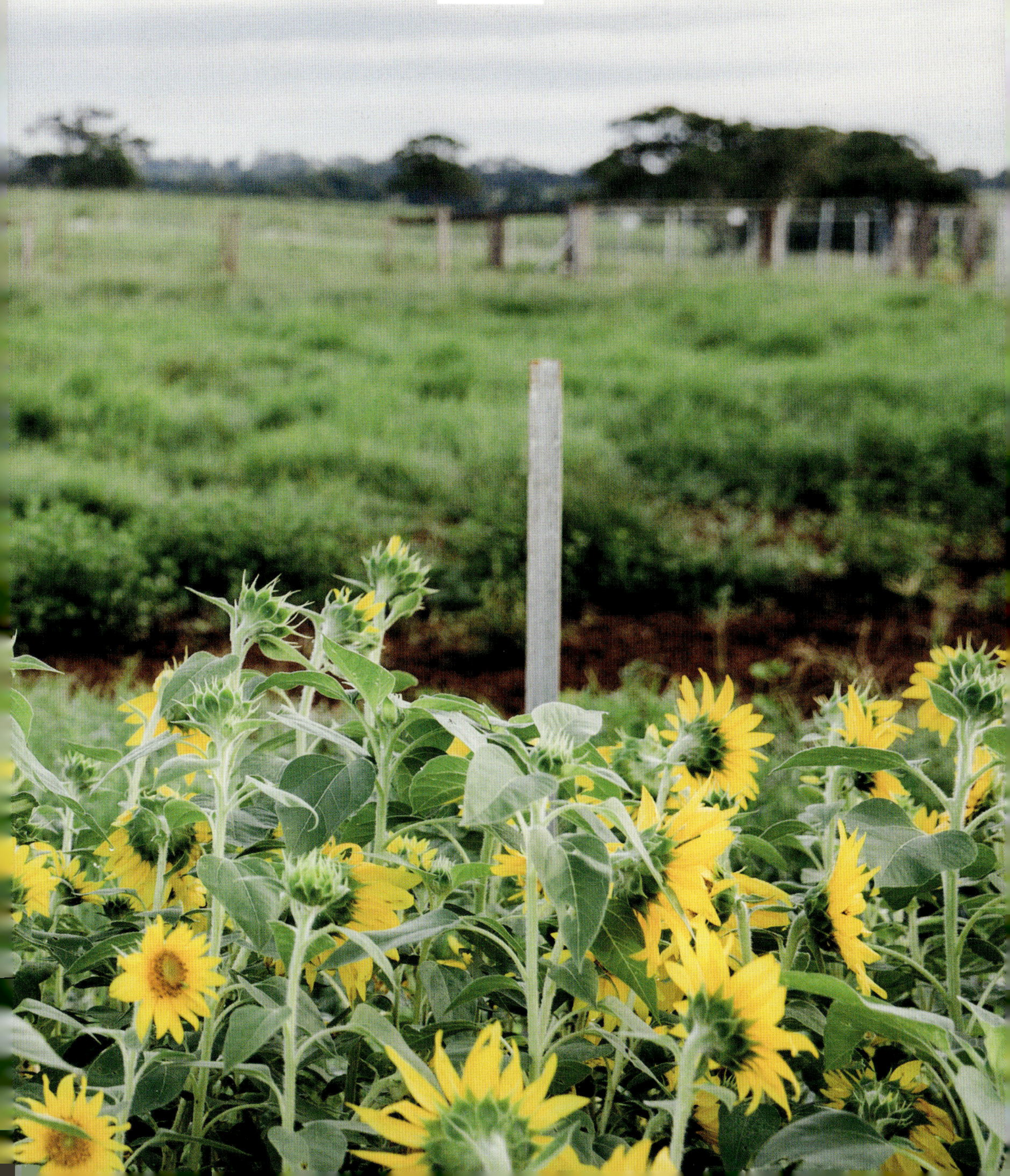

# INHALT

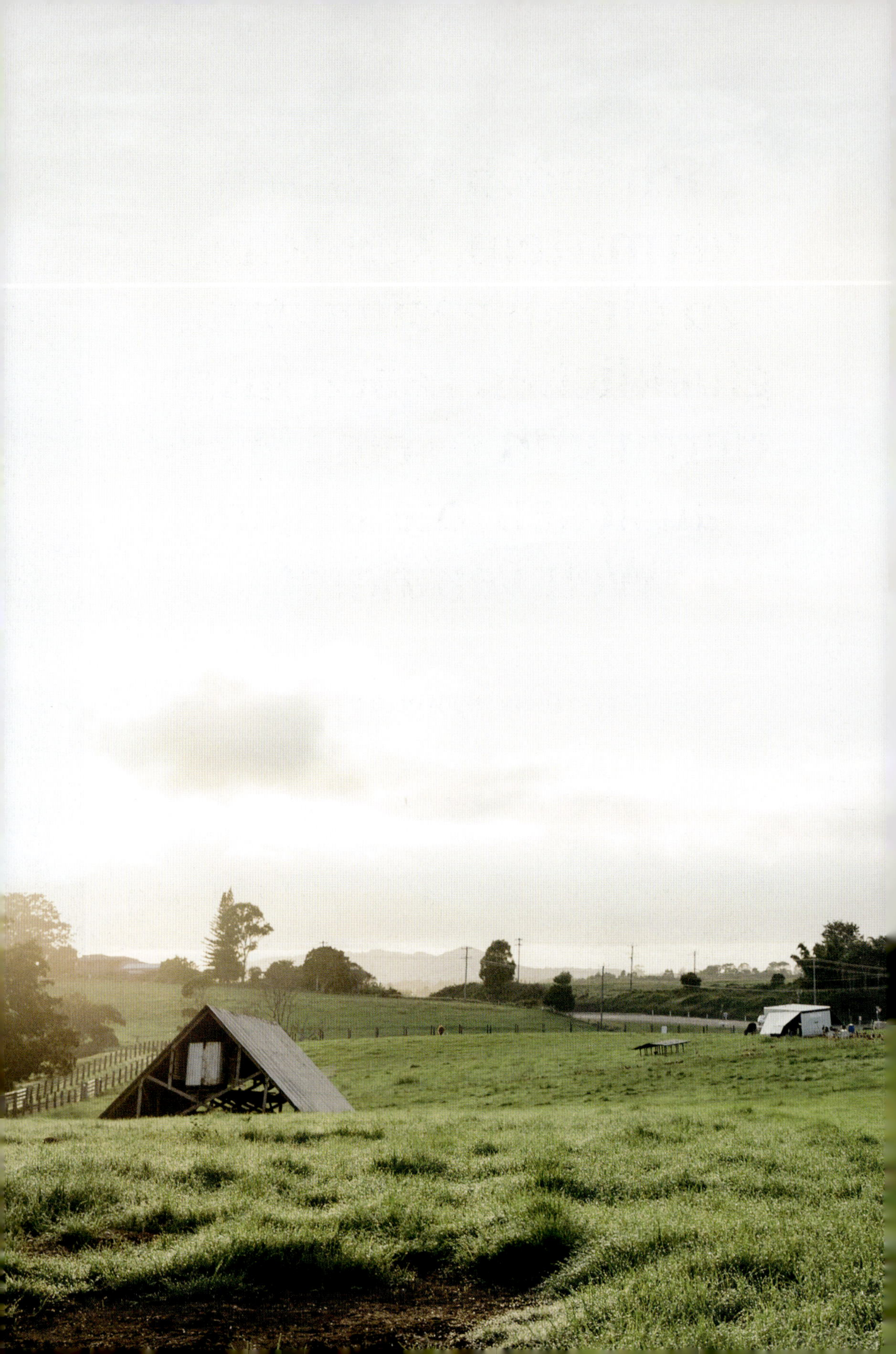

**Ich möchte Wissen vermitteln, Menschen zu einem gesünderen, glücklichen Leben inspirieren und so eine Welle auslösen, die unsere Welt verändert.**

*Dr. Libby Weaver*

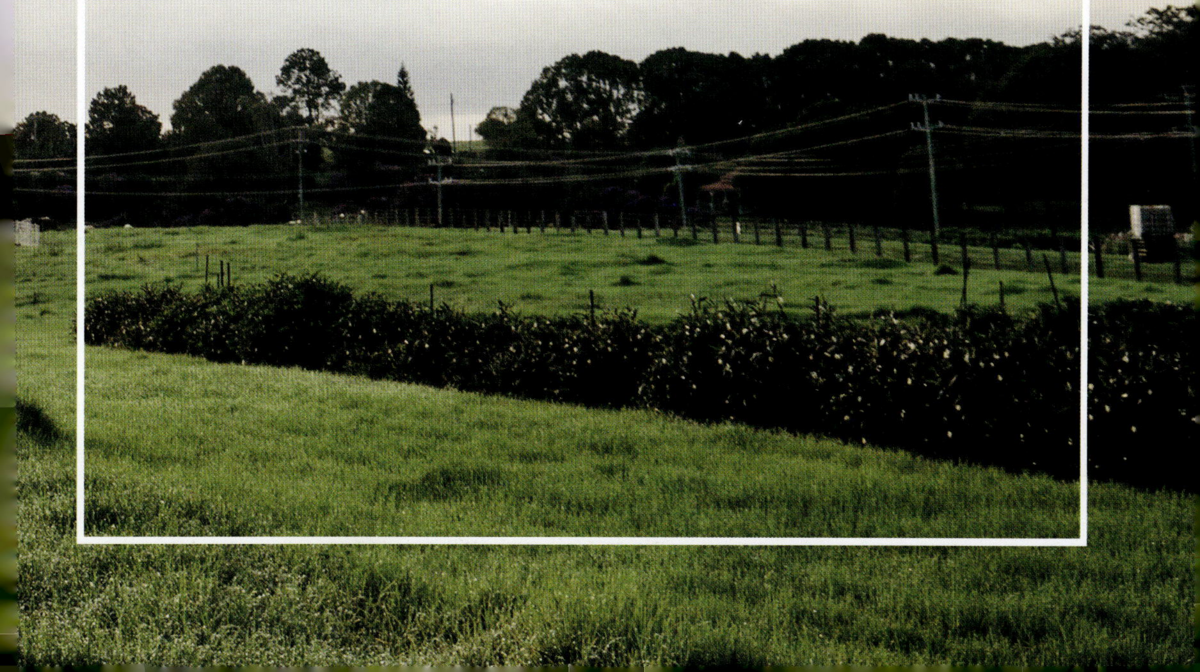

# Einleitung

## SCHLUSS MIT DER VERWIRRUNG UMS ESSEN

Es gibt keine Ernährungsform, die jedem Menschen auf dieser Erde gerecht wird, auch wenn wir nach diesem Heiligen Gral schon ewig suchen.

In diesem Buch geht es nicht um Stoffwechsel und Körpersysteme. Die Themen sind Nahrungsauswahl, Essverhalten und Appetit und alles, was unsere Entscheidungen beeinflusst. Wer dieses Buch liest, sollte anschließend in der Lage sein, selbst herauszufinden, was für ihn oder sie persönlich das Richtige ist.

Viele Menschen haben das Vertrauen in den eigenen Instinkt und ihr Hungergefühl verloren und fühlen sich von ihren Geschmacksknospen und ihrem Körper verraten.

Mit diesem Buch möchte ich Sie dazu ermuntern, selbst herauszufinden, wie Sie Ihre Ernährungsbedürfnisse am besten erfüllen können. Und Sie bekommen kein Dogma vorgesetzt, dessen Vorschriften Ihre biologische Individualität übergehen.

Dabei will ich keineswegs bestreiten, dass eine qualifizierte Ernährungsberatung und klare Vorgaben nützlich sein können – natürlich sind sie das, und dies gilt besonders bei gesundheitlichen Problemen. Allergien und viele Erkrankungen erfordern eine individuelle, präzise und genaue Vorgehensweise, und eine professionelle Ernährungsberatung kann Ihr Leben gründlich verändern.

Beim Reizdarmsyndrom beispielsweise kann eine erfahrene Beraterin anhand der Symptome herausarbeiten, ob im Einzelfall der Verzicht auf Gluten, Kuhmilchprodukte, blähungsfördernde FODMAPs oder Rohkost in größeren Mengen oder aber stark verarbeitete Produkte erforderlich erscheint. Eine typgerechte Ernährungsumstellung, die dem Körper besser gerecht wird, kann sich auf Tatkraft, Schlafqualität oder die Figur verblüffend positiv auswirken. Allerdings gibt es auch Autoren, die – in bester Absicht – ihre persönliche Vorgehensweise propagieren, weil sie glauben, dass etwas, das ihnen geholfen hat, allen Menschen helfen kann. Doch das ist nicht der Fall.

Mein Ansatz beruht auf drei Säulen: Biochemie, Nährstoffbedarf und Emotionen. Diese dritte Säule benötigen wir, weil die meisten selbstverständlich wissen, dass ihr Körper die Portion Eis zum Nachtisch keineswegs braucht. Niemand geht davon aus, dass dieses Eis in nennenswerter Weise zur eigenen Gesundheit beiträgt.

Häufig nehmen wir die Gründe für unsere Entscheidungen jedoch nicht bewusst wahr. In meinen anderen Büchern habe ich die Biochemie der Körpersysteme herausgearbeitet. Dieses Mal geht es um die Biochemie unserer Nahrung. Daneben befassen wir uns gründlich mit dem Thema Nährstoffbedarf und mit den vielen Gründen, die Menschen zum Essen verleiten und die mit Hunger nichts zu tun haben. In 14 Jahren Studium und 20 Jahren praktischer Arbeit habe ich zahlreiche Gründe entlarvt.

**Ihre ideale Ernährungsweise hängt von vielen Faktoren ab, darunter:**

- genetische Faktoren (ethnische Abstammung)
- frühere Erkrankungen
- aktuelle akute und chronische Erkrankungen
- das emotionale Befinden
- Symptome, mit denen Sie aktuell zu kämpfen haben (regelmäßige Kopfschmerzen sind in der Regel keine Krankheit, sondern ein Symptom)
- die Stoffwechselrate (hier spielen viele Faktoren eine Rolle, zum Beispiel Schilddrüsenfunktion, braunes Fettgewebe oder autonomes Nervensystem)

Mit einigen dieser Faktoren werden wir uns im Verlauf des Buches gründlicher befassen, damit Sie bei der Nahrungsauswahl allmählich wieder lernen, Ihren Instinkten und Wünschen zu vertrauen.

Es ist gar nicht so leicht, tatsächlich wahrzunehmen, was der Körper braucht, denn das entspricht – zumindest beim Verzehr stark verarbeiteter Produkte – nicht den Meldungen der Geschmacksknospen. Wer regelmäßig konzentrierten, raffinierten Zucker zu sich nimmt, empfindet Hunger und hat kaum eine Chance, die innere Appetitregulierung als Leitschnur einzusetzen, solange er weiterhin solche Produkte isst.

Bei echten, natürlichen, unverfälschten Lebensmitteln brauchen Sie über die richtige Menge nicht lange nachzudenken. Sie essen einfach die Menge, die in diesem Moment für Sie passt. Dann hören Sie auf. Sie sind nicht unangenehm überfüllt, aber auch nicht mehr hungrig. Der Körper registriert, dass er satt ist und dass es auf elegante Weise genug war. Das Aufhören beruht nicht auf einer bewussten Entscheidung wie »Jetzt sollte ich aber wirklich die Gabel weglegen«, sondern es geht auf ein Gefühl zurück. Und dann isst man einfach nicht weiter.

In manchen Abschnitten in diesem Buch geht es um Selbsterkenntnis. Ganz am Ende fasse ich alles Gesagte zusammen, damit Sie noch einmal konkret sehen, worauf es für vernunftgesteuerte Ernährungsentscheidungen ankommt. Mitunter werden Sie sich fragen, warum ich in diesem Buch bestimmte Vorgaben mache, wo es doch eigentlich darum geht, Sie wieder mit Ihrem Körper und seinen Bedürfnissen in Kontakt zu bringen. Es ist wie gesagt nicht leicht, die wahren Bedürfnisse und Bedarfe des Körpers zu erspüren, weil die Botschaften der Geschmacksknospen auch von Fertigprodukten und Emotionen beeinflusst werden. In solchen Fällen gebe ich eine freundlich gemeinte Richtschnur vor, die durch Informationen und Gedankenanstöße untermauert wird.

Wir werden zudem wiederholt in Frage stellen, ob man tatsächlich abnehmen muss, um gesund zu sein. In Wahrheit geht es nämlich darum, dass Sie gesund sein müssen, um Gewicht zu verlieren. Dieser Perspektivenwechsel kann Ihre Einstellung zum Körper verändern und eröffnet ein besseres Verständnis dafür, was Ihr Körper benötigt, um optimal zu funktionieren.

In diesem Buch geht es nicht ums Abnehmen. Doch wenn Sie zu den Menschen gehören, die wieder und wieder mit viel Aufwand und wenig dauerhaftem Erfolg um einen schlankeren Körper bemüht sind, oder wenn Sie sich schlicht ein gesundes, glückliches Leben wünschen, dann vermittelt dieses Buch die Weisheit, endlich allen Diäten Lebewohl zu sagen. Sie müssen sich nicht kasteien – lassen Sie es sich rundum gut gehen!

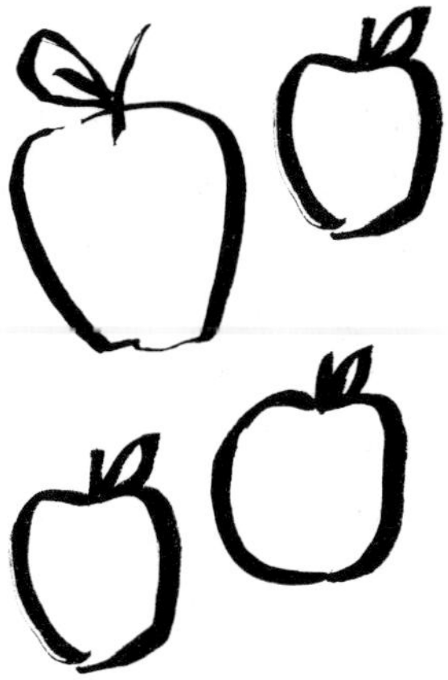

Sie brauchen keine klassische Diät. Geben Sie Ihrem Körper, was er braucht, und beobachten Sie, wie er sich verwandelt.

Sofern in diesem Buch von »Diät« die Rede ist, geht es nicht um Einschränkungen, sondern um die persönliche, gewohnte Ernährungsweise.

Ich hoffe, dass das in diesem Buch vermittelte Wissen Ihnen dabei hilft, wieder mit Ihrer inneren Weisheit in Kontakt zu kommen. Damit Sie erkennen, was gegenwärtig für Sie das Richtige ist, anstatt sich auf bestimmte Diätvorgaben oder starre Regeln zu verlassen, die Ihnen einreden, wie Sie essen sollten.

Wir geben die Verantwortung für unsere eigene Ernährung regelmäßig an andere ab und verlassen uns auf deren Wissen oder Überzeugungen. Im Einzelfall kann das hilfreich sein oder uns bei der Umstellung auf eine nahrhaftere Kost unterstützen. Manche Menschen bleiben allerdings darin verhaftet.

Es gibt schlichtweg keine allgemeingültige Ernährungsform, die allen Menschen gerecht wird. Deshalb mache ich in diesem Buch keine generellen Vorschriften, sondern erkläre lediglich die Grundlagen und ermuntere Sie dazu, in sich zu gehen und zu beobachten, was Ihre Essweise mit Ihnen anstellt.

Unzählige Male habe ich schon die Aussage gehört: »Ich weiß nicht, wem ich glauben soll«, wenn es ums Thema Essen geht. Natürlich braucht man ein gewisses grundsätzliches und korrektes Ernährungswissen, das nicht auf einseitigen Modetrends beruht. Doch letztlich geht es um die Frage, wie es Ihnen persönlich mit Ihrer Ernährungsweise geht. Wenn ich jemanden bitte, keine Äpfel mehr zu essen, weil ich vermute, dass seine stechenden Bauchschmerzen von Äpfeln herrühren könnten, höre ich vielfach Aussagen wie »Aber ich dachte, Äpfel sind gut für die Gesundheit«. Das sind sie auch. Doch wenn Sie davon chronische Bauchschmerzen bekommen, sind Äpfel für Sie nicht gesund. Manchmal soll ich auch herausfinden, ob schwierige Verhaltensweisen bei Kindern etwas mit deren Ernährung zu tun haben könnten. Ein solcher Dialog kann so ablaufen: »Wann ist sein Verhalten am schwierigsten?« – »Wenn er nach Hause kommt und eine Kleinigkeit gegessen hat. Dann rennt er wild im Garten herum und hört nicht, wenn ich ihn rufe. Aber um die Zeit gibt es bei uns keinen Zucker und auch keine Kekse oder so.« – »Was isst er denn um diese Zeit?« – »Ein oder zwei Schälchen Kirschtomaten, und die sind doch echt gesund.« Falls tatsächlich bestimmte Inhaltsstoffe von Tomaten dafür verantwortlich sind, dass dieses Kind wie angestochen herumspringt und nicht mehr zuhört, sind Tomaten für dieses Kind vermutlich nicht besonders gut.

Was für den einen gesund und nahrhaft ist, muss es für jemand anderen noch lange nicht sein.

Eine andere Geschichte stammt von einer Gesundheitsberaterin, die ich hier Helen nennen möchte.

| | |
|---|---|
| Ich: | »Wann traten die Bauchschmerzen zum ersten Mal auf?« |
| Helen: | »Da war ich auf einem Gesundheitsworkshop.« |
| Ich: | »Was haben Sie dort gegessen?« |
| Helen: | »Nur Rohkost. Nach meiner Abreise ließen die Schmerzen nach, aber zu Hause wurden sie so schlimm, dass ich ins Krankenhaus musste.« |

Ich: »Was haben Sie gegessen, nachdem Sie zu Hause waren?«

Helen: »Also, ich war noch so motiviert von allem, was ich auf dem Workshop gelernt hatte, dass ich nur noch rohes Gemüse gegessen habe.«

Ich: *(freundlich)* »Ist Ihnen eventuell auch in den Sinn gekommen, dass es Ihnen besser gehen könnte, wenn Sie vor allem gekochte Speisen essen?«

Helen: »Nein. Ich hatte doch gerade gelernt, dass Rohkost das Beste ist.«

Ich: »So wie es aussieht, gilt das momentan nicht für Sie.«

Ihr Körper ist der lebende Beweis dafür, was Ihnen guttut und was nicht. Der Körper hat keine Stimme. Nur über Symptome kann er Ihnen mitteilen, ob Ihre Entscheidungen seine Funktion optimal unterstützen oder nicht. Und wenn Ihr Körper Ihnen Kummer bereitet, kann ich Ihnen nur inständig dazu raten, in sich zu gehen und herauszufinden, ob Sie aus Sicht des Körpers anders essen, trinken, sich bewegen, denken, atmen, glauben oder wahrnehmen sollten. Denn das wissen Sie. Die Antwort gefällt Ihnen vielleicht nicht, aber sie ist da. Jetzt müssen Sie lediglich entsprechend handeln. Sie müssen sich selbst so wichtig nehmen, dass Sie entsprechend handeln und zum intuitiven Essen zurückfinden. Genau dies ist häufig die höchste Hürde, und ich hoffe, dass dieses Buch Ihnen hilft, sie zu überwinden.

Solange Sie Vorgaben von außen für unumstößlich halten, hören Sie nicht auf die innere Stimme, die jederzeit weiß, was Ihnen wirklich guttut. Fangen Sie an, ihr zu lauschen und entsprechend zu handeln. Dieses Buch soll Sie auf diesem Weg begleiten.

# Neuer Weg, neues Ziel

## IN KLEINEN SCHRITTEN

Stellen Sie sich zwei parallele Linien vor – Bahnschienen zum Beispiel. Diese müssen aber einen ganzen Kontinent durchziehen! Denn die Schienen beginnen im Norden Brasiliens und führen schnurgerade südwärts nach Chile. Wenn Sie so weiterleben wie bisher, landen Sie genau dort.

Die linke Spur steht nun für Ihr Leben ohne jede Veränderung. Die rechte hingegen zeigt den Weg auf, den Sie einschlagen können, wenn Sie nach dem Lesen dieses Buches einige wenige Dinge dauerhaft anders angehen.

Kleine Änderungen summieren sich, und wenn ihre Auswirkungen die ursprüngliche Strecke um nur ein Grad verschieben, dann werden die linke und die rechte Spur irgendwann mehrere Meter voneinander abweichen. Wenn Sie eine neue Beziehung zum Essen aufbauen und etwas daran ändern, wie Sie essen, trinken, sich bewegen, denken, atmen, glauben oder wahrnehmen, endet die rechte Spur irgendwann an einem ganz anderen Punkt als dort, wo Sie mit der alten Auffassung gelandet wären.

Ein Wandel, der klein anfängt und sich schrittweise verstärkt, kann enormen Einfluss auf Ihre Lebensqualität und Ihre Gesundheit haben.

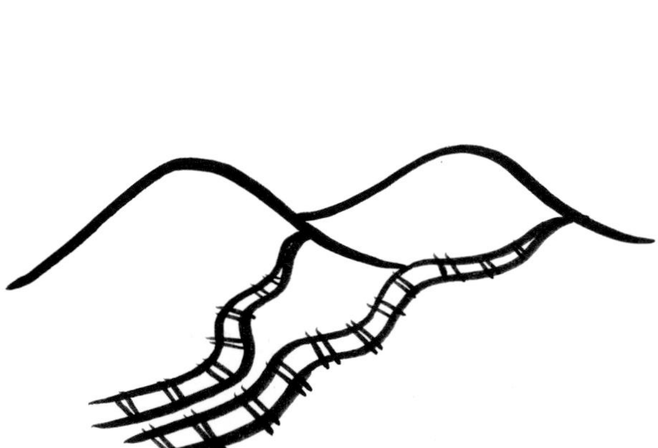

## EIN BEISPIEL

Um dies noch besser zu verdeutlichen, stehen Sie jetzt bitte auf. Strecken Sie beide Arme parallel vor dem Körper aus. Bewegen Sie nun den rechten Arm einen Zentimeter nach rechts. Und nun stellen Sie sich den weiteren Verlauf dieser Linie vor. Sie sehen, dass der rechte Arm eine andere Richtung anzeigt als der linke.

Wenn Sie nun im Norden Südamerikas stehen und der linke Arm direkt nach Chile zeigt, führen die klitzekleinen Veränderungen, die Sie nach dem Lesen dieses Buches umsetzen könnten, dazu, dass Ihr rechter Arm irgendwann nach Neuseeland weist, also in eine völlig neue Richtung.

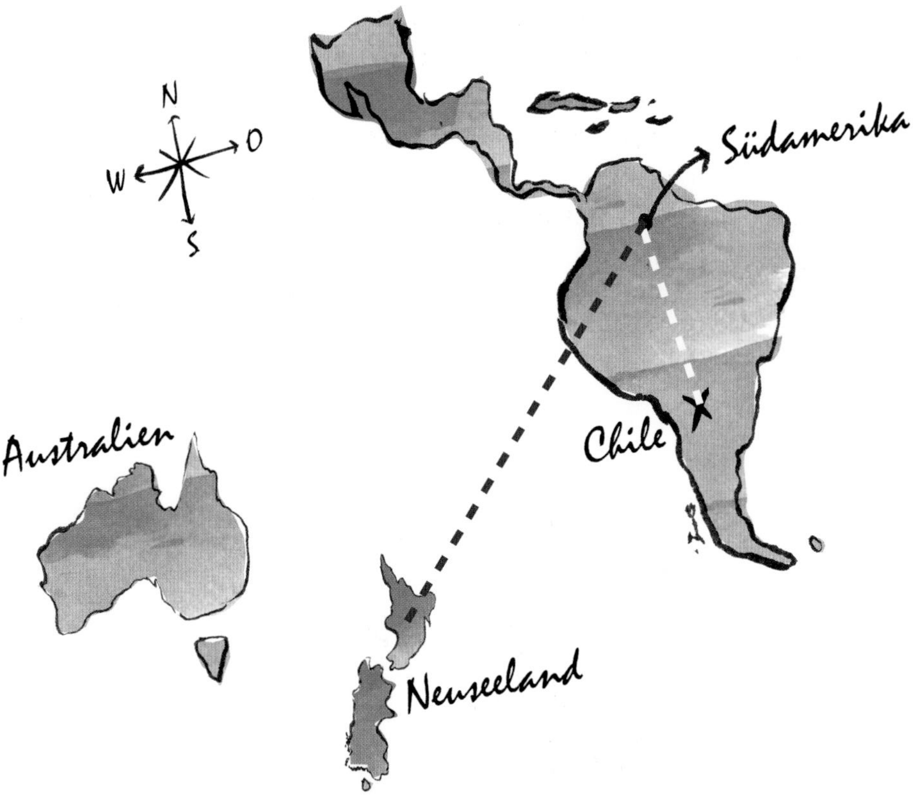

# Wo liegen Ihre Wurzeln?

## UNSERE GENE ERZÄHLEN EINE GESCHICHTE

An der Universität habe ich noch gelernt, dass alle Menschen sich an der Ernährungspyramide orientieren sollten. Die Pyramide besagte, dass jeder täglich drei Portionen Milchprodukte zu sich nehmen sollte. Allerdings ist wissenschaftlich gut dokumentiert, dass 98 Prozent aller Menschen asiatischer Herkunft laktoseintolerant sind, also den in Milchprodukten enthaltenen Zucker nicht vertragen. Warum also sollte ich diesen Menschen zu solchen Lebensmitteln raten?

Ein anderes Beispiel ist ein Gentyp, bei dem eine starke Verbindung zu Autoimmunerkrankungen besteht, unter anderem Zöliakie. Dieser Gentyp tritt bei Menschen irischer Abstammung häufiger auf. Bedenken Sie, dass der Hauptkohlenhydratlieferant für das irische Volk bis 1845 die Kartoffel war. Erst nach der großen Hungersnot durch die Kartoffelfäule aßen die Menschen dort deutlich mehr glutenhaltiges Getreide als Energiequelle für ihre harte, körperliche Arbeit.

Interessanterweise finden wir in Irland die höchsten Zöliakiezahlen der westlichen Welt. Da nennenswerter Glutenverzehr für Menschen irischer Herkunft noch ein relativ junges Phänomen ist – 1845 liegt erst sechs bis sieben Generationen zurück, und so schnell entwickeln wir uns evolutionär nicht weiter –, liegt bei ihnen häufig ein Genprofil vor, bei dem Gluten nicht gesundheitsförderlich ist, sondern sogar schädlich sein kann.

Wenn mich in meiner Beratungspraxis jemand aufsucht, der eine Autoimmunkrankheit oder irische Vorfahren und Gesundheitsprobleme (insbesondere Darmprobleme) aufweist, rate ich zuallererst dazu, sich versuchsweise vier Wochen lang streng glutenfrei zu ernähren. In vielen Fällen ist das Resultat verblüffend, und häufig ist keine weitere Maßnahme mehr erforderlich.

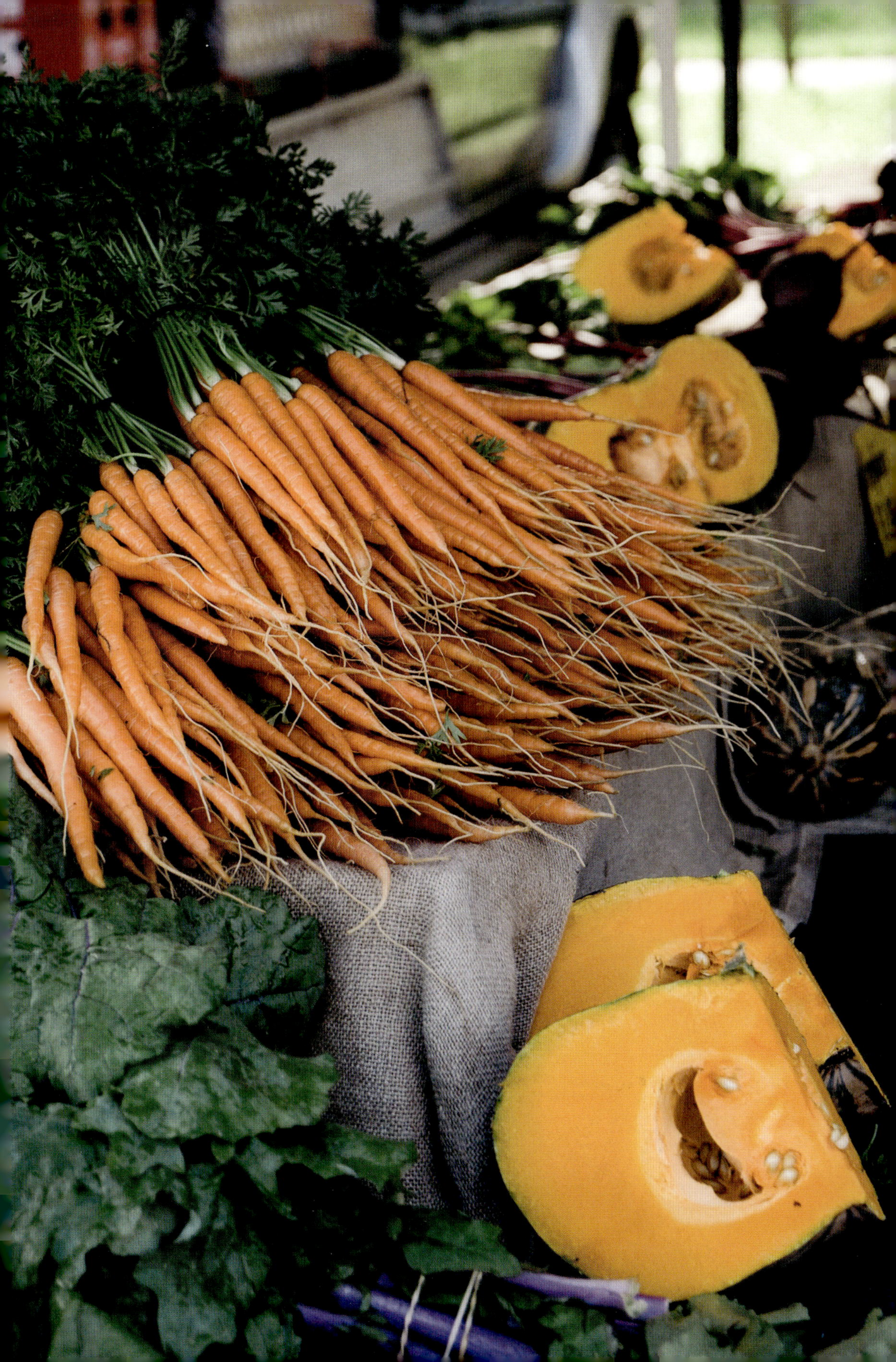

Auf einer Insel im Pazifik bestanden die Hauptmahlzeiten traditionell vor allem aus Gemüse, Obst, stärkereichen Knollen oder Wurzeln sowie Fisch. Im Hinblick auf die Verdauungskapazität ernähren sich Menschen mit dieser Abstammung gesundheitlich optimal, wenn sie auch weiterhin so essen, egal wo sie leben.

Worauf deutet Ihre Abstammung hin? Inwiefern beeinflusst sie, was Ihnen am besten bekommt? Woran ist Ihr Verdauungssystem von der familiären Prägung her am besten gewöhnt?

## SYMPTOME

Wenn Sie nach dem Essen unter Reflux bzw. Sodbrennen leiden, ist Ihr Körper vermutlich wenig begeistert von der gerade erfolgten Nahrungsauswahl. Er freut sich nicht, sondern lässt das eben Verschluckte zurückschwappen, damit es nicht weiter ins Körperinnere vordringen kann. Das brennende Gefühl auf dem Weg nach oben sorgt dafür, dass Sie diesen Vorgang auch tatsächlich wahrnehmen. Doch wie so oft greift hier das Gehirn (oder die Geschmacksknospen) ein, und obwohl wir wissen, dass etwas uns nicht bekommt, jammern wir: »Aber es schmeckt doch so gut!« So leugnen wir, dass hier etwas zu verändern wäre. Das heißt nicht, dass Sie für immer und ewig auf solche Speisen verzichten sollen. Doch aktuell (vielleicht nur diese Woche oder diesen Monat) vertragen Sie es nicht, und wenn Sie weiterhin darauf beharren, könnte dies langfristig zu größeren und ernsteren Problemen führen.

*Was wäre,wenn die Teile Ihres Körpers, die Sie frustrieren oder unglücklich machen, lediglich Boten wären, die Sie wachrütteln möchten? Damit Sie beim Essen und Trinken, bei Bewegung und Atmung, bei dem, was Sie glauben und wahrnehmen, andere Entscheidungen treffen?*

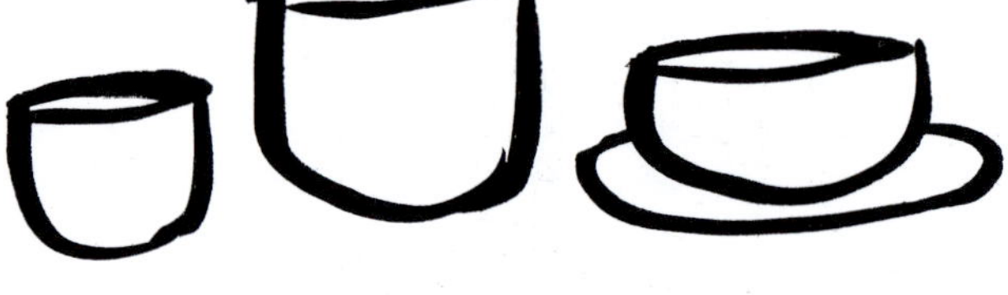

Betrachten Sie Ihren Körper als das Geschenk, das er ist. Er ermöglicht Ihnen dieses Leben, und seine Funktion hat erheblichen Einfluss auf Ihre Lebensqualität.

### Ein paar Fakten

Natürlich gibt es auch in Bezug auf eine gesundheitsförderliche Ernährung einige Grundsätze, die für alle Menschen gelten – zum Beispiel reichlich Pflanzen zu essen, insbesondere mehr Gemüse. Laut Studien aus Neuseeland und Australien verzehren weniger als zehn Prozent der Erwachsenen die empfohlenen fünf Portionen Gemüse und Obst pro Tag. Und das ist die Mindestmenge, die wir für eine ganz normale Gesundheit benötigen. Damit geht es uns keineswegs blendend, aber wir können immerhin Krankheiten vorbeugen. In viel zu vielen Ländern auf der Welt wird diese Mindestempfehlung von der Bevölkerung nicht annähernd erreicht, obwohl Gemüse zahlreiche Nährstoffe liefert, die vor vielen Zivilisationskrankheiten schützen. Zu einer besseren Ernährung, die uns gesund erhält, gehört stets ein möglichst hoher Gemüsekonsum.

*»Wissenschaftliche Studien aus Neuseeland und Australien beweisen, dass nicht einmal zehn Prozent der Erwachsenen die empfohlene Menge Gemüse essen.«*

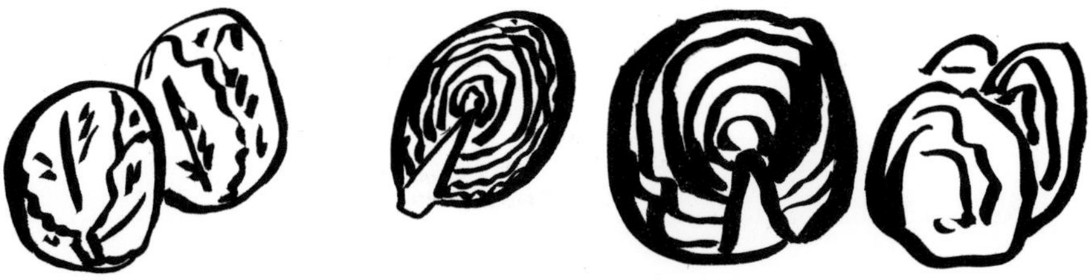

# Alles eine Frage der Kalorien?

## WIE NEHMEN SIE IHR ESSEN WAHR?

Wie Sie Ihr Essen wahrnehmen, hat Einfluss darauf, welche Informationen Sie bei Ihren Entscheidungen berücksichtigen. Kalorienzählen kann ein nährstofforientiertes Essverhalten blockieren, denn wer Kalorien zählt, will sich einschränken und registriert dabei auch all das, was er oder sie nicht bekommt. Das nährt die Furcht vor dem Essen und ist keine gute Voraussetzung, um alle Nährstoffe aufzunehmen, die wir benötigen, um uns körperlich rundum gut zu fühlen.

Wenn Sie also bisher Kalorien gezählt haben, weil Sie dachten, Ihre Ernährung so optimal steuern zu können, sollten Sie sich nun davon lösen.

### Dafür gibt es einen guten Grund

Die Vorstellung, dass Körperumfang bzw. Figur zu 100 Prozent darauf beruhen, wie viele Kalorien wir aufnehmen und wie viele wir verbrennen, ist zu ungenau. Denn dieses Konzept berücksichtigt nicht die vielen Faktoren, die das Körpergewicht und die Körperform beeinflussen. Zudem leidet die Lebensfreude darunter, wenn jemand ständig ans Essen denkt und sich vor gewissen Lebensmitteln und vor Körperfett fürchtet.

Das Konzept des Kalorienzählens verhindert den Zugang zum eigenen Wissen – indem Sie in sich hineinhorchen –, was das Richtige für Sie ist. Zudem ist Kalorienzählen kein sinnvoller Weg im Leben. Viele Menschen glauben zu Unrecht, dass sie in Bezug auf Essen ständig versagen, weil sie sich nie an die Mengen halten, die ihrer Meinung nach reichen müssten, und weil sie nie genug Sport treiben, um ihre Kalorienaufnahme auszugleichen. Das nährt das schlechte Gewissen, und so betrachtet man sich zuverlässig Tag für Tag als hoffnungslosen Fall.

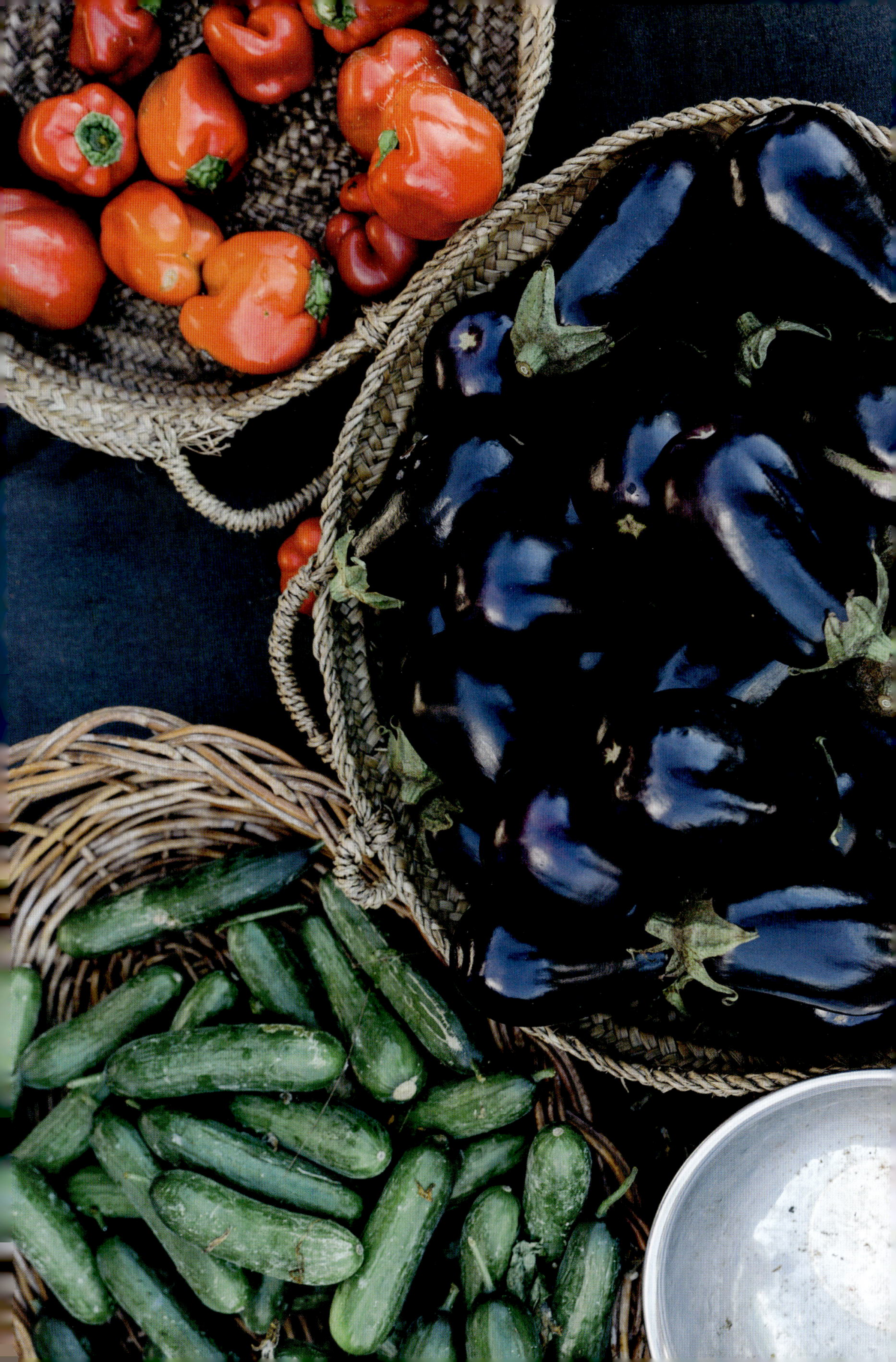

Die Kaloriengleichung aus dem Jahr 1918, an der wir uns bis heute orientieren, übersieht einige elementare Faktoren der modernen Welt.

Zum Beispiel werden die Auswirkungen heutzutage verfügbarer Lebensmittel auf den Stoffwechsel nicht einbezogen. Kalorienzählen bestätigt uns in dem Trugschluss, dass Körperumfang und Figur allein davon abhängen, wie viel Fett, Protein und Kohlenhydrate (und Alkohol) ein Mensch zu sich nimmt – was zählt, sind die kalorienhaltigen Makronährstoffe. Aber heutzutage essen zu viele Leute »verfälschtes Essen« – industriell stark verarbeitete Lebensmittel. Mit jedem Bissen nehmen sie verschiedenste synthetische Chemikalien auf, die Haltbarkeit, Konsistenz oder Geschmack verbessern sollen. Das kann unsere Fähigkeit, rundum gesund zu leben und (gegebenenfalls) Gewicht abzubauen, beeinträchtigen.

*»Ich möchte Sie auf diesen Seiten zu einem liberaleren Umgang mit dem Thema Essen animieren. Ihre Beziehung zum Essen und zu Ihrem Körper sollte auf der umfassendsten Selbstliebe beruhen, die Sie sich vorstellen können. Treffen Sie Ihre Wahl, weil Sie bestmöglich für sich sorgen und beneidenswert gesund sein wollen – nicht wegen einer Zahl auf der Waage, die lediglich dem Selbstwertgefühl dient.«*

*Dr. Libby*

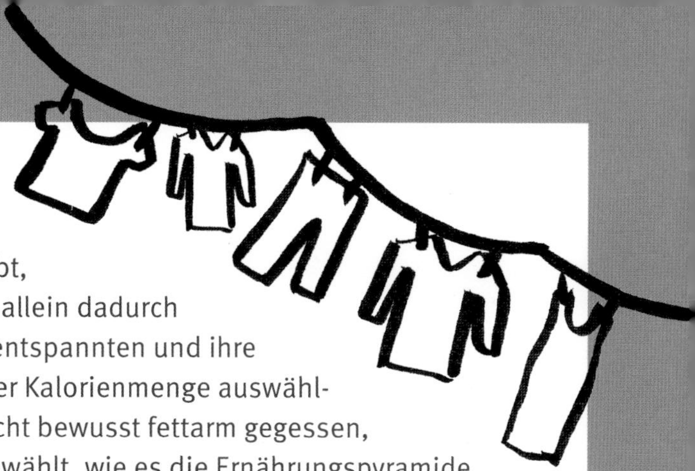

**Umdenken lohnt sich**

Immer wieder habe ich erlebt, wie Menschen ihren Körper allein dadurch veränderten, dass sie sich entspannten und ihre Nahrung nicht mehr nach der Kalorienmenge auswählten. Zuvor hatten sie vielleicht bewusst fettarm gegessen, komplexe Kohlenhydrate gewählt, wie es die Ernährungspyramide fordert, und fünf bis sieben Mal pro Woche schweißtreibendes Ausdauertraining betrieben. Sie hatten eher ein Kaloriendefizit, und trotzdem kämpften sie unablässig mit unerklärlichen Gewichtsschwankungen, die mit der Kalorienzahl nicht begründbar waren.

Wenn die Betroffenen dann zu echter, unverfälschter, natürlicher Nahrung übergingen, die deutlich mehr Fett enthielt, Kraft- statt Ausdauertraining machten, sanftes Yoga, Qi Gong oder Dehnübungen einführten, im Garten arbeiteten oder spazieren gingen und 1200 bis 2200 Kalorien mehr aßen als zuvor, konnten sie endlich abnehmen und langfristig ihr Gewicht stabilisieren. Die Ergebnisse des Krafttrainings zeichneten sich nicht erst nach monatelangem Schuften, sondern bereits nach einer bis zwei Sitzungen ab.

Sie müssen sich nicht mehr aufs Kalorienzählen konzentrieren, sondern lediglich darauf achten, nährstoffreiche und wenig verarbeitete Lebensmittel zu verzehren. Sie brauchen nicht auf die Waage zu steigen. Ihre Kleider passen immer. Sie sind voller Energie und kerngesund, Tag für Tag und Jahr für Jahr. Es ist ein echter Fortschritt, sich nicht mehr auf Gewicht und Kalorien, sondern auf Gesundheit und Nährwert zu konzentrieren. Denn es sind die Nährstoffe, die uns am Leben erhalten.

# Übung

Im Gegensatz zu kalorienarmen Produkten, die wenig echten Nährwert bieten, aber problematische Inhaltsstoffe enthalten können, die unsere inneren Prozesse gegebenenfalls an einer optimalen Funktion hindern, bieten natürliche, unverfälschte, vollwertige Lebensmittel viele Nährstoffe.

**Welche Lebensmittel essen Sie nur, weil Sie wissen, dass sie kalorienarm sind? (falls zutreffend)**

**Sind diese Dinge wirklich nahrhaft für Sie?**

**Falls etwas verpackt ist: Enthält die Zutatenliste Ziffern oder Wörter, die Sie nicht verstehen oder die nicht nach Essbarem klingen?**

**Was könnte Sie ersatzweise genauso angenehm satt machen, aber mehr Nährstoffe liefern?**

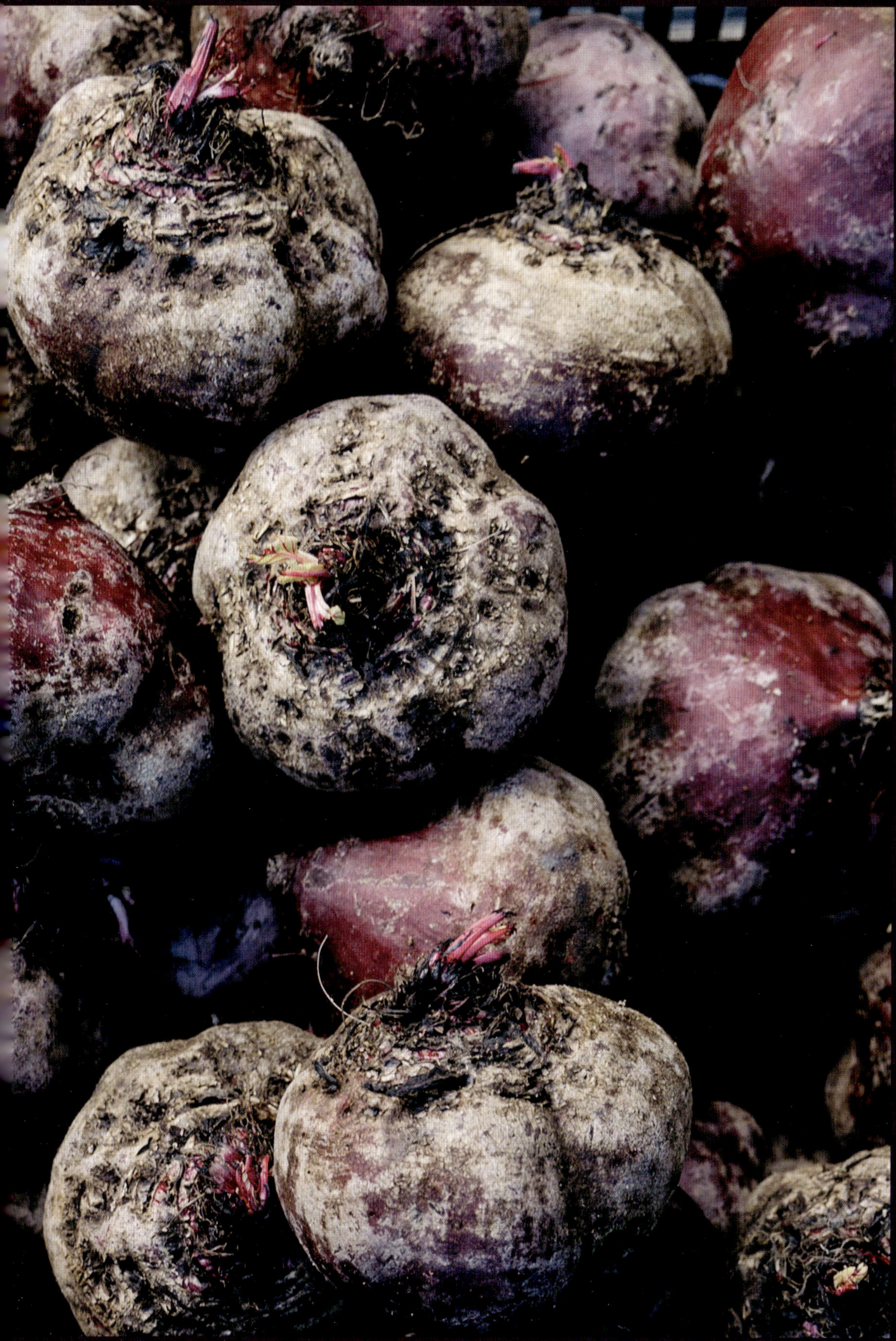

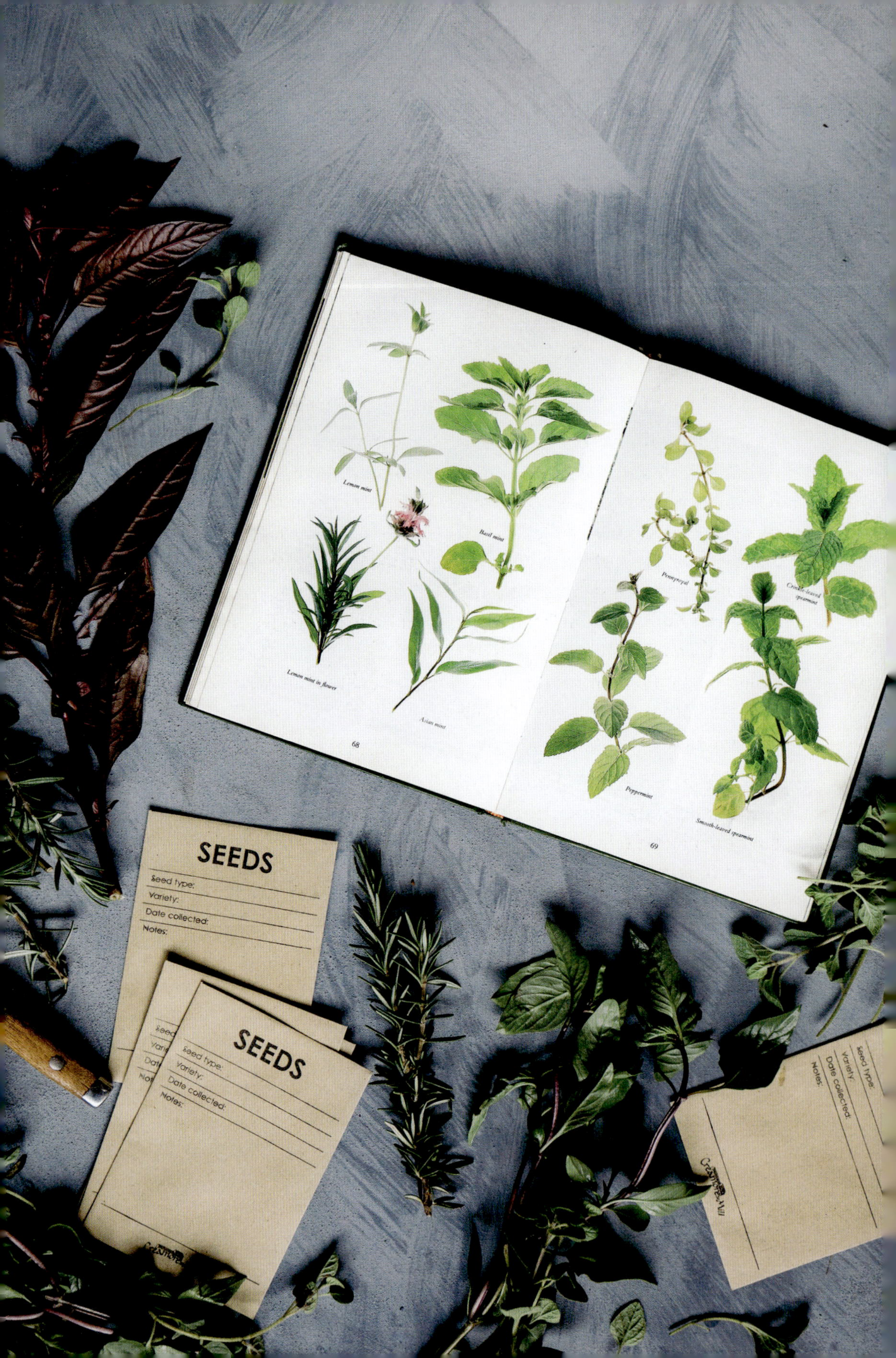

Lemon mint
Basil mint
Lemon mint in flower
Asian mint
68
Pennyroyal
Peppermint
Smooth-leaved spearmint
69
SEEDS
Seed type:
Variety:
Date collected:
Notes:
SEEDS
Seed type:
Variety:
Date collected:
Notes:
Seed type:
Variety:
Date collected:
Notes:

# Der Körper braucht Nährstoffe

## TREIBSTOFF FÜRS LEBEN

Wenn Sie über Ernährung nachdenken, überlegen Sie dann auch, warum Sie gut essen sollten? Dafür gibt es nämlich viele Gründe, insbesondere den, dass Nährstoffe für zahlreiche biochemische Reaktionen, die in unserem Organismus ablaufen und maßgeblich zum Wohlergehen beitragen, essenziell – also unverzichtbar – sind.

Es sind die Nährstoffe, die uns am Leben erhalten, und doch kommt es mir so vor, als ob den meisten Menschen nicht bewusst wäre, was das tatsächlich bedeutet. Der Körper eines Erwachsenen besteht aus etwa 50 Billionen Zellen. Das ist eine unvorstellbar große Zahl. Nehmen wir der Einfachheit halber nur eine Billion (also ein Fünfzigstel dieser Menge) und stellen uns diese als Währung vor. Wenn Sie jede Sekunde einen Dollar sparen könnten, hätten Sie nach zwölf Tagen eine Million Dollar. In 32 Jahren hätten Sie eine Milliarde Dollar beisammen, doch für eine Billion bräuchten Sie 32.000 Jahre. Und ein Körper enthält etwa 50 Billionen Zellen. Ich hoffe, Sie haben jetzt eine gewisse Vorstellung von der Größe dieser Zahl.

Stellen Sie sich diese 50 Billionen Zellen nun als winzige Kreise vor, die nicht etwa unabhängig voneinander vor sich hin arbeiten, sondern unablässig Informationen austauschen. Diese Kommunikation funktioniert nur, solange bestimmte Nährstoffe vorhanden sind. Wenn jemand nicht ausreichend mit Nährstoffen versorgt ist, leiden darunter somit gewisse grundlegende Prozesse, und darauf aufbauende Abläufe, die uns richtig gesund erhalten sollen, werden zusätzlich ausgebremst.

Die Lebenszeit unserer Körperzellen ist begrenzt. Unablässig teilen sich Zellen, reparieren sich oder sterben ab. Manche Zellen durchlaufen diesen Zyklus schneller als andere. Augenzellen beispielsweise erneuern sich rasch, Knochenzellen hingegen langsam. Die gesamte äußere Hautschicht erneuert sich alle 28 Tage. Und das Leben der nächsten Zellgeneration ist von den Informationen geprägt, die sie ihrer Umgebung entnimmt. Diese Umgebung kann nährstoffreich oder nährstoffarm sein. Manchmal fehlt nur ein Nährstoff, manchmal fehlen viele.

Gleichzeitig sind Hormone am Werk – Stresshormone, Sexualhormone, Schilddrüsenhormone –, die ebenfalls eine Wirkung haben und die Gesundheit und Qualität jeder neuen Zelle erheblich beeinflussen.

Jede Sekunde laufen Milliarden biochemischer Reaktionen in uns ab. Dabei werden unter anderem bestimmte Substanzen zu anderen Verbindungen umgebaut, und an diesen Reaktionen sind häufig Mikronährstoffe (Vitamine und Mineralstoffe) beteiligt. Auch für den Aufbau anderer Stoffe im Körper werden Nährstoffe benötigt, und mitunter werden sie sogar in diese neuen Strukturen eingebaut.

Nehmen wir zum Beispiel Vitamin C. Dieses Vitamin wird im Körper für diverse wichtige Funktionen benötigt – die Liste ist endlos! Unsere Nebennieren lieben Vitamin C, und es ist an den biochemischen Reaktionen beteiligt, die unsere Stresshormone erzeugen. Vitamin C wird aber auch für die Produktion von Carnitin gebraucht – einer Substanz, die uns gestattet, Fett als Brennstoff zu verwerten, und obendrein für die Erzeugung des Hormons Serotonin, das uns glücklich und zufrieden stimmt. Außerdem lässt Vitamin C unser Immunsystem angemessen auf Reize ansprechen und ist ein mächtiges Antihistaminikum, wirkt also bei allergischen Reaktionen.

Und was geschieht, wenn wir zu wenig Vitamin C bekommen? Ohne Vitamin C (oder wenn die Menge nicht ausreicht, um all diese Prozesse in Gang zu halten) können diese Reaktionen nicht effizient ablaufen. So kann sich die eine Substanz anstauen, während wir von einer anderen nicht genug haben. Man stelle sich vor, wir würden zu viel Histamin ansammeln, aber nicht genug Serotonin bekommen! Wenn wir etwas essen, das viel Vitamin C enthält, entscheidet der Körper selbst, wo er es zuerst einsetzt. Was aber, wenn wir gerade von einer Situation völlig überwältigt sind oder uns wegen etwas sorgen und unser Körper deshalb Stresshormone bilden möchte, zugleich aber viele Pollen in der Luft schweben und eine Heuschnupfenreaktion droht – was hat jetzt Priorität? Wie beeinträchtigt ein Vitamin-C-Mangel unsere Gesundheit? An diesem

Beispiel erkennt man gut, wie eine Unterversorgung mit nur einem Nährstoff der Gesundheit insgesamt schaden kann.

> *»Die Art, wie Sie sich ernähren, ist die elementarste und grundlegendste Form der Selbstfürsorge.«*

Dank der unglaublichen Fortschritte der Schulmedizin werden wir auch in Zukunft immer länger leben dürfen. Wir haben großes Glück, dass uns ein so exzellentes System der Notfallmedizin zur Verfügung steht. Dennoch stellt sich die Frage: Leben wir zu kurz und sterben wir zu lange? Es lohnt sich, einmal darüber nachzudenken, denn mir geht es vor allem um die Lebensqualität. Wie wäre es, wenn Sie sich darauf verlassen müssten, dass jemand anders Ihnen die Schuhe bindet? Wie würde sich diese Abhängigkeit anfühlen?

Sie wollen bestimmt nicht, dass es dazu kommt, nur weil Sie aufgrund falscher Ernährung so rund geworden sind. Spätestens dann würden Sie sich wünschen, rechtzeitig andere Entscheidungen getroffen zu haben. Sie wollen auch nicht, dass Ihre Wirbelsäule durch sitzende Lebensweise ihre Flexibilität einbüßt, bis Sie sich irgendwann nicht einmal mehr die Strümpfe anziehen können.
Sie wollen sich Ihre Unabhängigkeit bewahren. Zudem beeinflusst die Art und Weise, wie ein Mensch isst, trinkt, sich bewegt, denkt, atmet, glaubt und wahrnimmt, nicht nur das aktuelle Wohlbefinden, die aktuellen Handlungen und das Aussehen, sondern auch die persönliche Zukunft. Die Macht, all dies zu verändern, liegt in Ihren Händen. Und nur in Ihren! Nehmen Sie diese Macht an. Wie Sie sich ernähren, ist die elementarste und grundlegendste Form der Selbstfürsorge. Wenn Sie bisher zu Diäten tendierten, möchte ich Sie ermuntern, lieber an »nährstoffreiches Essen« zu denken. Kalorienzählen ist überflüssig. Falls Sie gern zählen und rechnen, dann addieren Sie Vitamine und Mineralstoffe und bemühen Sie sich, mehr davon zu bekommen. Zählen Sie künstliche Substanzen und reduzieren Sie diese immer mehr. Den Grund dafür – und wie das gelingt – erfahren Sie in diesem Buch.

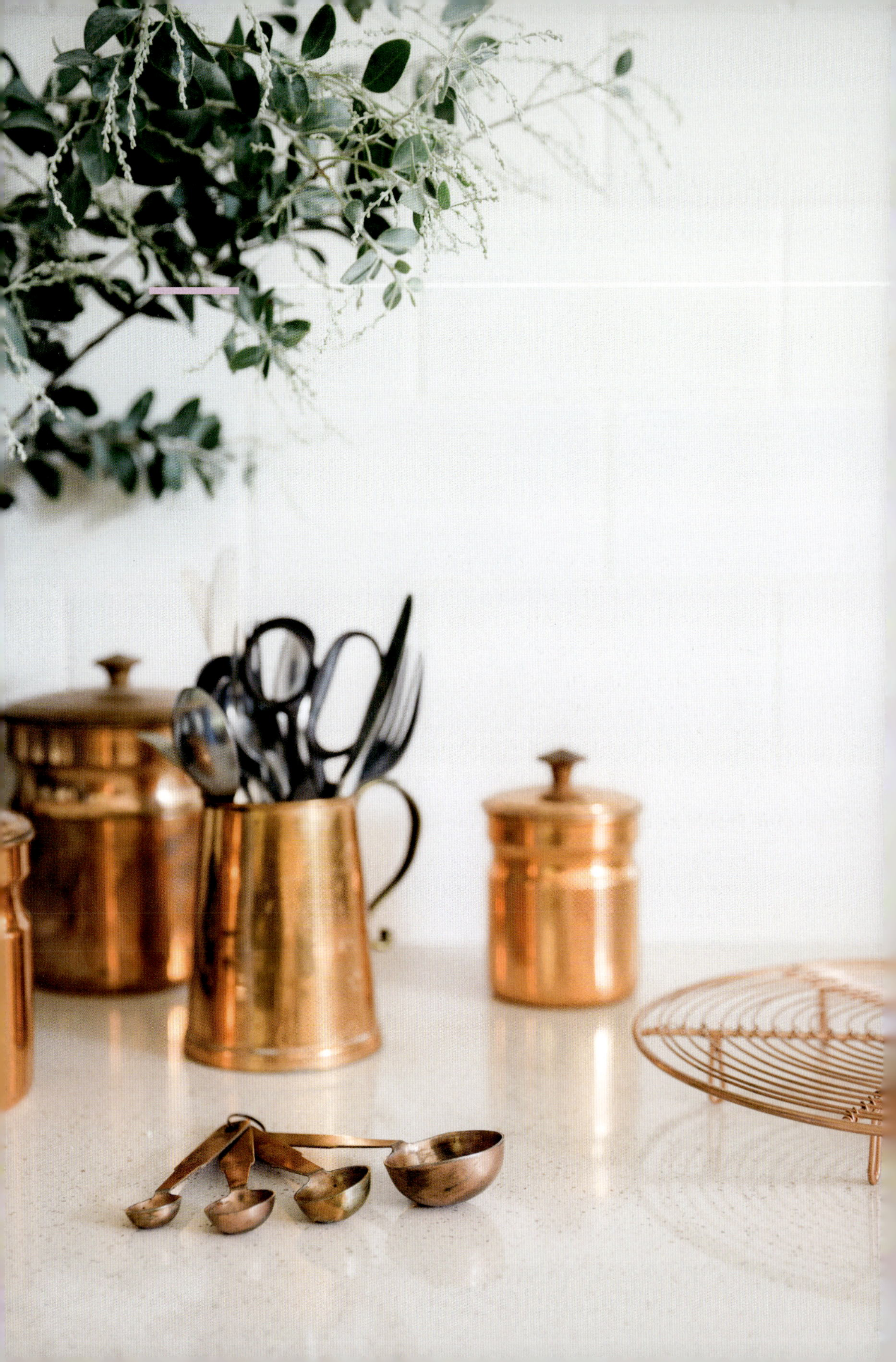

# Wenn der Stoffwechsel stockt

## DIE ALTE KALORIENGLEICHUNG IST ÜBERHOLT

Die Entdeckung, dass der Körper zum Überleben ein Mindestmaß an Energie (gemessen in Kilokalorien oder Kilojoule) benötigt, und die anschließende Erstellung einer mathematischen Gleichung zur Berechnung dieses Energiebedarfs war im Jahr 1918 bahnbrechend und konnte viele Leben retten. Damals ging der Erste Weltkrieg gerade zu Ende, und vielerorts herrschte Nahrungsknappheit. Selbst in modernen Zeiten war ich froh, diese Gleichung zu kennen, sowohl als Ernährungsexpertin in der Notaufnahme als auch zeitweise bei der Beratung von Sportlern.

Doch wenn wir diese Kaloriengleichung auf modernere Zeiten übertragen, wird es kompliziert. Zum Beispiel diente die Gleichung ursprünglich zur Bestimmung des Mindestbedarfs zum Überleben. Heute hingegen wird sie dazu verwendet, die Energieaufnahme gering zu halten. Wenn Menschen glauben, dass die Kalorienzahl ein Weg zum Abnehmen oder ein Maßstab für den Energiebedarf sein könnte, müssen wir bestimmte Punkte ansprechen.

**Die Probleme der Kaloriengleichung sind:**

- Der Allgemeinheit wird die Kaloriengleichung durch die statistische Hochrechnung von Daten vermittelt.
- Dadurch wird die restriktive, am Verzicht orientierte Denkweise genährt. Die meisten Frauen, mit denen ich in den letzten 20 Jahren gearbeitet habe, hatten sie verinnerlicht. Diese Verzichtshaltung kann nicht von Dauer sein.
- Zu vielen Menschen wird dadurch vermittelt, ständig Diät halten zu müssen. Sie verbieten sich vieles und empfinden Schuld oder Scham, wenn sie von dieser Ernährungsweise abweichen, Ausnahmen machen oder das Gefühl haben, zu wenig zu essen oder sich zu wenig zu bewegen.

- Körper- oder gewichtsbewusste Menschen sparen im Einzelfall zu viele Kalorien ein – bis am Ende ihr Stoffwechsel herunterfährt (an welchem Punkt dies der Fall ist, ist individuell unterschiedlich).
- Es wird nicht berücksichtigt, wie massiv sich die Lebensmittelversorgung seit 1918 (als die Kaloriengleichung bekannt wurde) verändert hat. Auch die überarbeitete Fassung von 1984 bezieht diese Veränderungen nicht ein.
- Nicht berücksichtigt wird auch die heutige Produktion von Stresshormonen über den Koffeinkonsum (ein Mechanismus, den ich in anderen Büchern erläutert habe) und der empfundene Leistungs- und Zeitdruck.
- Nicht berücksichtigt wird ferner der Einfluss, den konzentrierte (raffinierte) Kohlenhydrate (Zucker und Stärke) über das Insulin auf den Stoffwechsel haben und wie dies das appetitregulierende Hormon Leptin blockiert.
- Unberücksichtigt bleiben die Fetteinlagerung in der Leber durch Alkohol und einen hohen Anteil von Fertigprodukten sowie der Einfluss der Fettleber auf den Stoffwechsel.
- Nicht erwähnt wird der Einfluss von mehr und mehr östrogenähnlichen Chemikalien in Nahrungskette und Umwelt auf unseren Stoffwechsel.
- Nicht gewürdigt wird der jeweils unterschiedliche Einfluss von Adrenalin oder Kortisol, was angesichts der verbreiteten akuten und chronischen Stressbelastung heutzutage ein erhebliches Manko ist.
- Nicht einbezogen wird der mittlerweile erbrachte Nachweis, dass unsere Darmbakterien Einfluss darauf haben, was Kalorien wert sind.
- Unberücksichtigt bleibt der Einfluss einer unzureichenden (oder krankhaften) Schilddrüsenfunktion, was angesichts des signifikanten Anstiegs bei Autoimmunerkrankungen der Schilddrüse unverzeihlich ist.
- Übersehen werden auch der Einfluss einer dauerhaft flachen Atmung (im oberen Brustraum anstatt mit Zwerchfellbeteiligung) und die Frage, wie sich eine natürliche Atemtechnik über das autonome Nervensystem (ANS) auf die Energieverwertung im Körper auswirkt.

- Die Frage nach emotionalen Komponenten des Überessens bleibt unberücksichtigt.
- Unklar ist auch, warum jemand sieht und spürt, wie die Kleider immer enger werden, dies nicht mag oder sich unwohl dabei fühlt und trotzdem nichts dagegen unternimmt. Warum unterbleibt die Selbstfürsorge?

Zusammengefasst sieht die Kaloriengleichung somit nicht das Gesamtbild und klammert körperliche und emotionale Faktoren, aber auch Umweltbelastungen aus. Daher ist es an der Zeit für ein Umdenken. Die Grundlage der Ernährungsphilosophie, dass das Körpergewicht in erster Linie von Kalorienaufnahme und -verbrauch abhängt, ist gründlich überholt.

Deshalb empfehle ich, sich bei der öffentlichen Aufklärung vollständig vom Kalorienkonzept zu lösen. Wir sollten nicht mehr an Diäten denken, sondern uns auf gute Ernährung konzentrieren. Schluss mit dem Kalorienzählen!

*»Essen Sie echte Nahrung. Essen Sie Fett aus vollwertigen Quellen.«*

Essen Sie echte Nahrung. Nehmen Sie Fett und Kohlenhydrate aus vollwertigen Quellen auf. Proteine guter Herkunft sind leicht zu finden. Achten Sie bei tierischen Proteinen darauf, dass die Tiere das Futter erhalten haben, das sie von Natur aus fressen würden – nicht das, womit sie aus menschlicher Sicht schneller wachsen –, und dass sie frei herumlaufen und sich natürlich verhalten durften sowie gut behandelt wurden. Die Haltungsbedingungen können Sie durch Ihr Kaufverhalten beeinflussen.

Verändern Sie Ihre Einstellung und stellen Sie bei der Frage der Ernährung Ihre Gesundheit und Tatkraft in den Mittelpunkt, nicht das Gewicht. Denken Sie positiv, nicht negativ! Es geht um die Frage, was Sie Gutes bekommen, nicht um das, was »verboten« ist. Lassen Sie sich nicht erst von einer Gesundheitskrise an das erinnern, was Sie bereits wissen: Dass Gesundheit das Allerwichtigste ist. Hören Sie auf Ihren Körper.

Wenn Sie aufhören, künstliche Produkte zu essen, die den natürlichen Rhythmus und die Signale Ihres Körpers stören, kommen Sie wieder mit dem in Kontakt, was Ihr Körper will, nicht nur die Geschmacksnerven. Sie müssen wieder lernen, auf sich selbst zu hören. Sie besitzen einen inneren Kompass. Folgen Sie ihm.

*»Sie besitzen einen inneren Kompass. Er führt Sie in die richtige Richtung.*

Erklären Sie Ihre Gesundheit zur Chefsache und sehen Sie zu, wie sich Gesundheit und Körper verwandeln. So lösen Sie sich wie von selbst auch von einem Leben, das von der Angst vor Übergewicht, Kalorienzählen, Verboten und dem ständigen Gefühl zu versagen geprägt ist.

**Ein ungewöhnliches Experiment**

Bis zu dem Zeitpunkt, als ich »The Calorie Fallacy« schrieb, hatte ich meinen persönlichen Kalorienbedarf nie untersucht. Für dieses Buch analysierte ich meine Kalorienzufuhr und meinen Energiebedarf anhand der australischen und neuseeländischen Lebensmitteltabellen mit passender Software. Der Gleichung zufolge benötige ich 1812 Kalorien, um mein Gewicht zu halten. Zum Abnehmen empfahl das Programm mir, mich auf 1582 Kalorien pro Tag zu beschränken. In Wirklichkeit esse ich durchschnittlich 2500 Kalorien pro Tag, ohne dass mein Gewicht sonderlich schwankt. Die Hälfte meiner Kalorienmenge stammt aus Fett, 25 Prozent aus Kohlenhydraten und 25 Prozent aus Proteinen. Damit will ich nicht vorschlagen, dass Sie sich so ernähren; Menschen sind verschieden, und ich habe keineswegs immer so gegessen. Es entspricht meinen aktuellen Bedürfnissen. Ich gebe meinem Körper, was er sich wünscht, und ich habe festgestellt, dass diese Wünsche sich im Laufe der Zeit verändern.

Der zentrale Punkt ist, dass ich meinem Körper vertraue. Ich hinterfrage ihn nicht. Ich unterstelle ihm auch keine hintergründigen Motive. Er weiß es einfach besser als ich.

Diese Anekdote erzähle ich nur als Beispiel für die Diskrepanz zwischen der Zahl aus einer Gleichung (die viele für unverrückbar halten) und der realen Ernährung einer Person mit stabilem Gewicht. Ich gehe allerdings davon aus, dass meine Figur sich nachteilig verändern würde, wenn ich diese 2500 Kalorien in Form von stark verarbeiteten (und damit qualitativ schlechteren) Produkten aufnehmen würde. Das hätte dann weniger mit der Kalorienzahl zu tun, sondern vor allem damit, dass die wenig nahrhaften Zutaten meine Entgiftung beeinträchtigen und dass mir vieles fehlen würde, wenn ich keine unverfälschten, nährstoffreichen Lebensmittel bekäme.

### Weg vom Kalorienzählen: So klappt's!

Wenn man mich nach dem wichtigsten Tipp zum Gesundbleiben fragt, erscheint meine Antwort oft überraschend, weil sie nichts mit Ernährung zu tun hat. Ich rate zur Zwerchfellatmung.

Denken Sie darüber nach. Am kürzesten überlebt der Mensch, wenn der Sauerstoff fehlt. Danach folgt Wasser und zuletzt die Nahrung. Wie wir atmen, hat somit großen Einfluss auf die Informationen, aus denen der Körper auf Vorgänge in seiner Umwelt schließt. Im Detail habe ich das in meinen anderen Büchern erklärt. An dieser Stelle sind Details unwichtig; ich möchte nur darauf hinweisen.

Dieser Punkt steht somit ganz oben auf der nachfolgenden Liste, die Ihnen dabei helfen soll, dem Körper alles zu geben, was er für eine robuste Gesundheit braucht. Einige Gründe, warum ich gewisse Rituale empfehle, sind ebenfalls genannt.

# Tipps für die Gesundheit

1 **Zwerchfellatmung.** Atmen Sie durch die Nase langsam und tief ein und aus und bewegen Sie dabei nur den Bauch, nicht den Brustkorb. Das vermittelt dem Körper über das autonome Nervensystem Sicherheit, und wenn der Körper sich sicher fühlt, kann er zur Energiegewinnung leicht Körperfett benutzen.

2 **Wasser trinken.** Nur ausnahmsweise etwas anderes. Wasser ist lebenswichtig, und zwar auch für Entgiftungs-, Filterungs- und Ausscheidungsprozesse.

3 **Echte Nahrung essen.** Der Körper zerlegt vollwertige Nahrung mit Hilfe von Enzymen und versorgt alle Zellen mit Nährstoffen für eine optimale Funktion und Gesundheit.

4 **Muskeln aufbauen.** Das erhöht die Stoffwechselrate, verbessert die Insulinsensitivität und sorgt für einen stabilen Blutzuckerspiegel.

5 **Dehnen oder Faszienmassage.** Faszien sind eine spezielle Bindegewebsschicht, die Muskeln, Knochen und Gelenke umhüllt und dem Körper Struktur verleiht. Faszien unterstützen die Muskelbewegung, fungieren aber auch als Kanäle für Nerven und Blutgefäße und gestatten so den Austausch von Signalen, Nährstoffen, Abbauprodukten und Energie. Auf diese Weise verleiht körperliche Flexibilität mehr Elan und stärkt Hormonfunktion und Entgiftung. Wenn die Zellen nicht die nötige Menge Nährstoffe erhalten oder Abfälle nicht ausreichend ausscheiden können, sammeln sich belastende Substanzen an, die Entzündungen begünstigen – und all dies beeinträchtigt Gesundheit und Fettverbrennung.

6 **Entspannende Körperübungen.** Durch Techniken wie aktive Meditation, restoratives Yoga und Qi Gong lässt sich das parasympathische Nervensystem aktivieren, das dem Rest des Körpers Sicherheit vermittelt und so eine effiziente Fettverbrennung gestattet.

7 **Schlaf.** Schlafen Sie jede Nacht acht Stunden. Für das hormonelle Gleichgewicht und einen gesunden Appetit sollten Sie zwei Stunden vor Mitternacht ins Bett gehen.

8 **Weniger Alkohol.** Alkohol sollte besonderen Gelegenheiten vorbehalten bleiben. So unterstützen Sie eine problemlose Entgiftung und das hormonelle Gleichgewicht und schützen die Leber vor übermäßiger Fetteinlagerung (Fettleber).

9 **Grüntee oder Kräutertee statt Kaffee.** Wenn Sie nicht von Natur aus sehr ausgeglichen sind oder nur sehr selten unter Zeitdruck stehen, unterstützt weniger Koffein eine angemessene Reaktion auf Stress. Sie fühlen sich weniger gehetzt und verbrennen bereitwilliger Fett statt Zucker.

10 **Schluss mit bestimmten Inhaltsstoffen.** Weißmehl, Zucker, Süßstoffe, Farbstoffe, Geschmacksverstärker und Konservierungsmittel sollten Sie weitestgehend meiden. Diese Substanzen tragen zur Entstehung einer Fettleber bei.

11 **Gesundheit ist wichtiger als das Gewicht.** Umdenken verhilft Ihnen zu Energie, Vitalität, Glück, Freiheit und natürlich zu Gesundheit.

Wenn die Tipps aus dieser Liste Sie gerade überfordern, wählen Sie zunächst nur einen dieser Faktoren. Konzentrieren Sie sich ganz darauf und gehen Sie weitere Punkte erst an, wenn Sie dazu bereit sind. Zum Beispiel könnten Sie zunächst einmal mehr echte Nahrung essen. Warum das so wichtig ist, erfahren Sie im Verlauf dieses Buches.

Im Vordergrund sollten weder Regeln noch Perfektion stehen, denn beide sind für sich genommen nicht gesundheitsförderlich. Wichtiger ist, dass Sie sich selbst so gut wie möglich behandeln und nur das Beste in Ihren wunderbaren Körper lassen. Wenn Ihnen bewusst wäre, wer Sie wirklich sind, würden Sie sich bewundern und entsprechend liebevoll mit sich umgehen.

Wie wir uns ernähren, ist in meinen Augen die elementarste Form der Selbstfürsorge. Was man jeden Tag tut, beeinflusst die Gesundheit, nicht das, was man manchmal tut.

Es kommt darauf an, wie Sie dauerhaft mit sich umgehen. Wie Sie essen, trinken, sich bewegen, atmen, glauben und wahrnehmen, beeinflusst Ihr Wohlbefinden. In Bezug auf Selbstfürsorge sollte eine neue Ära anbrechen, in der die unglaubliche Verwirrung um unsere Nahrung und die beste Ernährungsform endlich ein Ende hat.

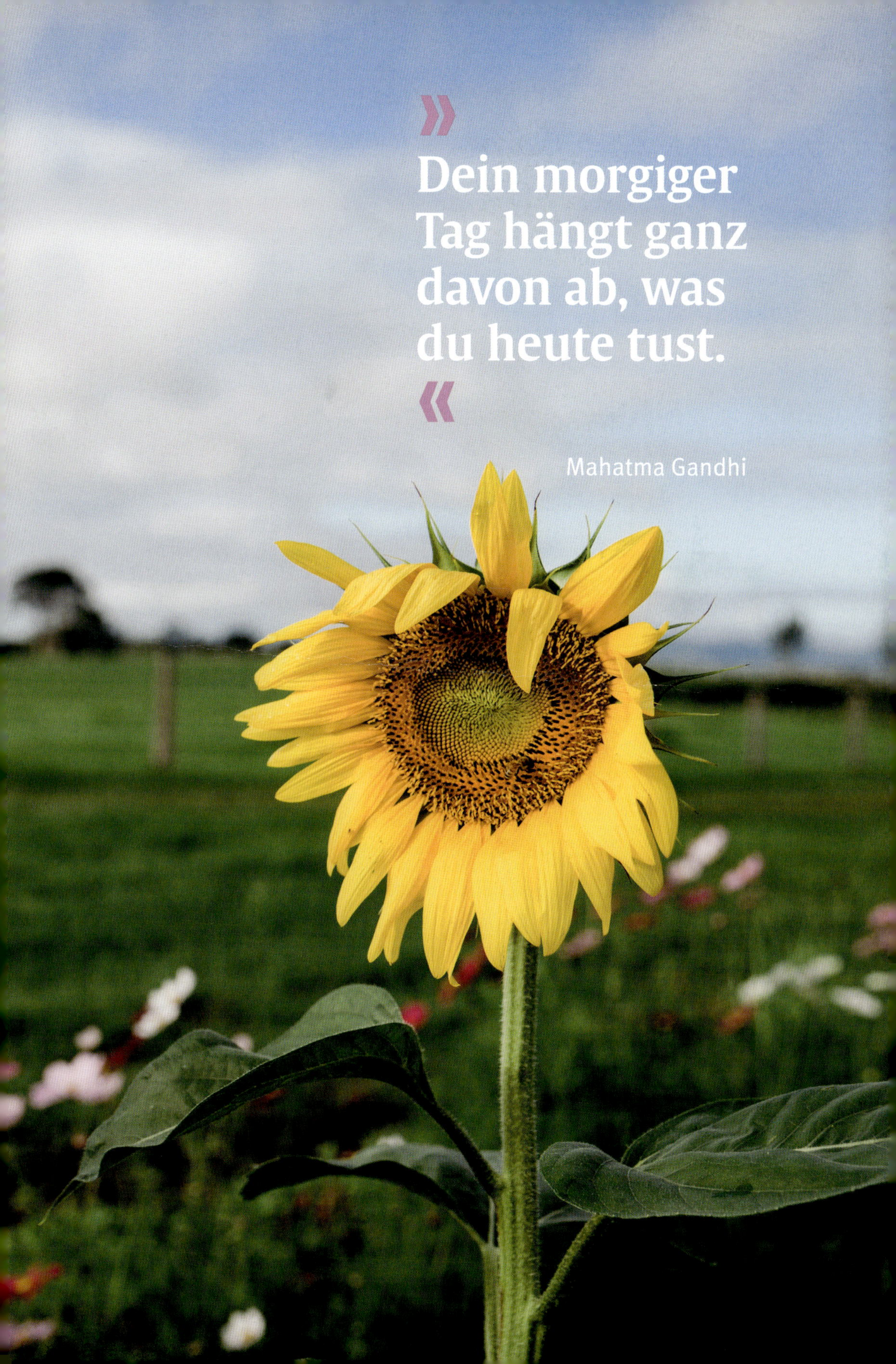
»
Dein morgiger Tag hängt ganz davon ab, was du heute tust.
«
Mahatma Gandhi

# Übung

Welcher der genannten Tipps weckt bei Ihnen am meisten Widerstand? Überlegen Sie, was dahinterstecken könnte. Markieren Sie dann drei Punkte, die Sie mit der Zeit in Ihr Leben integrieren möchten.

Denken Sie daran, dass wir uns häufig genau gegen das wehren, was wir angehen sollten.

Entspannende Körperübungen

Mehr Wasser trinken

Muskeln aufbauen

Zwerchfellatmung

Dehnen oder Faszienmassage

Schlafen

Grüntee oder Kräutertee statt Kaffee

Keine Industrieprodukte, Süßungsmittel oder Konservierungsstoffe

Vollwertige Nahrung

Gesundheit ist wichtiger als das Gewicht

Weniger Alkohol

Nachdem Sie Ihre drei Punkte gewählt haben: Wie wollen Sie diese in den Alltag oder die Wochenroutine einflechten?

1

*(z. B. »Mehr Wasser trinken«)*

*Das setze ich um, indem ich*

2

*Das setze ich um, indem ich*

3

*Das setze ich um, indem ich*

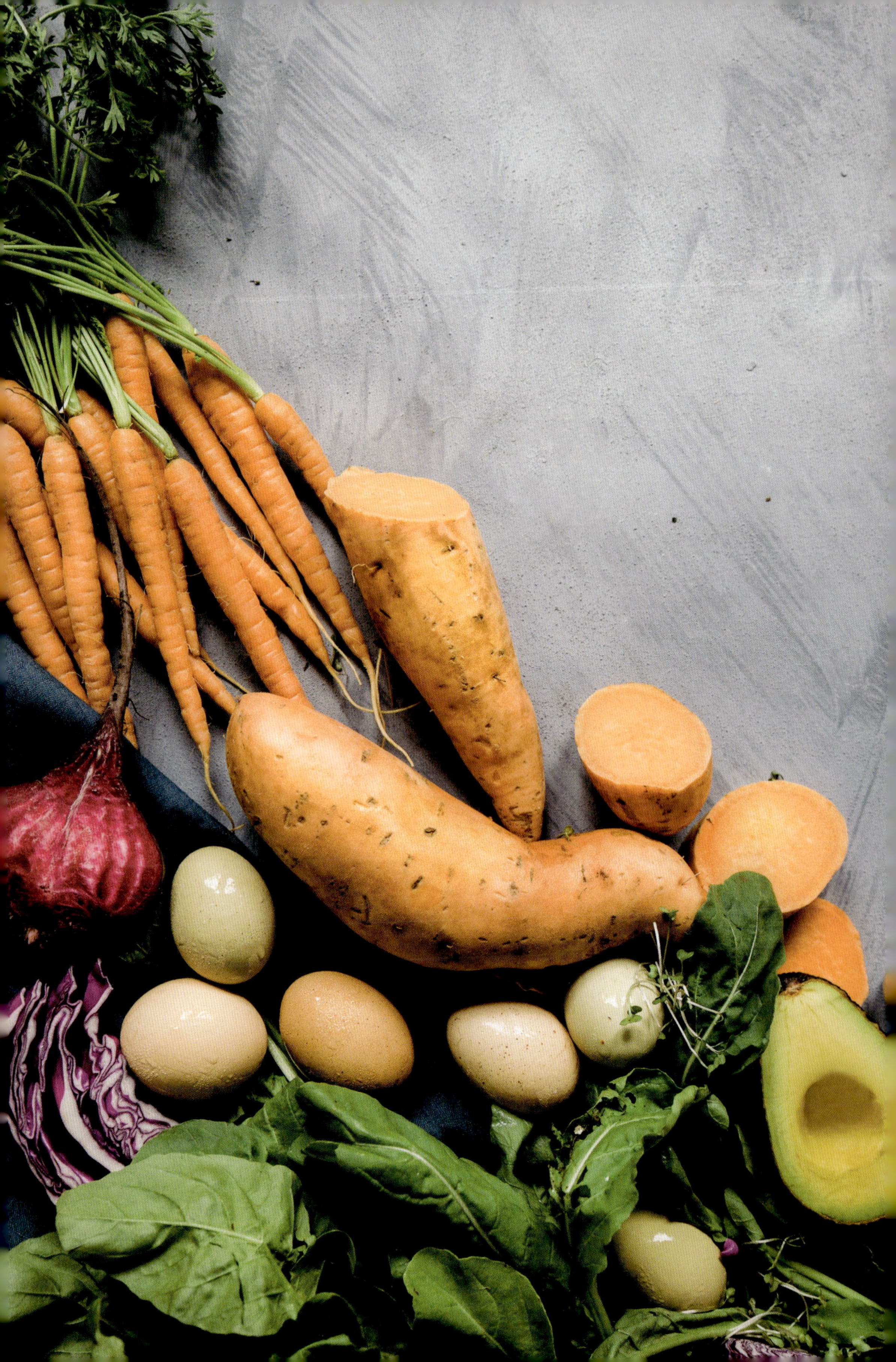

# Fette, Proteine und Kohlenhydrate

## IHRE ENERGIEQUELLEN

Makronährstoffe versorgen uns mit Energie.

Dies sind:

- Kohlenhydrate
- Fette
- Proteine
- Alkohol

Ja, es erscheint ungewöhnlich, Alkohol unter der Rubrik »Nährstoffe« mit aufzuführen, doch per Definition stimmt das. Im Idealfall steuert Alkohol nur einen geringen Teil der täglichen Makronährstoffe bei, denn er ist weder überlebenswichtig, noch beinhaltet er sonstigen Nährwert. Makronährstoffe sind Energieträger, deren Energiegehalt mit der Einheit Kalorien oder Kilojoule gemessen wird. Kalorien sind ursprünglich eine britische Maßeinheit, Kilojoules das metrische System der Energiemessung.

Der Körper benötigt Makronährstoffe für Wachstum, Stoffwechsel und viele andere Körperfunktionen. Sie gestatten uns, unseren Alltag mit Energie auszufüllen – sofern auch diverse andere Prozesse optimal funktionieren.

»Makro« bedeutet »groß«, und wir brauchen Makronährstoffe in großen Mengen. Mikronährstoffe (Vitamine und Mineralstoffe) hingegen, die nicht zugleich Energie liefern, benötigen wir hingegen in deutlich kleineren Mengen.

Als Treibstoff kann der menschliche Körper nur zwei Energieträger direkt einsetzen, nämlich Glukose (Zucker) und Fett. In der Regel kombiniert er diese Quellen, und das Nervensystem spielt eine wichtige Rolle bei der Frage, welches Verhältnis für uns gerade optimal ist. Wie wir essen, trinken, uns bewegen, denken, atmen, glauben und wahrnehmen, hat Einfluss darauf.

## KOHLENHYDRATE

Kohlenhydrate beliefern den Körper mit Glukose, der Zuckerform, die wir beim Sport als Erstes verbrennen und die das Gehirn, die Nieren und die roten Blutkörperchen bevorzugen. Ein Gramm Kohlenhydrate stellt vier Kalorien bereit. Allerdings sollte uns stets bewusst sein, dass der Kaloriengehalt nicht verrät, wie ein Nährstoff den Stoffwechsel beeinflusst. Wenn man kohlenhydrathaltige Speisen verzehrt, schüttet die Bauchspeicheldrüse Insulin aus, um den Blutzuckeranstieg zu bewältigen, und das Insulin fordert den Körper auf, Fett einzulagern. Nahrungsfette hingegen bewirken keine Insulinausschüttung. Darum geht von Kalorien aus fettreichen Speisen kein hormonelles Signal zur Fetteinlagerung aus.

Wissenschaftler haben sich bemüht, Kohlenhydrate zu kategorisieren, worauf wir gleich zu sprechen kommen. Wichtig ist dabei, dass es tatsächlich etwas ausmacht, aus welcher Quelle die Kohlenhydrate stammen. Ich rate dringend dazu, Kohlenhydrate nur aus vollwertiger Nahrung zu beziehen, die mit einer Vielzahl von Nährstoffen daherkommen, von denen manche die Verdauung fördern und damit besser in der Lage sind, Ihnen alles zu schenken, was Sie für eine robuste Gesundheit brauchen.

Kohlenhydrate können süß in Form von Zucker oder in Form von Stärke daherkommen. Die Wissenschaft unterscheidet einfache und komplexe Kohlenhydrate, wobei dies heute etwas in Vergessenheit geraten ist. Einfache Kohlenhydrate sind Zucker aller Art – wie er in Lutschern, Limonaden, Fruchtsäften und anderen süßen Produkten vorkommt. Einfache Kohlenhydrate liefern in der Regel schnell Energie. Sie gehen rasch ins Blut über und werden entweder verbrannt oder in Fett umgewandelt gespeichert. Normalerweise bieten sie kaum oder keinen sonstigen Nährwert, sondern können der Gesundheit sogar schaden. Komplexe Kohlenhydrate setzen ihre Energie kontinuierlicher frei. Beispiele hierfür sind Süßkartoffeln oder Naturreis. Üblicherweise dauert es länger, bis die Energie aus komplexen Kohlenhydraten im Blut landet, aber dafür ist man länger mit Energie versorgt.

## WAS IST ZUCKER?

Wie Sie wissen, zählen Zucker und Stärke zu den Kohlenhydraten. Sie unterscheiden sich maßgeblich in der Größe ihrer Strukturen und dem Tempo, in dem sie ins Blut übergehen. Der Begriff »Zucker« bezieht sich auf Einfachzucker (Monosaccharide) wie Traubenzucker (Glukose) und Fruchtzucker (Fruktose) und auf Disaccharide wie Haushaltszucker (Saccharose), Milchzucker (Laktose) und Malzzucker (Maltose), in denen zwei Einfachzucker eine Verbindung eingehen. Diese Zuckerarten kommen in vielen natürlichen Lebensmitteln vor, aber – im Vergleich zu den Zuckerzusätzen und Konzentraten in Industrieprodukten – immer nur in relativ kleiner Menge. Unter Stärke versteht man Polysaccharide, die aus langen Ketten von Monosacchariden bestehen. Natürliche Stärkequellen sind beispielsweise Süßkartoffeln, Getreide (alle Sorten) und Kartoffeln. Stark verarbeitete Stärkeprodukte sind Brot, Nudeln, Kuchen und Kekse. Über Verdauungsprozesse wird Stärke in Zucker zerlegt.

Um sich diese Fachwörter zum Thema Kohlenhydrate einzuprägen, können Sie den »Saccharid«-Teil der oben genannten Wörter mit »Zucker« übersetzen. »Mono« bedeutet »eins«, die Silbe »di« »zwei« und »poly« »viele«.

All diese verschiedenen Kohlenhydrate verwertet der menschliche Körper seit jeher. Was sich dramatisch verändert hat, ist ihre Menge. Solange wir Kohlenhydrate nur über Wurzelgemüse, Hülsenfrüchte, Obst und Honig bekamen, hat der Mensch sehr wenig davon verzehrt. Seit Zucker und Stärke stark verarbeitet und als Massenprodukte verkauft werden, isst man leicht viel zu viel davon. Laut australischen Statistiken haben die Menschen noch vor 100 Jahren nur ein Kilo Zucker pro Jahr zu sich genommen. Heute sind es pro Kopf und Jahr 35 Kilogramm. Und das liegt bestimmt nicht daran, dass wir 35-mal so viel Obst und Gemüse essen wie früher!

Der Löwenanteil der Kohlenhydrate stammt heute aus Fertigprodukten. Sie sind nicht nur problematisch, weil sie konzentrierte Kohlenhydrate liefern, sondern auch, weil sie praktisch keine sonstigen Nährstoffe enthalten.

» Der menschliche Körper verwertet seit jeher Kohlenhydrate. Was sich dramatisch verändert hat, ist die Menge. «

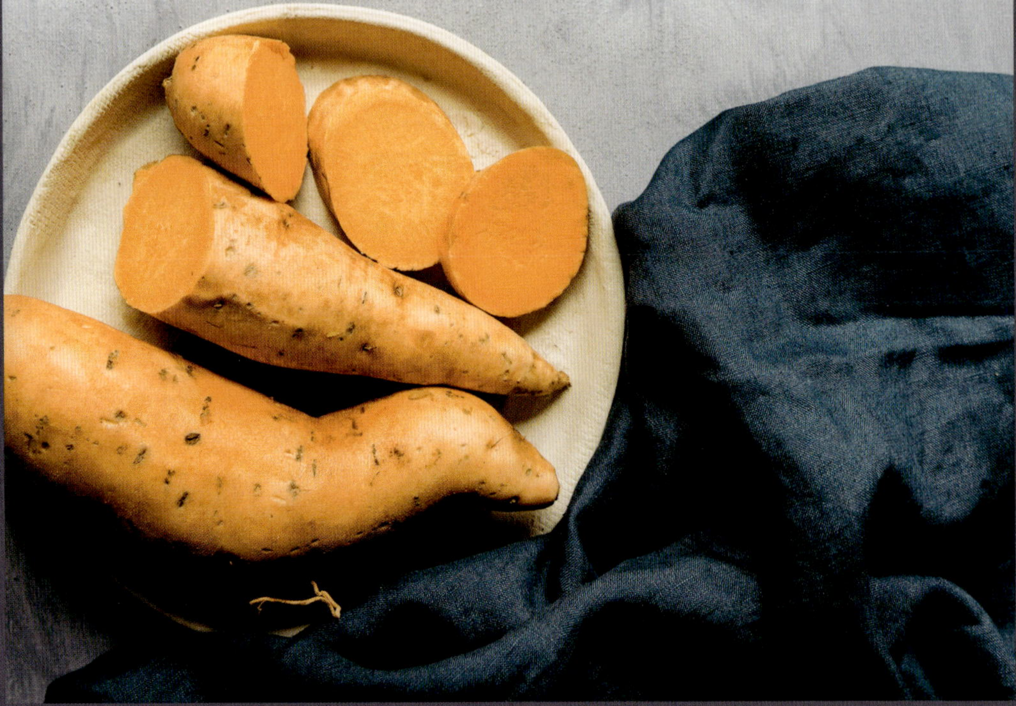

### Was geschieht, wenn wir zu viele Kohlenhydrate essen?

- Die Innenwände der Blutgefäße können geschädigt werden und sich entzünden.
- Die Kleidung sitzt enger.
- Es kommt regelmäßig zu »Zuckertiefs« mit Energiemangel.
- Unter Umständen entsteht eine Insulinresistenz, die einen Risikofaktor für Typ-2-Diabetes darstellt.
- Die Blutfette (Triglyzeride) können ansteigen, was dem Herzen zu schaffen macht.
- Es kann eine verstärkte Fetteinlagerung in der Leber stattfinden.

### Was geschieht, wenn wir zu wenig Kohlenhydrate essen?

- Zunächst einmal müssen Sie wissen, dass viele Lebensmittel Kohlenhydrate enthalten – sogar grünes Blattgemüse (in sehr kleinen Mengen) –, weil der Zucker im Gemüse auch für die Pflanze selbst ein überlebenswichtiger Nährstoff ist.
- Der Körper kann bei Bedarf Aminosäuren (aus Proteinen) in Glukose umwandeln. Wenn wir zu wenig Kohlenhydrate über die Nahrung aufnehmen, greift der Körper gern auf die eigenen Muskeln zurück. Insbesondere Gehirn, Nieren und rote Blutkörperchen brauchen Glukose für ihre Arbeit.
- Unter Umständen können Nährstoffmängel auftreten, denn bestimmte kohlenhydratreiche, vollwertige Lebensmittel liefern wichtige Nährstoffe wie beispielsweise B-Vitamine.
- Bei manchen Menschen kommt es mitten in der Nacht zu einem Adrenalinschub, der sie weckt und Angstattacken auslöst.

### In welcher Form isst man Kohlenhydrate am besten?

- So, wie sie von Natur aus vorkommen. Zum Beispiel ist eine Orange eine bessere Wahl als ein Lutscher mit Orangengeschmack, weil die Frucht neben Zucker auch Vitamine, Mineralstoffe, Antioxidantien und Ballaststoffe liefert. Doch auch bei Früchten kann man es übertreiben – ideal sind zwei Portionen Obst am Tag. Und wenn jemand Fruchtzucker oder andere Fruchtbestandteile nur schlecht verdauen kann, geht es ihm ohne Obst zweifellos besser. Mir geht es in diesem Beispiel darum, dass Obst nahrhafter ist als ein Lutscher und dass Sie klar zwischen nahrhaften und minderwertigen Kohlenhydratlieferanten unterscheiden können.

### Kohlenhydrate aus Sicht der Wissenschaft

Wissenschaftler klassifizieren Kohlenhydrate auch gern anhand dessen, was mit ihnen geschieht, sobald sie im Körper eintreffen. Bestimmt haben Sie schon vom glykämischen Index (GI) gehört, einer Skala, die darauf beruht, wie schnell Glukose aus der Nahrung ins Blut übergeht. Je schneller der Übergang, desto höher ist der GI und desto mehr Insulin (das Fettspeicherhormon) benötigen wir. Der GI sagt jedoch nichts darüber aus, wie viele Kohlenhydrate ein Lebensmittel im Verhältnis zu anderen Makronährstoffen oder Mikronährstoffen enthält und wie viel man davon bei einer Mahlzeit verzehrt.

Eine andere bekannte Kategorisierung ist die glykämische Last (GL), die bessere Rückschlüsse gestattet, wie kohlenhydrathaltige Nahrung den Blutzuckerspiegel beeinflusst. Die GL berücksichtigt die tatsächliche Menge der Kohlenhydrate, die bei einer Mahlzeit aufgenommen werden. Zum Beispiel hat der kohlenhydratreiche Kürbis einen hohen GI, liefert zugleich aber viele Fasern, Wasser, Vitamine, Mineralstoffe und schützende Phytonährstoffe. Das verändert seine Verdauung und fördert eine ausgezeichnete Gesundheit, sodass eine Portion Kürbis eine erfreulich niedrige GL hat.

Auch Fruktose hat einen niedrigen GI, denn sie wird im Körper anders verdaut und verwertet als Glukose. Erst über ein Enzym aus der Leber kann sie zu Glukose werden. Daher können nur Leberzellen Fruktose aufnehmen, wohingegen Glukose von allen Körperzellen genutzt werden kann – was endlich erklärt, was übermäßiger Fruchtzuckerkonsum für die Gesundheit der Leber bedeutet. Der GI kann somit ausgesprochen irreführend sein, wenn Sie Ihre Kohlenhydrate allein danach auswählen. Halten Sie sich lieber an den gesunden Menschenverstand oder an die Faustregel »Nur echte

Nahrung essen«. Wenn es keine stark verarbeiteten Produkte gäbe, wäre der GI vermutlich nie zu einer Methode zur Kohlenhydrateinstufung avanciert.

Sobald wir solche wissenschaftlichen Verfahren ins wahre Leben übertragen, fällt auf, dass auch sie nicht berücksichtigen, inwiefern andere Substanzen, die wir außer Kohlenhydraten noch aufnehmen, unsere körperliche Reaktion verändern. Auch der sonstige Nährwert bleibt außen vor.

Sowohl GI als auch GL werden vom Protein-, Fett- und Ballaststoffgehalt einer Mahlzeit beeinflusst, die allesamt den Übertritt der Glukose ins Blut und damit den Insulinbedarf hinauszögern. In Kombination mit Proteinen, Fett und Ballaststoffen beeinflussen auch Lebensmittel mit hohem GI den Blutzuckerspiegel nicht gemäß den Tabellenwerten. Denken Sie nun an ein Stück Schokoladenkuchen frisch vom Bäcker – vielfach ist der GI durchaus niedrig, sodass man den Kuchen glatt als »gesund« und somit als gute Wahl einstufen könnte. Dabei enthält er jede Menge raffinierten Zucker, minderwertige Fette, praktisch keine Mikronährstoffe und hat eine hohe GL.

Angesichts so vieler Fachbegriffe und Details ist es kein Wunder, dass manchen Menschen dieser Wust an Ernährungsinformationen über den Kopf wächst. Doch in dem Moment, in dem wir schlichte, natürliche Lebensmittel essen, brauchen wir das alles nicht mehr! Alles wird ganz unkompliziert.

Zudem brauchen wir eigentlich keine wissenschaftliche Erklärung, warum Kürbis besser für den Körper ist als Schokoladenkuchen. Wie wäre es mit ein wenig gesundem Menschenverstand?

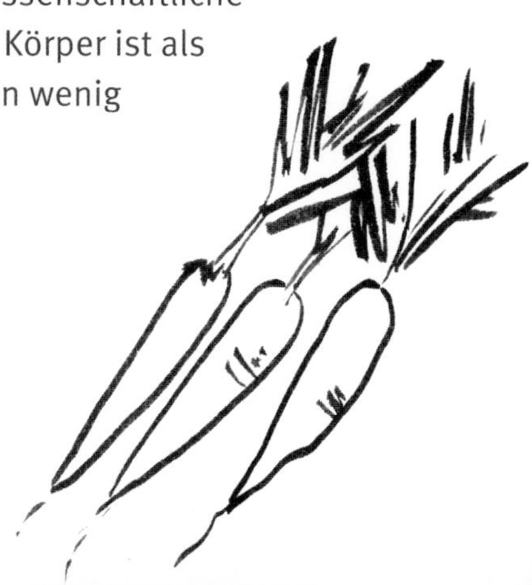

### Wie kann der Körper Glukose selbst erzeugen?

Auch wenn ich an dieser Stelle keinen kompletten Lehrgang zum Kohlenhydratstoffwechsel einschieben möchte, sollten Sie doch wissen, dass der Körper auch auf anderen Stoffwechselwegen Glukose erzeugen kann. Einer davon ist die Glukoneogenese, bei der Aminosäuren (die Bausteine von Proteinen) in Glukose umgewandelt werden.

## Stärkeverdauung

Bei der Verdauung von Stärke (Polysacchariden) sind zusätzliche Schritte erforderlich. Stärke besteht aus vielen Glukosemolekülen, die sich zu zwei unterschiedlichen Formen zusammenfügen können. Die eine heißt Amylose, die andere Amylopektin.

Stärke mit einem höheren Gehalt an Amylopektin wird vom Körper langsamer verdaut, denn Amylopektin ist ein verzweigtes Molekül, und die Verdauungsenzyme müssen erst die Verbindungen zwischen den Glukosemolekülen in den einzelnen Zweigen aufbrechen, ehe sie die Glukoseeinheiten herauslösen können. Die Wissenschaft geht davon aus, dass weniger Insulin benötigt wird, wenn Lebensmittel mehr Amylopektin als Amylose besitzen, und dass deshalb weniger Fett eingelagert wird. Allerdings sind Verdauung und Stoffwechsel nur selten so geradlinig, und kaum jemand sieht einem Lebensmittel an, ob es mehr Amylose oder mehr Amylopektin enthält.

In vielen unverarbeiteten, vollwertigen Lebensmitteln wie zum Beispiel Hülsenfrüchten besteht die Stärke zu rund drei Vierteln aus Amylopektin; das restliche Viertel ist Amylose. Bestimmte auf Stärke basierende Lebensmittelzutaten (zum Beispiel Maisstärke) enthalten allerdings viel Amylose. Das Wichtigste für die Insulinreaktion ist die aufgenommene Stärkemenge. Wenn wir natürliche Stärke in Form von naturbelassenen Lebensmitteln verzehren, ist sie üblicherweise in Fasern verpackt, welche den Übertritt der Glukose ins Blut hinauszögern, wodurch wir weniger Insulin brauchen, um den Blutzucker stabil zu halten. Gleichzeitig erzeugen diese Ballaststoffe ein anhaltendes Sättigungsgefühl, das uns vor übermäßigem Stärkekonsum bewahren kann.

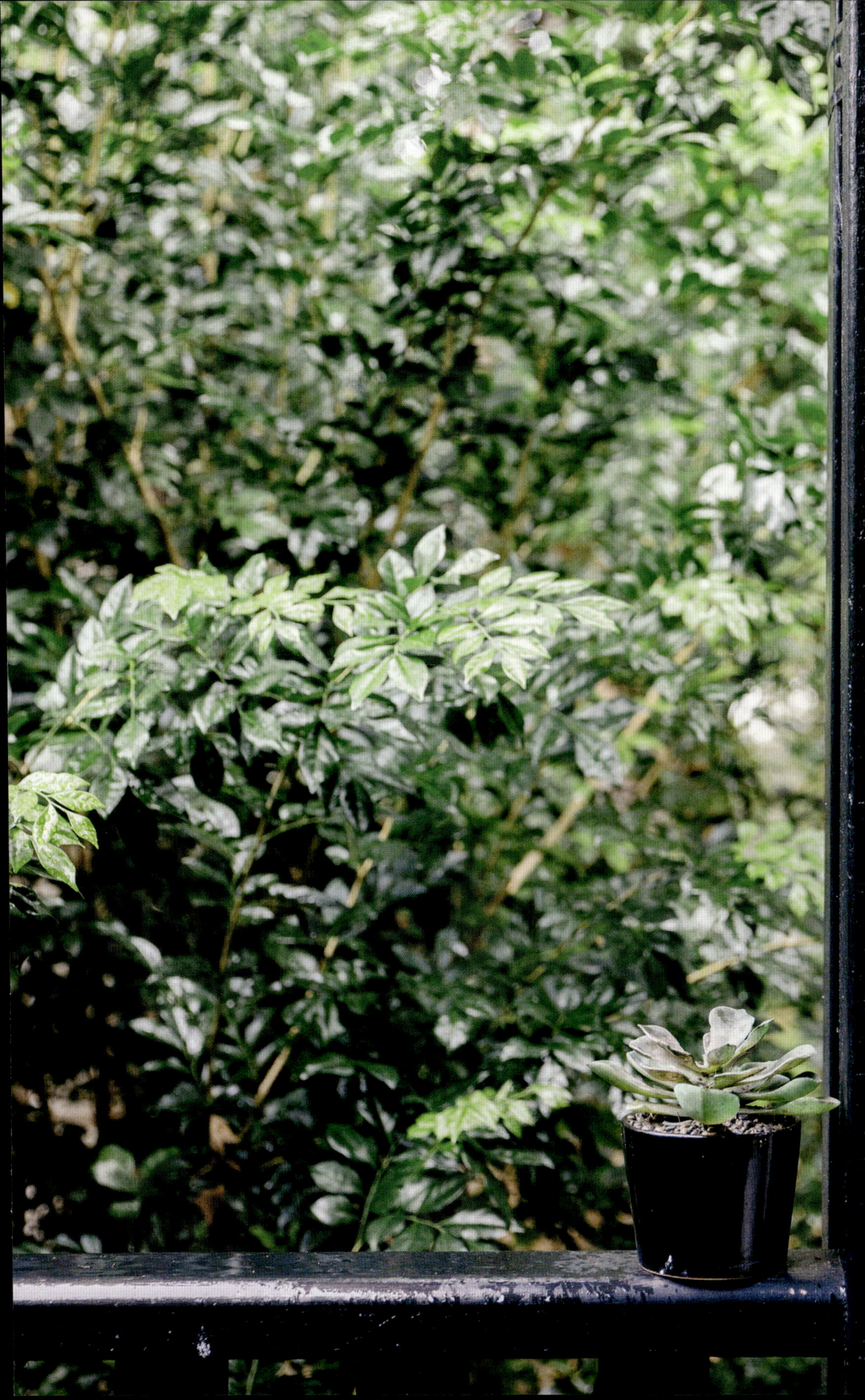

Ich möchte in diesem Buch ganz handfeste Informationen liefern. Die obigen Ausführungen waren für die Lesenden gedacht, die mehr über den Kohlenhydratstoffwechsel erfahren wollen.

Merken Sie sich bitte, dass Glukose in erster Linie durch die Verdauung von Stärke und Haushaltszucker entsteht. Ein regelmäßiger überhöhter Verzehr von Lebensmitteln, die zu viel raffinierten Zucker und Mehl enthalten, kann der Gesundheit zusetzen. Mit einer Ernährung, die ganz auf unverfälschte Lebensmittel setzt, tragen Sie viel dazu bei, Ihren Körper so mit Nährstoffen zu versorgen, dass er gesund bleibt, und schützen sich gleichzeitig vor Substanzen, die für Ihre Gesundheit von Nachteil sein können.

Da die Verbraucher lange mit komplizierten und verwirrenden Informationen über Kohlenhydrate konfrontiert wurden, erinnere ich bei dieser Gelegenheit noch einmal daran, dass die natürliche Version bei allen Lebensmitteln, auch bei Kohlenhydraten, das Beste ist. Das Problem ist im Zweifelsfall die »human intervention« (HI), also die moderne Verarbeitung durch den Menschen. Wählen Sie Produkte mit geringer HI. Essen Sie vollwertige Kohlenhydrate.

## BALLASTSTOFFE

Als Ballaststoffe (Nahrungsfasern) werden bestimmte Kohlenhydrate bezeichnet, die der Körper nicht verdauen kann. Sie passieren den Verdauungstrakt unverändert und helfen bei der Ausscheidung von Abbauprodukten. Auch hier kommt es jedoch auf die Art dieser Fasern an.

### Was passiert, wenn man nicht genug Ballaststoffe isst?

Wenn wir nicht ausreichend Ballaststoffe verzehren, kann es zu Problemen kommen, darunter:

- Verstopfung
- Hämorrhoiden
- ein erhöhtes Risiko für bestimmte Krebsarten wie Darmkrebs

Zu den wichtigsten Aufgaben der Ballaststoffe gehört der reibungslose Abtransport von Abfallstoffen aus dem Körper. Wenn solche Abfälle (»Schlacken«) sich ansammeln, kommt es zu allen möglichen Beschwerden wie Kopfschmerzen, Leberproblemen, übermäßigen, übelriechenden Blähungen oder einem unausgewogenen Sexualhormonhaushalt.

*»Zu den wichtigsten Aufgaben der Ballaststoffe gehört der reibungslose Abtransport von Abfallstoffen aus dem Körper.«*

### Wie viel Ballaststoffe sollte man essen?

Ernährungsformen, die mehr Ballaststoffe enthalten, können das Darmkrebsrisiko senken. Dank meiner jahrelangen Tätigkeit als Ernährungsberaterin habe ich miterlebt, was Menschen guttut und was nicht. Die Standardempfehlung lautet, dass ein hoher Ballaststoffanteil gut für den Darm ist, doch bei Menschen mit speziellen Verdauungsproblemen (zum Beispiel einem Reizdarmsyndrom) stimmt das nicht unbedingt. Hier gibt es keine unverrückbaren Regeln – in solchen Fällen ist eine individuelle Ernährungsberatung ratsam.

Manche Personen mit einem empfindlichen Darm vertragen in kritischen Phasen nicht einmal mäßige Ballaststoffmengen. Bei anderen kommt es auf die Art der Ballaststoffe an. Lösliche Fasern scheinen beim Reizdarmsyndrom verträglicher zu sein als unlösliche Fasern.

### Solche löslichen Fasern stecken beispielsweise in

- Hülsenfrüchten (wie Linsen),
- geschältem Gemüse (wie Möhren, Artischocken oder Brokkoli),
- Früchten (wie Beeren oder Bananen),
- Haferflocken,
- Leinsamen.

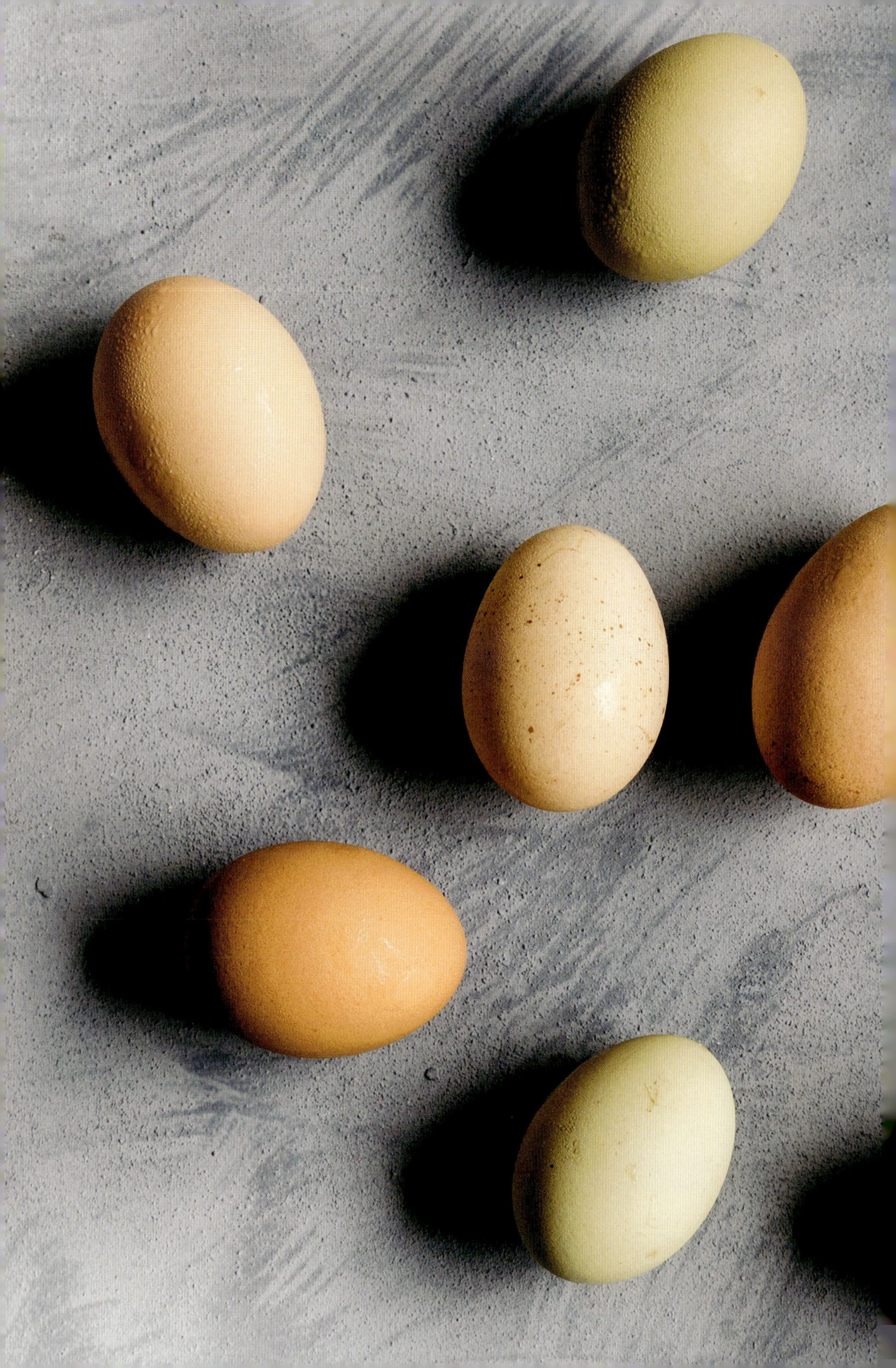

**Unlösliche Fasern finden Sie unter anderem in**

- Vollkorngetreide,
- Nüssen und Samen,
- den Schalen von Obst und Gemüse.

**Was passiert, wenn man zu viele Ballaststoffe isst?**

Zu viele Ballaststoffe können – insbesondere, wenn man zu wenig trinkt – zu Verstopfung führen, weil Fasern Wasser aufnehmen, um geschmeidig zu bleiben und den Stuhl bewegen zu können. Wer mehr Ballaststoffe isst, muss auch mehr Wasser trinken. Manchen Menschen mit Verdauungsschwierigkeiten tut es gut, den Ballaststoffanteil zu erhöhen, andere reagieren mit verstärkten Beschwerden. Prüfen Sie selbst, wie die Menge und Art der (löslichen und unlöslichen) Fasern auf Sie wirkt, denn die ideale Menge ist individuell verschieden.

Gute vollwertige Faserquellen, die Darmbeschwerden in der Regel nicht verschlimmern, sind bestimmte stärkereiche Wurzeln wie Süßkartoffeln, Gemüse und manche (nicht alle) Früchte.

## PROTEINE

Bei Protein (Eiweiß) denken die meisten automatisch an tierische Quellen. In der Tat liefern Huhn, Rind, Lamm oder Fisch hochwertige Proteine. Aus unterschiedlichen Gründen möchten viele Menschen jedoch kein Fleisch essen, und anderen täte es gut, ihren gegenwärtigen Fleischverzehr zu reduzieren. Es gibt viele andere Eiweißquellen wie Eier, Hülsenfrüchte, Nüsse, Samen oder Vollkornreis. Selbst grünes Blattgemüse enthält Aminosäuren, die Bausteine der Proteine.

Ein Gramm Eiweiß liefert dem Körper Energie im Wert von vier Kalorien und zugleich Aminosäuren, die zu einem Teil von uns werden können. Aus Aminosäuren können wir zum Beispiel Immunzellen herstellen, die gegen Grippeviren kämpfen oder zur Tumorabwehr anrücken. Aus Aminosäuren erzeugen wir Neurotransmitter, die unsere Stimmungslage beeinflussen. Außerdem brauchen wir sie zum Muskelaufbau, damit wir die Einkäufe oder unsere Kinder tragen können.

*»Kein natürliches Lebensmittel besteht zu 100 Prozent aus Proteinen. Deshalb sehe ich den regelmäßigen Konsum von Shakes mit hohem Proteingehalt sehr skeptisch.«*

Von den insgesamt 20 Aminosäuren gelten zehn (mitunter auch neun) als essenziell. Essenzielle Substanzen kann der Körper nicht selbst herstellen, weshalb wir sie über die Nahrung aufnehmen müssen. Proteinträger, die alle essenziellen Aminosäuren enthalten, gelten als »vollständig«. Die meisten pflanzlichen Proteine decken nicht alle essenziellen Aminosäuren ab. Für eine höhere biologische Wertigkeit muss man geschickt kombinieren, denn Aminosäuren, die in der einen Lebensmittel-Gruppe fehlen, sind oft in einer anderen stark vertreten.

Zum Beispiel können Sie eine Gemüsepfanne mit Sonnenblumenkernen bestreuen und Linsen dazu reichen. Die Kerne und die Linsen stammen aus verschiedenen Pflanzenfamilien und erreichen gemeinsam ein ausgewogenes Aminosäurenprofil.

**Empfehlenswerte Kombinationen pflanzlicher Proteine:**

- Linsen + Vollkornreis (zum Beispiel Dhal auf Vollkornreis)
- Bohnen + Vollkornreis (zum Beispiel ein mexikanisch angehauchtes Gericht mit Kidneybohnen oder schwarzen Bohnen und Reis)
- Kichererbsen + Samen (zum Beispiel ein Gemüseburger mit Kichererbsen und Sonnenblumenkernen oder Sesamsamen)
- Nüsse/Samen + Buchweizen (zum Beispiel eine Gemüsepfanne mit Cashewkernen auf Buchweizennudeln oder ein Buchweizenbrei mit gemischten Samen)
- Hummus aus Kichererbsen und Tahini
- Quinoa (einer der wenigen pflanzlichen Proteinlieferanten mit allen essenziellen Aminosäuren)

Bitte bedenken Sie, dass kein natürliches Lebensmittel zu 100 Prozent aus Proteinen besteht. Deshalb sehe ich den regelmäßigen Konsum von Shakes mit hohem Proteingehalt sehr skeptisch. Aus meiner Sicht liegt das auf der Hand, denn wenn wir höher konzentrierte Proteinportionen bräuchten, würde die Natur sie bereitstellen.

Fleisch jeglicher Herkunft enthält etwa 25 Prozent Eiweiß. Selbst der Weltkrebsforschungsfonds (WCRF) empfiehlt zur Senkung des Krebsrisikos (insbesondere gegen Darmkrebs) eine »Reduzierung des Verzehrs von rotem Fleisch auf maximal 500 Gramm pro Woche« (darauf werde ich auf Seite 217 näher eingehen).

Ich kenne jedoch Menschen, die regelmäßig mehr essen. Ich persönlich halte nicht das rote Fleisch an sich für das Hauptproblem. Es ist eher Teil des gesundheitlichen Gesamtbilds, besonders wenn zusätzlich der Darm träge reagiert, die Entgiftung in der Leber schleppend läuft oder ein hormonelles Ungleichgewicht in Form einer »Östrogendominanz« vorliegt.

Zudem essen Fleischfans vielleicht auch Fleisch aus Massentierhaltung, bei der die Tiere kein artgerechtes Futter erhalten.

In Kombination mit einem zu geringen Gemüseverzehr, wie er in vielen westlichen Gesellschaften zu beobachten ist, werden dann zu wenig Substanzen aufgenommen, die vor Krebs schützen.

**Was geschieht, wenn ich nicht genug Eiweiß esse?**

- Die Muskelmasse kann abnehmen, was die Stoffwechselrate drosselt.
- Nachlassende Körperkraft erschwert das Tragen von Einkäufen, Kindern oder Ähnlichem.
- Man ist nach dem Essen nicht unbedingt rundum satt und zufrieden.
- Die Immunfunktion kann leiden.
- Ihr Körper bekommt nicht alle Bausteine für die Produktion aller Enzyme, Hormone und Neurotransmitter, die Sie für die Erhaltung von Gesundheit und Wohlbefinden benötigen.

- Die Gesundheit von Haaren, Haut und Nägeln hat für den Körper keine Priorität.
- Die Psyche kann darunter leiden.

### Welche Proteinmenge ist ideal?

Die ideale Menge ist individuell verschieden und hängt von Alter, körperlicher Aktivität, Körperzusammensetzung (Muskelmasse gegenüber Körperfettanteil) sowie dem aktuellen Gesundheitszustand ab (bei bestimmten Erkrankungen haben wir einen erhöhten oder erniedrigten Proteinbedarf). Grundsätzlich braucht ein gesunder Erwachsener etwa 0,8–1,0 Gramm Protein pro Kilogramm Körpergewicht am Tag. Bei 70 Kilogramm Gewicht wären das täglich 55–70 Gramm Protein.

### Was passiert, wenn ich zu viel Eiweiß aufnehme?

- Die Leber wird stärker beansprucht, denn sie muss Substanzen aus dem Proteinstoffwechsel so umbauen, dass der Körper sie ausscheiden kann.
- Man ist schneller dehydriert, denn mit der Ausscheidung übermäßiger Proteinmengen geht Wasser verloren.
- Der Körper scheidet mehr Kalzium aus.

Proteinhaltige Nahrung versorgt den Körper mit Energie, aber nur auf Umwegen. Proteine werden in Aminosäuren zerlegt, und diese Aminosäuren können ihre Gestalt behalten, mit anderen Aminosäuren Peptide bilden und schließlich zu körpereigenen Proteinen werden. Oder sie werden zur Energiegewinnung in Glukose umgewandelt. Der wichtigste biologische Signalweg, der dahintersteckt, ist die Glukoneogenese.

Aus biochemischer Sicht ist es für den Körper sinnvoller, Glukose zu verwenden, die bereits in dieser Form vorliegt, denn die Umwandlung von Aminosäuren in Glukose bedeutet mehr Aufwand. Die ureigene Aufgabe von Aminosäuren sind Reparaturarbeiten, die Erzeugung von Neurotransmittern, der Muskelaufbau und die Zellneubildung.

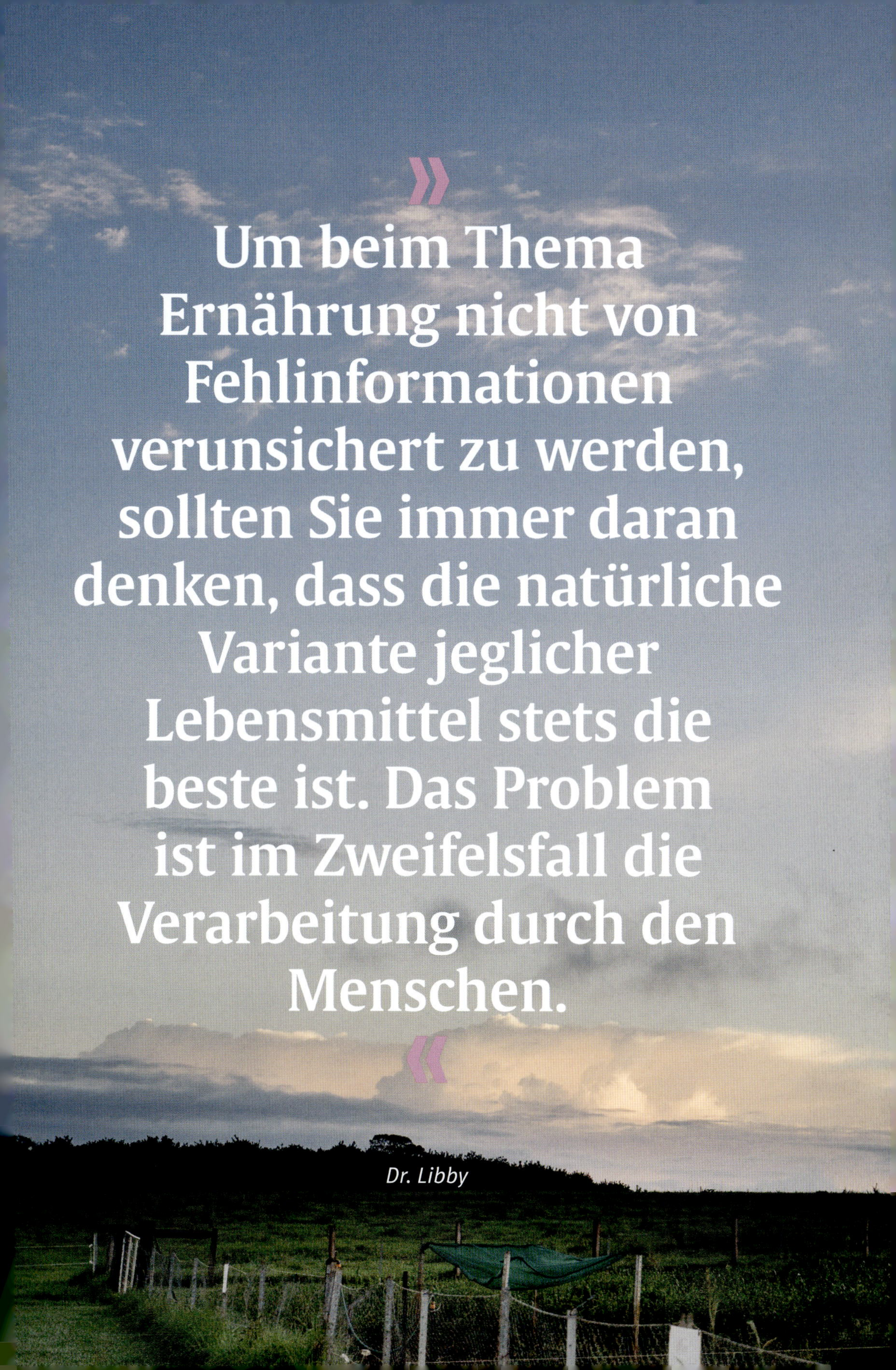

» Um beim Thema Ernährung nicht von Fehlinformationen verunsichert zu werden, sollten Sie immer daran denken, dass die natürliche Variante jeglicher Lebensmittel stets die beste ist. Das Problem ist im Zweifelsfall die Verarbeitung durch den Menschen. «

*Dr. Libby*

## FETT

Aus Fett beziehen wir Fettsäuren. Mit neun Kalorien pro Gramm stellt Fett eine wichtige Energiequelle dar. Für eine stabile Energieversorgung im Tagesverlauf kommt es entscheidend darauf an, dass der Körper Fette bereitwillig zur Energiegewinnung einsetzt.

Genau dieser Vorgang fällt heutzutage bei vielen Menschen schwer. Aufgrund der Art und Weise, wie sie essen, trinken, atmen, aktiv sind und denken, stützt ihr Körper sich vornehmlich auf Glukose. Für unsere Gesundheit und unseren Energiehaushalt ist es jedoch ausgesprochen vorteilhaft, Fette aus vollwertigen Quellen in die Ernährung einzubeziehen. Dennoch höre ich regelmäßig die Frage: »Macht Fett im Essen fett?«

Aus meiner Tätigkeit als Beraterin weiß ich nur zu gut, dass viele Menschen Angst haben, Fett zu essen. Das ist verständlich, nachdem der Öffentlichkeit über Jahre eingetrichtert wurde, dass Fettkonsum dick mache. Doch die breite Mehrheit der Bevölkerung wird weder schlanker noch gesünder, wenn sie ihren Fettverzehr erheblich einschränkt, und dafür gibt es diverse Gründe.

Zuallererst sollte man sich klarmachen, dass es verschiedene Arten von Fett gibt. Es hilft also nicht, ganz allgemein zu sagen: »Meidet Fett« oder »Esst Fett«, sondern wir müssen erkennen und verstehen, welche Art Fett gemeint ist.

Es gibt drei Hauptarten, die der Gesundheit guttun – nämlich gesättigte, einfach ungesättigte und mehrfach ungesättigte Fette, und alle drei kann man über vollwertige Nahrung aufnehmen.

Und welche Fette sind gesundheitsschädlich? Das sind in erster Linie die Transfette und minderwertige pflanzliche Öle, die vor allem in stark verarbeiteter Nahrung wie frittierten Fertigprodukten, Kuchen, Keksen und Müsliriegeln aus Massenproduktion sowie lange haltbaren Produkten vorkommen.

Transfette entstehen, wenn bestimmte Arten mehrfach ungesättigter Fette durch Hitze und Verarbeitungsschritte verändert werden. Außerdem müssen die verschiedenen Fettarten im passenden

»

# Ich höre regelmäßig die Frage: »Macht Fett im Essen fett?«

«

*Dr. Libby*

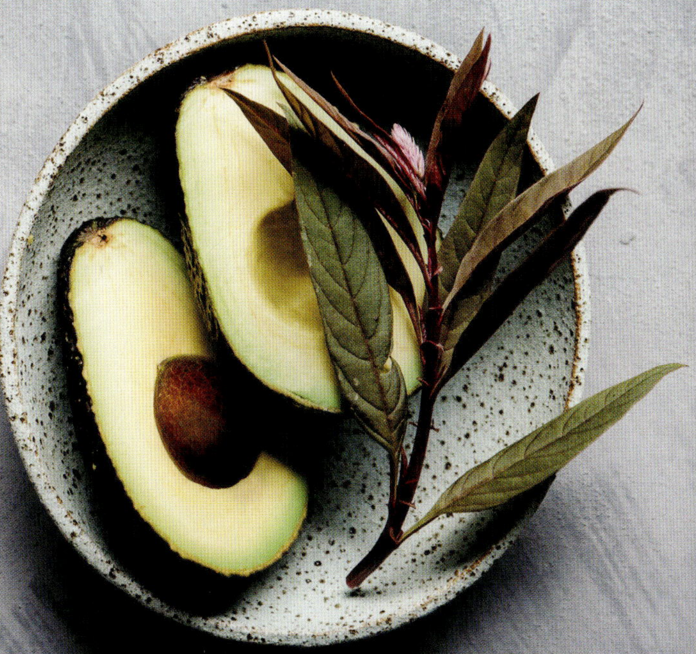

Verhältnis zueinanderstehen. Bei den mehrfach gesättigten Fettsäuren ist der Anteil der entzündungsfördernden Omega-6-Fettsäuren im Verhältnis zu den entzündungshemmenden Omega-3-Fettsäuren normalerweise zu hoch.

**Die verschiedenen Fettarten und einige gute Quellen sind:**

- gesättigte Fettsäuren wie in der Kokosnuss
- einfach ungesättigte Fettsäuren wie in Oliven, Avocados und Macadamianüssen sowie den daraus hergestellten Ölen
- mehrfach ungesättigte Fettsäuren, von denen es zwei Arten gibt:
  - Omega-6-Fettsäuren, die vor allem in bestimmten Nüssen und Samen und deren Ölen (z.B. Nachtkerzenöl, Borretschöl) und Schwarzen Johannisbeeren samt Samen vorkommen.
  - Omega-3-Fettsäuren wie in fettem Fisch (z.B. Thunfisch, Lachs, Makrele, Hering), Leinsamen, Walnüssen und Pekannüssen

### Die essenziellen Fettsäuren: Omega-3 und Omega-6

Omega-3-Fettsäuren, die wir täglich zu uns nehmen müssen, sind Eicosapentaensäure (EPA) und Docosahexaensäure (DHA), die der Körper aus einer anderen essenziellen Fettsäure, Alpha-Linolensäure (ALA), herstellen kann, die ebenfalls verzehrt werden muss. Bei manchen Menschen ist die Umwandlung von ALA in die unverzichtbaren Formen EPA und DHA jedoch gestört. Deshalb ist es sinnvoll, all diese Fette in ausreichender Menge über die Nahrung aufzunehmen.

Die gesundheitlichen Vorzüge von EPA und DHA sind gut dokumentiert: Sie wirken stark entzündungshemmend. Diese Fettsäuren werden in die Zellmembran eingebaut und halten die Körperzellen flexibel. Aufgrund ihrer physikalischen Struktur neigen sie zur Oxidation, weshalb die Ernährung insgesamt viele Antioxidantien enthalten sollte. Und die finden sich vor allem in kräftig gefärbten Pflanzen, also in Obst und Gemüse.

Die essenzielle Omega-6-Fettsäure heißt Linolsäure (LA). Sie wird vom Körper in die wichtige Gammalinolensäure (GLA) umgewandelt. GLA kann man auch direkt zu sich nehmen, was notwendig ist, wenn die Umwandlung von LA in GLA nicht funktioniert. Das gilt zum Beispiel für Ekzempatienten, deren Haut von einer ergänzenden GLA-Einnahme profitiert.

Menschen in westlich orientierten Ländern nehmen in der Regel zu viel Omega-6-Fettsäuren (die in vielen Fertigprodukten, Backwaren und Getreide stecken) und zu wenig Omega-3-Fettsäuren auf. DHA und EPA nehmen wir über fetten Fisch wie Lachs und Makrele auf, aber auch über Algen. Die andere Omega-3-Fettsäure, ALA, findet sich in Leinsamen, Chiasamen und Walnüssen. Für die Aufnahme der essenziellen Omega-6-Fettsäure GLA ist Nachtkerzenöl eine gute Wahl. Es hilft bei Ekzemen, weil es die Fettaufnahme in die Haut erleichtert, die dadurch weich und gut durchfeuchtet bleibt.

### Mittelkettige Triglyzeride

Die sprachliche Beschreibung von Fetten erschwert mitunter die Erkennung der besten Fettquellen. Um die Terminologie zu durchschauen, sollten Sie sich einprägen, dass alle Fette und Öle sich aus Fettsäuren zusammensetzen und dass es zwei Methoden gibt, diese Fettsäuren einzuteilen. Sehr verbreitet ist die Einteilung nach Sättigungsgrad. Hierbei unterscheidet man, wie zuvor bereits beschrieben, zwischen gesättigten, einfach ungesättigten und mehrfach ungesättigten Fettsäuren. Die zweite Klassifizierungsmethode beruht auf der Länge der Kohlenstoffketten, sozusagen dem Rückgrat der Fettsäure. Hier gibt es kurzkettige, mittelkettige und langkettige Fettsäuren.

Ein weiteres Wort, das oft im Zusammenhang mit Fetten fällt, ist »Triglyzeride«. Drei Fettsäuren, die sich mit einem Glycerin-Molekül zusammenschließen, erzeugen ein Triglyzerid, das wiederum kurzkettig, mittelkettig oder langkettig sein kann. Fast alle Fette und Öle, die wir aufnehmen – ob gesättigt oder ungesättigt, ob tierischer oder pflanzlicher Herkunft – sind aus langkettigen Triglyzeriden zusammengesetzt.

Studien zufolge verzehren die meisten Menschen zu mindestens 98 Prozent langkettige Triglyzeride. Es gibt jedoch bestimmte Ausnahmen – wie die Kokosnuss –, die vorwiegend mittelkettige Fettsäuren liefern. Auch Butter enthält einige mittelkettige Triglyzeride, insgesamt aber doch mehr langkettige.

Mittelkettige Triglyzeride zeichnen sich dadurch aus, dass sie von den Enzymen in Speichel und Magensaft praktisch augenblicklich zerlegt werden, sodass die Bauchspeicheldrüse keine zusätzlichen Enzyme mehr für ihre Verdauung beisteuern muss. Das kann bei Beschwerden oder Erkrankungen des Verdauungssystems sehr hilfreich sein. Mittelkettige Fettsäuren werden vom Dünndarm aus direkt in die Pfortader geleitet und gelangen von dort in die Leber, wo sie in erster Linie der Energiegewinnung dienen. Daher stellen sie für den Körper eine hoch effiziente Energiequelle dar – sofern das Nervensystem die Botschaft funkt, dass die Umwelt gerade sicher genug ist, um Fett zu verbrennen.

Zur Verdauung langkettiger Triglyzeride werden Pankreasenzyme benötigt. Sobald diese die Fette zerlegt haben, werden die Fette aus dem Darm resorbiert und an ein Proteinmolekül gebunden. Die dabei entstehenden Lipoproteine gelangen über das Lymphsystem an der Leber vorbei direkt ins Blut.

Die Lipoproteine erreichen mit dem Blutstrom alle Gewebe des Körpers und beliefern die Zellen mit Fett. Ihren Fettanteil geben sie so lange ab, bis nicht mehr viel von ihnen übrig ist. An diesem Punkt werden sie in die Leber geschleust, wo sie entweder zur Energiegewinnung abgebaut oder in neue Lipoproteine eingebaut und erneut ins Blut abgegeben werden.

Ob Cholesterin, gesättigte Fette, einfach ungesättigte Fette oder mehrfach ungesättigte Fette – sie alle werden in Lipoproteine verpackt und wandern in dieser Form durch den Körper. Die mittelkettigen Fettsäuren hingegen landen (wie oben erwähnt) prompt in der Leber und dienen dort der Energiegewinnung. Deshalb stellen sie für die meisten Menschen eine ausgezeichnete Energiequelle dar.

Eine mittelkettige Fettsäure, die besonders erwähnt werden sollte, ist Laurinsäure, die sowohl in Kokosfett als auch in (Bio-)Butter

# Fett-Typen

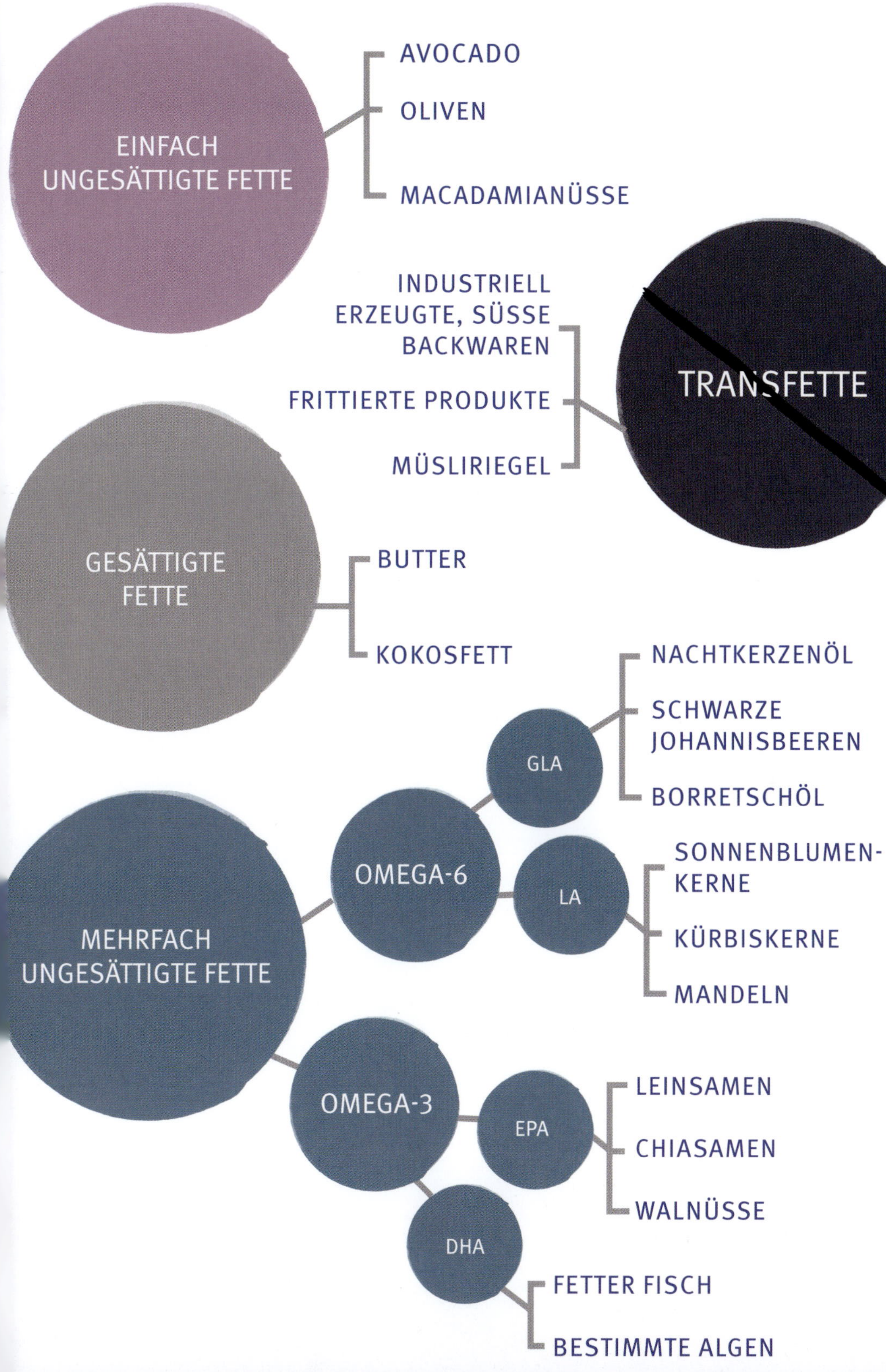
EINFACH UNGESÄTTIGTE FETTE
AVOCADO
OLIVEN
MACADAMIANÜSSE
TRANSFETTE
INDUSTRIELL ERZEUGTE, SÜSSE BACKWAREN
FRITTIERTE PRODUKTE
MÜSLIRIEGEL
GESÄTTIGTE FETTE
BUTTER
KOKOSFETT
MEHRFACH UNGESÄTTIGTE FETTE
OMEGA-6
GLA
NACHTKERZENÖL
SCHWARZE JOHANNISBEEREN
BORRETSCHÖL
LA
SONNENBLUMEN-KERNE
KÜRBISKERNE
MANDELN
OMEGA-3
EPA
LEINSAMEN
CHIASAMEN
WALNÜSSE
DHA
FETTER FISCH
BESTIMMTE ALGEN

steckt. Laurinsäure trägt zu einer gesunden Darmflora bei und hat eine positive Wirkung auf das Immunsystem. Butter von Kühen aus Weidehaltung enthält als weitere besondere Fettsäure die konjugierte Linolsäure (CLA), die mit der Linolsäure verwandt ist und laut Forschungsergebnissen nicht nur Krebs, sondern auch Entzündungen entgegenwirkt.

### Was geschieht, wenn ich nicht genug Fett esse?

Die ausreichende Versorgung mit gesunden Fetten spielt eine entscheidende Rolle für die Gesunderhaltung all unserer Organe, aber auch für den Energiehaushalt. Manche vollwertigen Lebensmittel liefern lebenswichtige essenzielle Fettsäuren. Zudem tragen Fettsäuren dazu bei, dass wir die fettlöslichen Vitamine A, D, E und K im Körper aufnehmen können. Bei unzureichender Fettversorgung steigt obendrein der Appetit auf Süßes.

### Wieviel Fett sollte man zu sich nehmen?

Auch dies ist individuell unterschiedlich. Grundsätzlich sollten Sie bei jeder Mahlzeit ein paar echte, unverfälschte, naturbelassene Lebensmittel einbeziehen, die nahrhafte Fette beisteuern. Genaueres finden Sie in meinem Überblick auf Seite 286. Manchen Menschen geht es mit weniger Fett besser, und der körperliche Bedarf kann von Tag zu Tag schwanken.

### Was geschieht, wenn ich zu viel Fett aufnehme?

- Es können Verdauungsstörungen oder Übelkeit auftreten.
- Man fühlt sich eventuell sehr voll und isst deswegen weniger andere Lebensmittel mit wichtigen Nährstoffen.

Selbst diese wenigen Informationen von der Spitze des Eisbergs zeigen hoffentlich, dass mit der Fettphobie der letzten Jahrzehnte viel zu vielen Menschen ein wichtiger Baustein für die Energie- und Nährstoffversorgung vorenthalten wurde.

Das Traurige daran ist, dass »fettfrei« normalerweise bedeutete, dass den Produkten stattdessen Zucker hinzugefügt wurde. Und um die übermäßige Süße zu vertuschen, mischt die Industrie noch eimerweise minderwertiges Salz hinzu. (Weitere Informationen finden Sie auf Seite 199.)

Um viel Energie zu haben und rundum gesund zu sein, brauchen wir unbedingt Fett aus natürlichen Lebensmitteln.

*»Wer das richtige Fett wählt, bleibt länger satt und fühlt sich rundum zufrieden.«*

Fett aus »echten Lebensmitteln« ist sättigend. Es kann dazu beitragen, die Entzündungsbereitschaft zu regulieren, ist ein integraler Bestandteil eines gesunden Immunsystems und wichtig für die Gesundheit von Augen, Haut, Nägeln und Haaren.

Wer jedoch Angst vor Fett hat (zum Beispiel, weil es von allen Makronährstoffen den höchsten Kaloriengehalt hat), wird es sich verkneifen, egal wie groß der Appetit darauf ist. Genau deshalb habe ich all diese Hintergrundinformationen erläutert. Lösen Sie sich von aller Voreingenommenheit gegenüber bestimmten Lebensmitteln und hören Sie wieder darauf, wonach Ihr Körper verlangt.

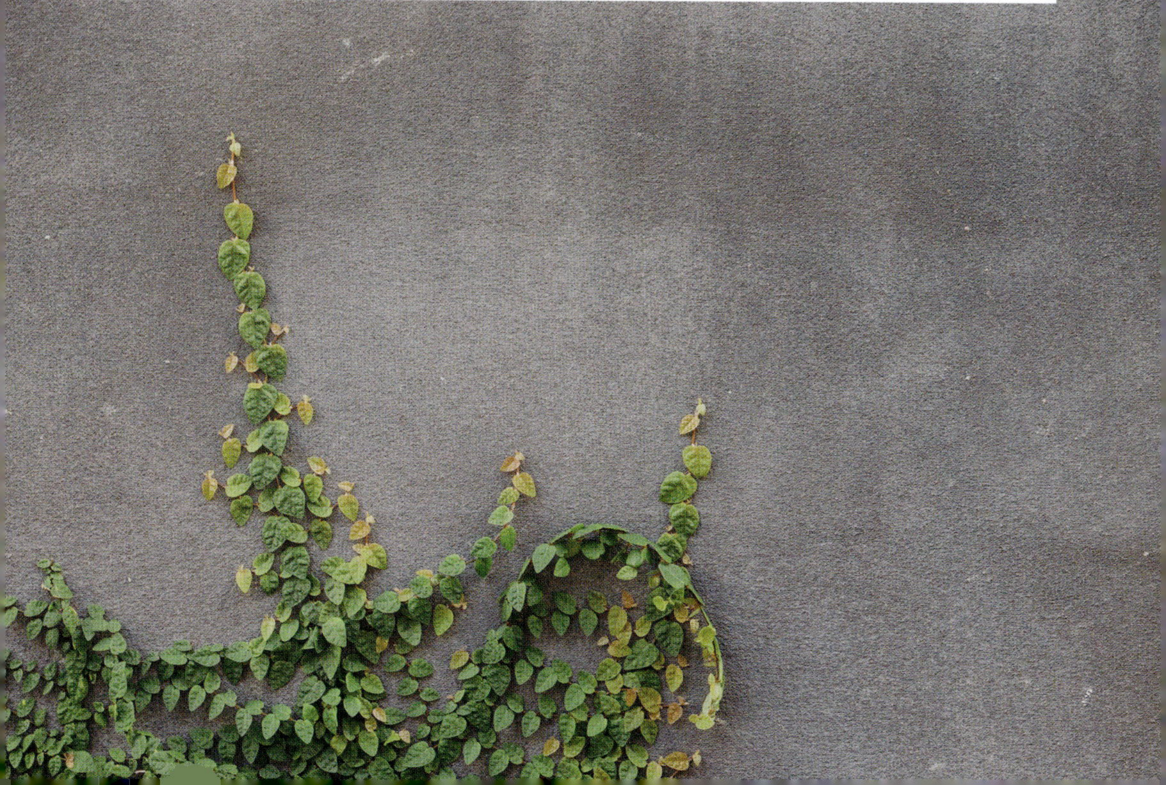

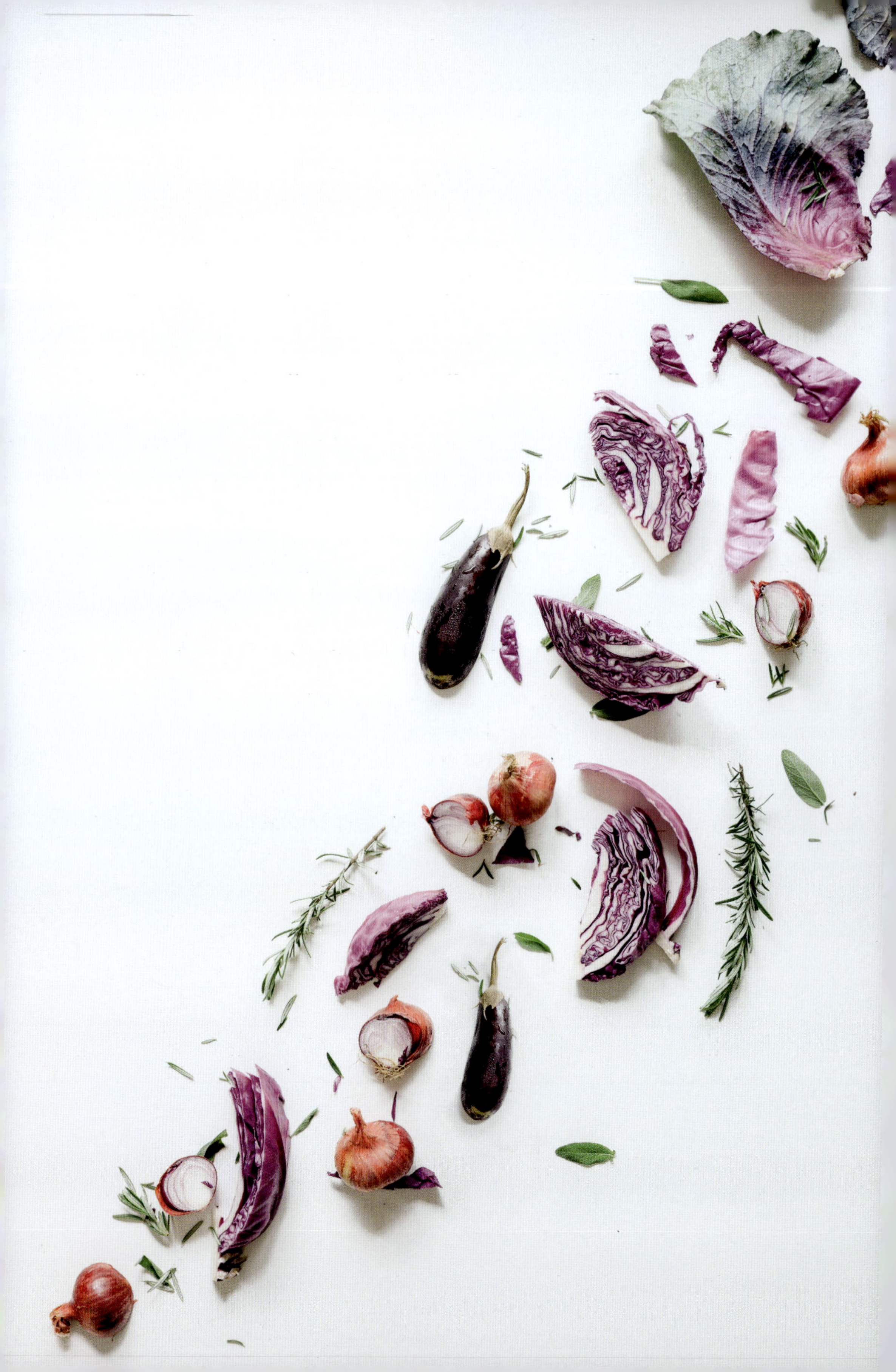

# Mikronährstoffe

## VITAMINE, MINERALSTOFFE, SPURENELEMENTE

Die Bezeichnung Mikronährstoffe bedeutet, dass wir von diesen Substanzen – im Vergleich zu den Makronährstoffen – nur kleine Mengen benötigen. Nichtsdestotrotz sind Mikronährstoffe für unser Leben und unsere Lebensqualität unerlässlich.

Zu den Mikronährstoffen gehören Vitamine und Mineralstoffe, die wiederum in Mengenelemente und Spurenelemente unterteilt werden. Indirekt beeinflussen Mikronährstoffe die verfügbare Energie, indem sie als Katalysatoren dazu beitragen, Makronährstoffe zugänglich zu machen. Das heißt, die Makronährstoffe liefern die Energie, aber erst dank der Mikronährstoffe kann der Körper diese Energie auch nutzen.

Als Mikronährstoffe gelten Mineralstoffe wie bspw. Zink, Jod, Selen, Eisen und Kupfer sowie die Vitamine A, C, D, E und K sowie die diversen Vitamine der B-Gruppe. Alle Körpersysteme brauchen diese Nährstoffe für ihre gesunde Funktion – vom Knochenwachstum bis zur Hirnfunktion. Daher sollten wir beim Essen in erster Linie darauf achten, ob wir damit alles bekommen, was erforderlich ist. Wenn Sie also nicht recht wissen, was Sie wählen sollen, fragen Sie sich: »Was ernährt mich am besten?« Die Antwort liegt oft auf der Hand. Die beste Entscheidung sind immer echte, naturbelassene, vollwertige Lebensmittel.

Ein Nährstoffmangel macht sich nicht immer so deutlich bemerkbar wie bei Skorbut (Vitamin-C-Mangel) oder Beriberi (Mangel an Vitamin $B_1$). Dennoch funktioniert der Körper unter Umständen nicht optimal. Heutzutage sind subklinische Mangelerscheinungen verbreitet, bei denen die Körperzellen einfach nicht die Mengen an Mikronährstoffen bekommen, die sie für eine optimale Funktion bräuchten. Wenn man sich dauerhaft ungünstig ernährt – durch abgepackte Fertigkost, zu viel raffinierten Zucker und zu viel Salz – oder einen allgemein ungesunden Lebensstil mit zu hohem Koffein-

und Alkoholkonsum pflegt, leidet darunter nicht nur die Funktionsfähigkeit der Zellen (die den Körper mit reichlich Energie versorgen sollen), sondern auch deren Abwehrkraft. Bei einem angeschlagenen Zellstoffwechsel werden wir leichter krank. Deshalb ist eine vollwertige Ernährung ein so entscheidender Beitrag zu viel Elan und weniger Krankheit.

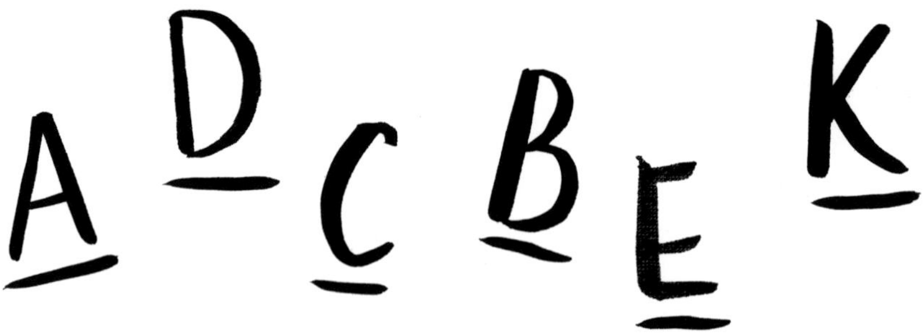


# Vitamine

Vitamine sind essenzielle Nährstoffe, die im Körper vielseitige, unterschiedliche Aufgaben erfüllen. Man unterscheidet zwei Gruppen, die fettlöslichen Vitamine (A, D, E und K) und die wasserlöslichen Vitamine (Vitamine aus dem B-Komplex sowie Vitamin C). Fettlösliche Vitamine werden in der Leber und im Fettgewebe gespeichert und deutlich langsamer ausgeschieden als wasserlösliche Vitamine, die regelmäßig ersetzt werden müssen, weil sie im Körper nicht gespeichert werden. Ausnahmen sind kleine Mengen Vitamin $B_{12}$ und Folsäure.

## FETTLÖSLICHE VITAMINE

Die fettlöslichen Vitamine A, D, E und K kann der Körper einlagern. Mangelerkrankungen sind bei Menschen der westlichen Welt selten, doch insbesondere bei fettarmer Ernährung können durchaus Symptome eines leichten Vitaminmangels entstehen.

## VITAMIN A

Vitamin A (Retinol) übernimmt im Körper viele Aufgaben. Es unterstützt die die Fähigkeit der Augen zur Anpassung an wechselnde Lichtverhältnisse und spielt eine maßgebliche Rolle bei Genexpression, Reaktionen des Immunsystems, im Sexualsystem, beim Knochenwachstum und anderen Prozessen. Haut, Augen und die Schleimhäute von Mund, Nase und Lunge brauchen Vitamin A.

**Natürliche Vitamin-A-Quellen:**

- Fleisch, Fisch und Leber liefern die Vitamin-A-Varianten Retinol, Retinal und Retinsäure.
- Möhren, Kürbis, dunkelgrünes Blattgemüse und Aprikosen versorgen uns mit antioxidativem Beta-Carotin (das der Körper in Vitamin A umwandeln kann).
- Im Vergleich zu Retinol brauchen wir mehr carotinreiche Lebensmittel, um den Grundbedarf des Körpers an Vitamin A zu decken. Auch bei einer Schilddrüsenüberfunktion, Infekten und übermäßiger Sonneneinstrahlung kann ein erhöhter Vitamin-A-Bedarf vorliegen.

**Hinweise auf einen möglichen Vitamin-A-Mangel:**

In der westlichen Welt ist Vitamin-A-Mangel selten. Da Vitamin A in der Leber gespeichert wird, kann es Monate dauern, ehe sich Mangelsymptome abzeichnen:

- nachlassende Sehschärfe oder Nachtblindheit
- trockene, schuppige Haut
- erhöhte Infektanfälligkeit
- Zahn- und Zahnfleischprobleme
- verlangsamtes Knochenwachstum
- Appetitmangel, Kraftlosigkeit
- starke Monatsblutungen
- Zellveränderungen am Gebärmutterhals

Allerdings kann es bei Vitamin A auch ein »Zuviel des Guten« geben, denn Vitamin A (nicht jedoch Beta-Carotin) kann in toxischer Dosierung schwere Geburtsfehler und Leberschäden hervorrufen. Das kommt jedoch selten vor.

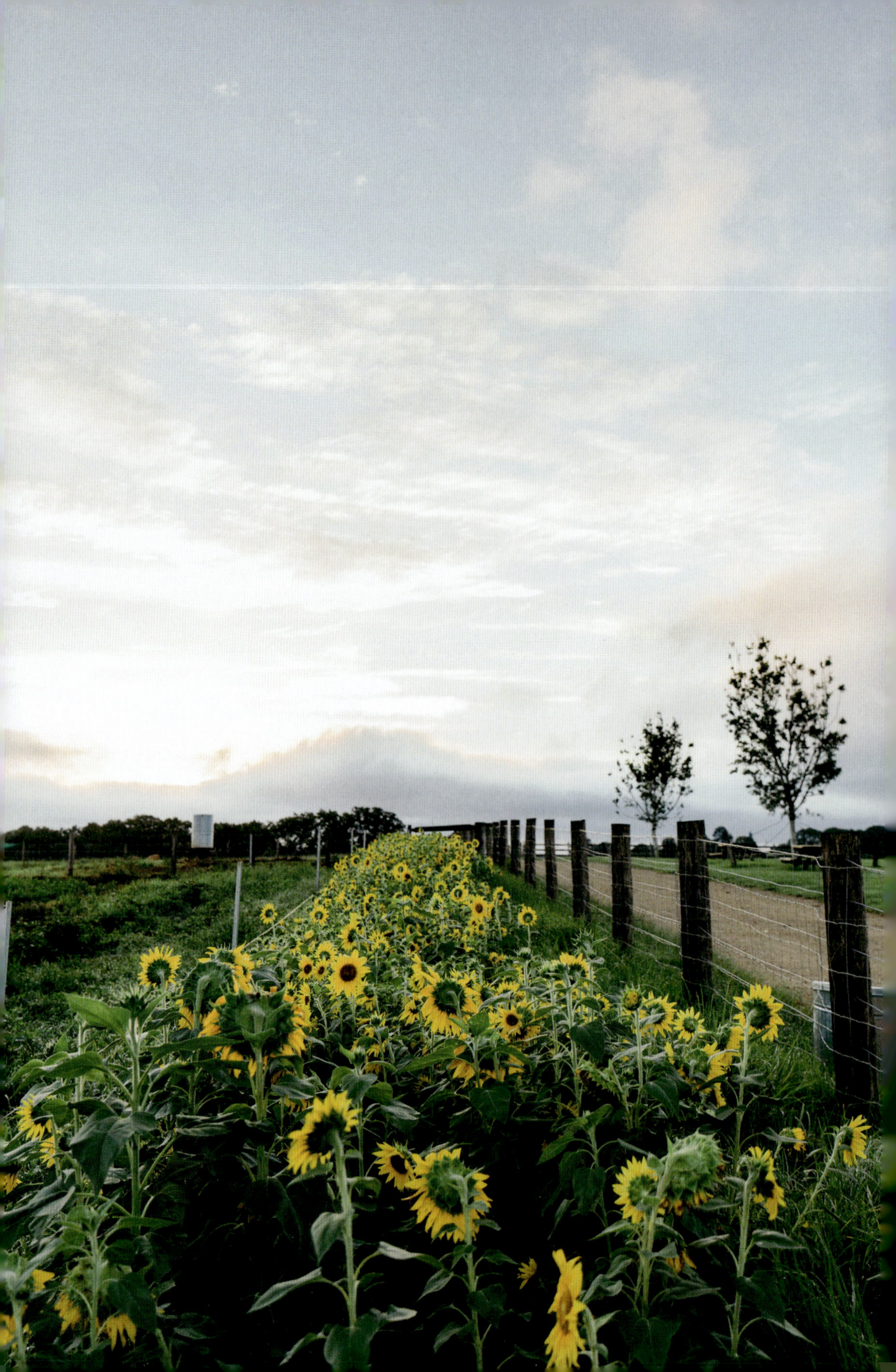

# D

## VITAMIN D

Vitamin D spielt im Körper eine zentrale Rolle für die Regulierung und Nutzung von Kalzium und Phosphor. Im Dünndarm verbessert es die Kalziumaufnahme, was zur Bildung und Erhaltung der Knochen beiträgt. Außerdem unterstützt Vitamin D das Immunsystem. Für Kinder ist es besonders wichtig, weil es an der Entstehung starker Knochen und gesunder Zähne beteiligt ist.

**Zu den natürlichen Vitamin-D-Quellen zählen:**

- fetter Fisch wie Hering und Sardinen
- Dorschlebertran
- Pilze
- Bio-Butter

Den größten Anteil von Vitamin D erhalten wir nicht aus Lebensmitteln, sondern durch die Eigenproduktion des Körpers. Unter Sonneneinstrahlung wird Cholesterin in der Haut nach weiteren Verarbeitungsschritten in der Leber und den Nieren in Vitamin D umgebaut.

Die meisten Lebensmittel enthalten nur sehr wenig Vitamin D, sodass ein Mangel eher entsteht, wenn ein Mensch nicht ausreichend dem Sonnenlicht ausgesetzt ist. Zu den Faktoren, die dazu beitragen können, gehören der übertriebene Einsatz von Sonnenschutzmitteln oder körperbedeckender Kleidung, Arbeit in Innenräumen sowie das Leben in geografischen Regionen mit geringer Sonnenlichteinstrahlung im Winter.

**Hinweise auf einen möglichen Vitamin-D-Mangel:**

- Knochen- und Muskelschmerzen
- Bei Vitamin-D-Mangel besteht ein erhöhtes Risiko für verschiedene Krebsarten, Autoimmunerkrankungen, Bluthochdruck und Infekte.
- Fettmalabsorptionssyndrome, chronisch-entzündliche Darmerkrankungen (CED) oder Übergewicht können die Fähigkeit, Vitamin D aufzunehmen oder es dem Fettgewebe zu entziehen, beeinträchtigen.

**Vitamin-D-Überdosierung:**

Anzeichen für eine Vitamin-D-Vergiftung sind selten. Mögliche Symptome sind ein überhöhter Kalziumspiegel im Blut, eine verzögerte geistige und körperliche Entwicklung, Appetitmangel, Übelkeit und Erbrechen. Aufgrund ihrer geringen Körpergröße dürfen Säuglinge und Kleinkinder nicht regelmäßig übermäßige Vitamin-D-Mengen aufnehmen. Ohne Ergänzungsmittel oder mit Vitamin D angereicherte Produkte ist dies jedoch unwahrscheinlich.

E

## VITAMIN E

Vitamin E ist ein Superstar unter den Vitaminen. Dank seiner antioxidativen Wirkung schützt es die Vitamine A und C, die roten Blutkörperchen, die Gefäßwände und essenzielle Fettsäuren vor Schäden durch freie Radikale. Zahlreiche Studien haben belegt, dass es einen Zusammenhang gibt zwischen einer Ernährungsweise mit vielen Antioxidantien aus Obst und Gemüse und einem geringeren Risiko für Herzerkrankungen, Krebs und verschiedene andere chronisch degenerative Krankheiten.

**Zu den natürlichen Vitamin-E-Quellen zählen:**

- Eier
- Vollkorngetreide (zum Beispiel Wildreis)
- Nüsse (zum Beispiel Mandeln und Haselnüsse)
- Samen und Kerne (besonders Sonnenblumenkerne)

**Hinweise auf einen möglichen Vitamin-E-Mangel:**

- Anämie
- Muskelabbau
- verminderte Fruchtbarkeit
- veränderter Menstruationszyklus
- Hitzewallungen
- erhöhte Gerinnungsbereitschaft
- Östrogenüberschuss
- Selenmangel (ohne Selen kann der Körper Vitamin E nicht nutzen)

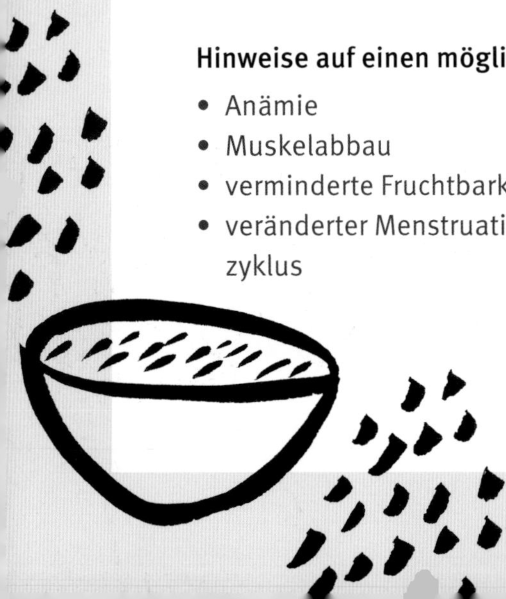

# K

## VITAMIN K

Vitamin K nehmen wir einerseits über die Nahrung auf, andererseits können auch die Darmbakterien Vitamin K erzeugen. Unabhängig von seiner Herkunft spielt Vitamin K eine wichtige Rolle für die Blutgerinnung und die Knochengesundheit und unterstützt den Körper bei der Proteinproduktion. Da das von den Darmbakterien erzeugte Vitamin K unseren Bedarf nicht decken kann, müssen wir zusätzlich Vitamin-K-reiche Lebensmittel verzehren.

**Zu den natürlichen Vitamin-K-Quellen zählen:**

- grünes Blattgemüse (zum Beispiel Spinat)
- Blumenkohl
- Brokkoli
- Weißkohl
- Olivenöl

Bei zu wenig Vitamin K kann es zu Gerinnungsstörungen und Blutungen kommen. Säuglinge können einen Vitamin-K-Mangel aufweisen, weil sie aufgrund ihres nicht ausgereiften Darms anfangs zu wenig Darmbakterien besitzen. Auch bei Antibiotikaeinnahme kann vorübergehend ein Vitamin-K-Mangel eintreten, weil Antibiotika die Darmflora zerstören.

Wer regelmäßig Gerinnungshemmer (»Blutverdünner«) einnimmt, sollte sich vom Arzt oder Apotheker beraten lassen, ob bei der eigenen Medikation der Vitamin-K-Gehalt der Nahrung beachtet werden muss.

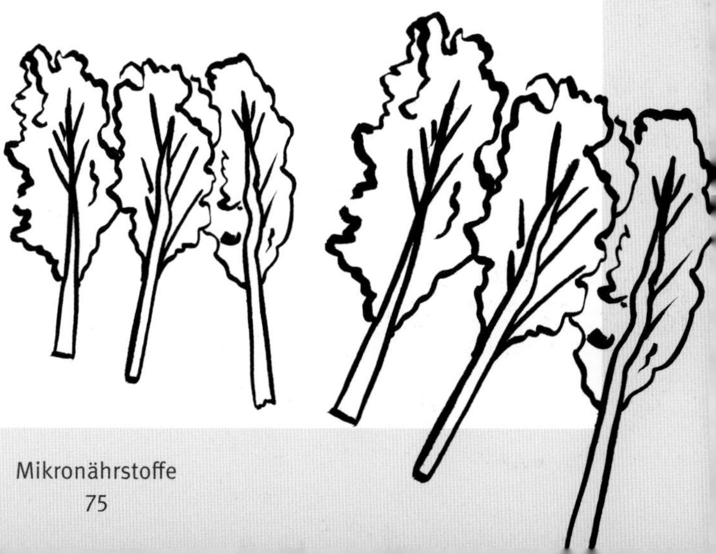

# Wasserlösliche Vitamine

## DER VITAMIN-B-KOMPLEX

Acht der wasserlöslichen Vitamine werden der Vitamin-B-Gruppe zugeordnet. Hierzu zählen Thiamin (Vitamin $B_1$), Riboflavin (Vitamin $B_2$), Niacin (Vitamin $B_3$), Pantothensäure (Vitamin $B_5$), Pyridoxin (Vitamin $B_6$), Vitamin $B_{12}$, Folsäure und Biotin. B-Vitamine stecken in vielen Lebensmitteln und werden für zahlreiche Körperfunktionen benötigt. Als Coenzyme helfen sie dem Körper, Nahrungsenergie zu verwerten, unterstützen aber auch das Sehvermögen, eine gesunde Haut, die Funktion des Nervensystems und die Bildung roter Blutkörperchen.

Bei optimaler Vitamin-B-Versorgung können wir unsere Nahrung und die aufgenommenen Nährstoffe bestmöglich verwerten. Wer zu wenig B-Vitamine bekommt, kann nicht ausreichend Energie erzeugen. Die B-Vitamine sind unerlässlich für Entgiftungsprozesse in der Leber, zur Krankheitsvorbeugung und für eine gesunde Haut. Wichtig sind sie zudem für die Gesundheit der Nebennieren, wo Stresshormone, blutdruckregulierende Hormone und manche Sexualhormone gebildet werden. Vitamine der B-Gruppe liegen zwar in vielen Lebensmitteln vor, sind jedoch empfindlich und wasserlöslich. Besonders Alkohol und der Kochvorgang setzen ihnen zu. Auch die Lebensmittelverarbeitung senkt den Vitamin-B-Gehalt der Nahrung. Deshalb haben Weißmehlprodukte, Weißbrot und geschälter Reis deutlich weniger Nährwert als Vollkornprodukte.

Die meisten B-Vitamine kann der Körper nur schlecht einlagern. Eine Ausnahme sind Vitamin $B_{12}$ und Folsäure, die in sehr geringen Mengen vorübergehend in der Leber gespeichert werden. Nach mehrwöchiger oder mehrmonatiger Mangelernährung kann leicht ein Vitamin-B-Mangel eintreten. Auch bestimmte kohlenhydratarme Ernährungsformen können zu Mangelerscheinungen führen. Wer auf Vollkornprodukte verzichtet, kann B-Vitamine zum Beispiel über

Innereien wie Leber aufnehmen. Alternativ bieten sich Ergänzungspräparate mit Vitamin-B-Komplex an.

Für zahlreiche biochemische Prozesse im Körper, für optimale Gesundheit und Vitalität ist der regelmäßige und ausreichende Verzehr dieser Vitamine sehr wichtig.

**Hinweise auf einen möglichen, allgemeinen Vitamin-B-Mangel:**

Vitamin-B-Mangel äußert sich auf vielfältige Weise. Zu den häufigsten und frühen Anzeichen zählen:

- gerötete, gereizte Haut, besonders rund um Nase und Mund
- rissige Mundwinkel
- dermatitisartiger Ausschlag, besonders bei Stress
- Bei chronisch niedriger Vitamin-B-Zufuhr kann es zu Hypo- oder Hyperpigmentierung kommen. (Das habe ich bei Menschen mit einer sehr kohlenhydratarmen Ernährung beobachtet, die auch nicht regelmäßig Fleisch oder Eier essen und kein Vitamin-B-Präparat einnehmen.)

# B1

**Zu den Quellen für Thiamin (Vitamin $B_1$) zählen:**

- Samen und Kerne (besonders Sesamsamen)
- Nüsse
- Hülsenfrüchte
- Nährhefe
- Vollkorngetreide

Vielen Menschen geht es heutzutage ohne Getreide oder mit sehr wenig Getreide besser.

Wenn Ihre Verdauung ohne Getreide besser funktioniert, können Sie glutenfreies Getreide wie Vollkornreis probieren. Probieren Sie aus, was Ihnen am besten bekommt – lassen Sie sich von Ihrem Körper leiten. Allerdings könnten Sie ohne Getreide zu wenig Vitamin $B_1$ (oder alle B-Vitamine) bekommen; dann brauchen Sie ein entsprechendes Nahrungsergänzungsmittel.

**Hinweise auf einen möglichen Thiaminmangel:**

- Erschöpfung
- Schwäche
- Schlafstörungen
- schwer lokalisierbare, allgemeine Schmerzzustände
- Kreislaufprobleme
- Appetitverlust oder Gier nach Zucker
- Gewichtsverlust
- Verstopfung
- Niedergeschlagenheit oder Depressionen
- Reizbarkeit
- Antriebsschwäche
- Überempfindlichkeit gegen Lärm

# B2

**Zu den Quellen für Riboflavin (Vitamin $B_2$) zählen:**

- Pilze
- Spinat
- Leber
- Nährhefe
- Eier

**Hinweise auf einen möglichen Riboflavinmangel:**

- Entzündungen von Mund und Zahnfleisch, häufig an den Mundwinkeln (was auch bei Eisenmangel vorkommt)
- Schwindel
- Niedergeschlagenheit oder Depressionen
- gereizte Augen
- Hautprobleme
- Schuppen

# B3

**Zu den Quellen für Niacin (Vitamin $B_3$) zählen:**

- rotes Fleisch, Fisch, Huhn
- Eier
- Vollkorngetreide
- Nüsse
- Pilze
- fast alle proteinhaltigen Lebensmittel

**Hinweise auf einen möglichen Niacinmangel:**

Niacinmangel kann zu der Krankheit Pellagra führen.

Die Hauptsymptome sind:

- Hautprobleme wie Dermatitis, Hautschäden an Gesicht, Armen und Händen, Hautentzündungen
- Mundprobleme wie Aphthen, gereizte Schleimhäute und Ulzera oder Schwellungen der Zunge
- Verdauungsprobleme wie Durchfall, Übelkeit und Erbrechen
- geistige und psychische Einschränkungen wie Desorientiertheit und Demenz, aber auch Depressionen, Reizbarkeit und emotionale Instabilität
- Die Hauptursachen von Pellagra bestehen heutzutage in Alkoholmissbrauch, Fehlernährung (zu viel Fertigprodukte oder Fastfood) oder bei Menschen mit insgesamt schlechter Nährstoffversorgung. Da dieses Vitamin von großer Bedeutung für die Energieproduktion ist, kann ein Mangel zu allgemeiner Müdigkeit, Muskelschwäche und Appetitverlust führen.

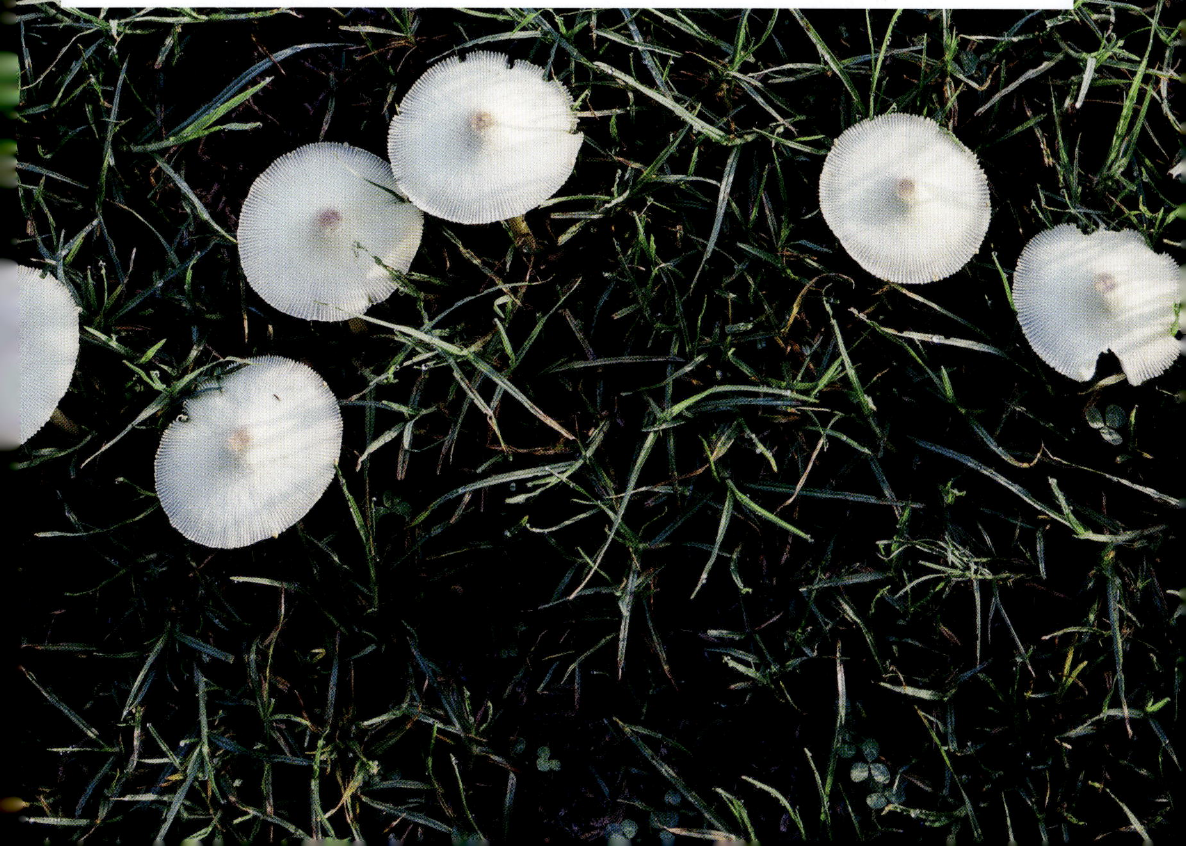

# B5

**Zu den wichtigsten Quellen für Pantothensäure (Vitamin $B_5$) zählen:**

- Eier
- Leber
- Nährhefe
- Mandeln

**Hinweise auf einen möglichen Pantothensäuremangel:**

- Missempfindungen in den Füßen (taube Zehen, Brennen oder Stechen in den Füßen)
- Erbrechen
- Erschöpfung
- Schwäche
- Reizbarkeit

# B6

**Zu den Quellen für Pyridoxin (Vitamin $B_6$) zählen:**

- Bananen
- Leber
- Lachs
- Walnüsse

**Hinweise auf einen möglichen Pyridoxinmangel:**

- Übelkeit
- geringe Stresstoleranz
- emotionales Aufbrausen
- Lethargie
- Erschöpfung
- Schwäche
- Verlust der Muskelkontrolle
- Schlafstörungen
- Angst
- Anflüge von Paranoia
- Depressionen
- Nervosität
- Hautausschläge
- Augenprobleme
- Schwellungen/Wassereinlagerungen (meist in Füßen und Knöcheln)

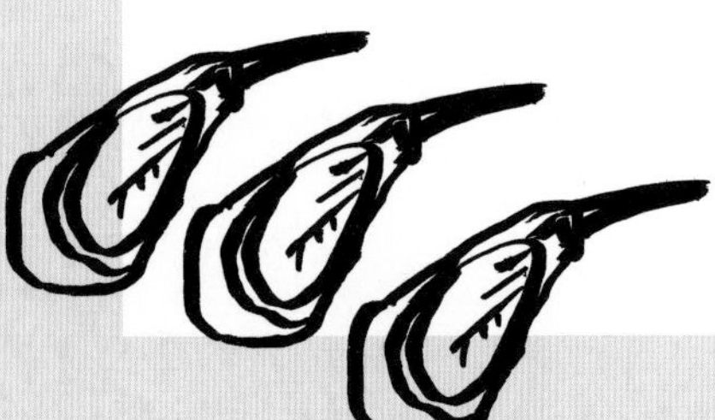

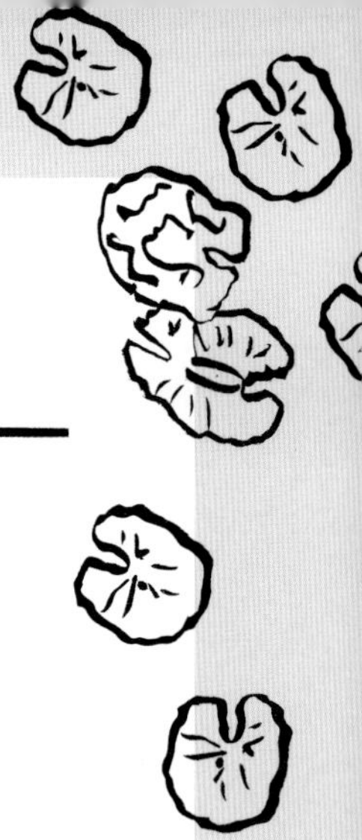

# BIOTIN

**Zu den Quellen für Biotin zählen:**

- Eier
- Huhn
- Nährhefe
- Lachs
- Sardinen
- Avocado
- Blumenkohl
- Himbeeren
- Nüsse (Walnüsse, Pekannüsse, Mandeln)
- Vollkornprodukte

Bei der kommerziellen Lebensmittelverarbeitung wird Biotin zerstört. Wie bei anderen B-Vitaminen liefert naturbelassene, vollwertige Nahrung mehr von diesem Nährstoff.

**Hinweise auf einen möglichen Biotinmangel:**

- Lethargie
- Missempfindungen in den Gliedmaßen (Taubheit, Kribbeln)
- Depressionen
- rote, schuppige Hautentzündungen rund um Augen, Nase und Mund
- Haarausfall
- Übelkeit
- Appetitverlust

# FOLSÄURE

**Zu den Quellen für Folsäure zählen:**

- grünes Blattgemüse
- Bohnen
- Samen und Kerne
- Eier
- Zitrusfrüchte
- Avocado

Wenn Frauen bei der Empfängnis einen Folsäuremangel aufweisen, kann es zu besorgniserregenden, mitunter auch schweren Problemen kommen. Zumeist steckt eine falsche Ernährungsweise mit zu wenig grünem Blattgemüse dahinter. Vor einigen Jahren las ich in dem Buch »The Pill« (von Jane Bennett und Alexandra Pope), dass

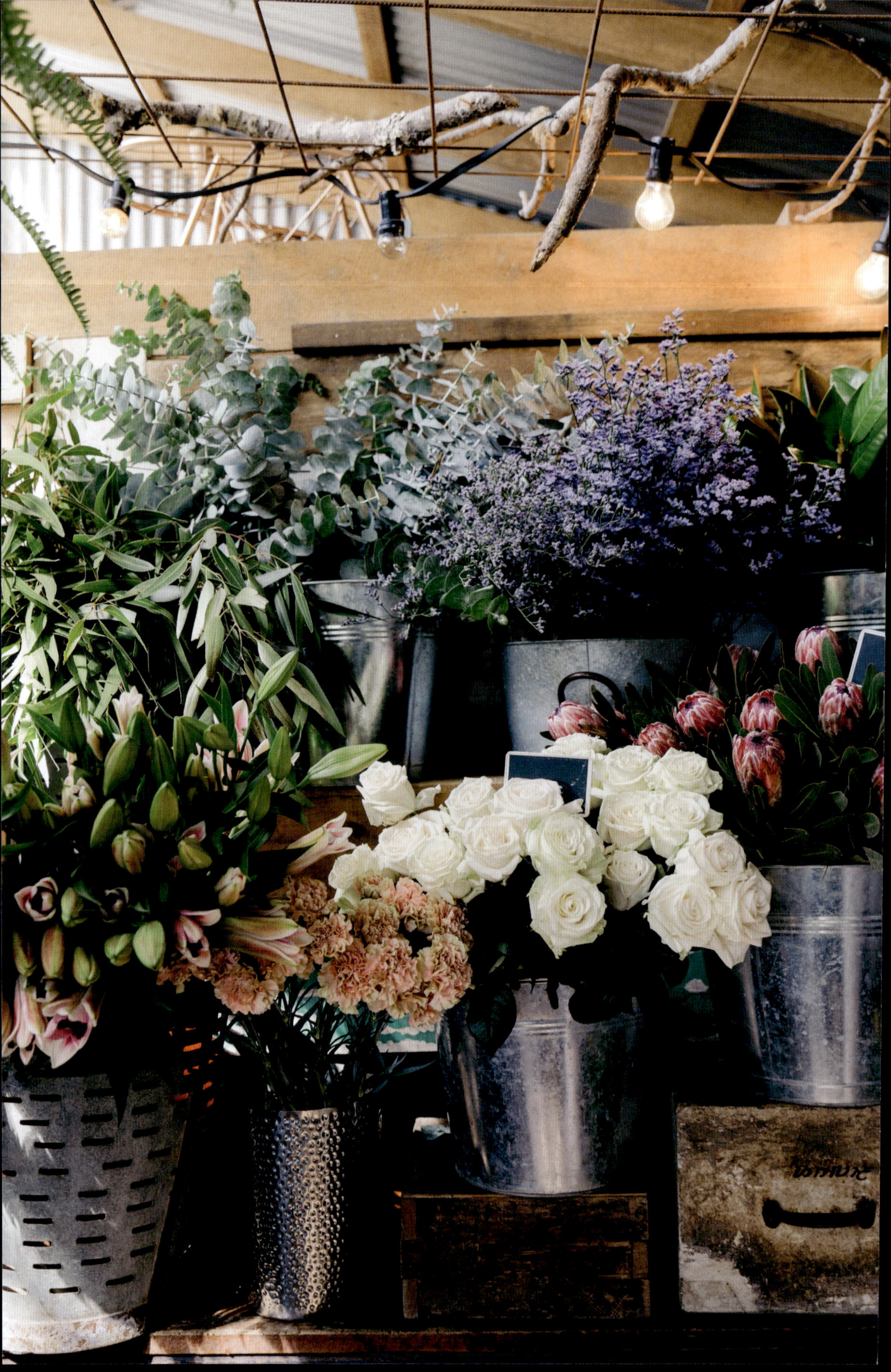

die orale Empfängnisverhütung offenbar Folsäure aufzehrt. Solche Probleme könnten also auch auftreten, wenn eine Frau unmittelbar nach dem Absetzen der Pille schwanger wird, ehe der Körper seine Folsäurespeicher wieder auffüllen konnte.

**Hinweise auf einen möglichen Folsäuremangel:**

- Schädigungen an der Dünndarmschleimhaut
- erhöhter Homocysteinspiegel
- Anämie

Ein erhöhter Homocysteinspiegel scheint mit Herzkrankheit, verschiedenen gynäkologischen Problemen und wiederholten Fehlgeburten in Verbindung zu stehen. Bei ausreichender Versorgung mit Folsäure und den Vitaminen $B_6$ und $B_{12}$ besteht normalerweise ein gesunder Homocysteinspiegel.

# B12

**Zu den Quellen für Vitamin $B_{12}$ zählen:**

- tierische Lebensmittel (außer Honig)
- bestimmte Hefearten, die synthetisch mit $B_{12}$ angereichert werden. Das ist eine Alternative für Veganer.

Ein Mangel an Vitamin $B_{12}$ kann sich langsam, aber auch relativ abrupt entwickeln. Die Symptome entstehen oft schleichend und werden mit der Zeit stärker. Angesichts der vielfältigen Symptome wird die wahre Ursache mitunter übersehen oder mit etwas anderem verwechselt.

**Hinweise auf einen möglichen Vitamin-$B_{12}$-Mangel:**

- Gehstörungen (Stolpern, Gleichgewichtsstörungen)
- Anämie
- körperliche Schwäche
- Gewichtsverlust
- Erschöpfung
- eine geschwollene, entzündete Zunge
- Gelbfärbung der Haut (Gelbsucht)
- kognitive Schwierigkeiten oder Störungen des Erinnerungsvermögens
- Paranoia oder Halluzinationen
- Niedergeschlagenheit

- Empfindungsstörungen in Händen, Beinen oder Füßen (Taubheit, Prickeln)
- erhöhter Homocysteinspiegel

Ein Vitamin-$B_{12}$-Mangel verläuft in vier Stadien. Anfangs geht der Vitaminspiegel im Blut zurück (Stadium 1). Danach kommt es zu einer geringeren Vitaminkonzentration in den Zellen (Stadium 2), einem erhöhten Homocysteinspiegel im Blut sowie einer verlangsamten DNA-Synthese (Stadium 3) und schließlich zur sogenannten makrozytären Anämie (Stadium 4). Wenn bei Ihnen also ein $B_{12}$-Mangel diagnostiziert wird, sind Ihre Zellen bereits stark angeschlagen.

**Ursachen für einen Vitamin-$B_{12}$-Mangel:**

Wie bei allen Nährstoffen kommt es darauf an, woher der Vitaminmangel rührt. Bei Vitamin $B_{12}$ kommen unterschiedliche Ursachen in Betracht, darunter:

- unzureichende Nährstoffzufuhr
- bakterielle Fehlbesiedelung des Darms
- unzureichende Produktion des Intrinsic-Faktors (er wird im Magen gebildet und ist für die $B_{12}$-Aufnahme unerlässlich)
- geringe Magensäureproduktion (Hypochlorhydrie)
- nicht diagnostizierte Zöliakie
- bestimmte Medikamente, zum Beispiel zur Hemmung der Magensäureproduktion

Ein Mangel an Vitamin $B_{12}$ und Folsäure führt oft zu Veränderungen der Fingernägel (dunkle Streifen). Ich kann nur immer wieder dazu ermuntern, die erstaunlichen Kommunikationswege des Körpers wertzuschätzen. Anstatt frustriert zu reagieren, wenn Ihnen das Aussehen Ihrer Nägel missfällt oder die rissigen Mundwinkel nicht abheilen mögen, sollten Sie solche Symptome als Hinweis betrachten: Der Körper teilt Ihnen mit, dass Sie anders essen, trinken, sich bewegen, denken, atmen, glauben oder wahrnehmen sollten. Wenn man darauf hört und entsprechend handelt, verschwinden normalerweise nicht nur die unmittelbaren Probleme, sondern auch viele andere Körperfunktionen laufen plötzlich besser und gesünder ab.

## VITAMIN C

Vitamin C (Ascorbinsäure) gehört zu meinen Lieblingsvitaminen. Es übernimmt im Körper diverse wichtige Rollen. Es unterstützt die Wundheilung und die Knochen- und Zahnbildung, stärkt die Gefäßwände, verbessert die Immunfunktion, erhöht die Eisenaufnahme und zögert dank seiner antioxidierenden Wirkung Alterungsprozesse hinaus. Außerdem hält es über die Collagensynthese die Zellen zusammen. Bei Collagen denken viele Menschen zuallererst ans Gesicht, doch es handelt sich um Bindegewebsfasern, die alle Muskeln, Knochen und anderes Gewebe verknüpfen. Wir brauchen täglich Vitamin C, damit der Körper dieses elastische Gewebe erzeugen kann, das in Haut, Bändern, Sehnen, Knorpel und Blutgefäßen vorliegt.

Der menschliche Körper kann Vitamin C weder speichern noch selbst erzeugen. Für optimale Gesundheit muss es daher täglich verzehrt werden. Gemeinsam mit Vitamin E wirkt es antioxidativ und macht im Körper insbesondere schädliche freie Radikale unschädlich. Außerdem unterstützt es die Nebennierenfunktion und könnte bei der Reduzierung des Risikos von Herzerkrankungen und des Risikos für Katarakt (Grauer Star) eine Rolle spielen.

Selbst die Gesundheit der Haare ist von der Vitamin-C-Versorgung abhängig, weil es die Blutgefäße zu den Haarfollikeln und die Durchblutung der Kopfhaut unterstützt und sogar die Splissentstehung hinauszögert. Zudem zählt es zu den wichtigsten Nährstoffen für einen schönen Teint.

**Zu den Vitamin-C-Quellen zählen:**

- Beeren
- Gemüsepaprika
- Zitrusfrüchte
- Grünkohl
- Kiwis
- Petersilie
- Brokkoli

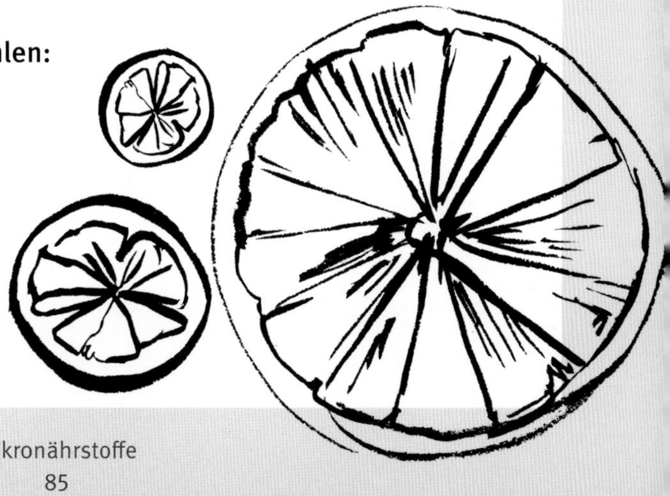

**Hinweise auf einen möglichen Vitamin-C-Mangel:**

- vorzeitige Alterung
- stumpfe Haut
- brüchiges Haar
- Augenprobleme
- erhöhte Anfälligkeit für Blutergüsse
- erweiterte und/oder sternförmige Äderchen
- Zahnfleischbluten
- starke Menstruationsblutungen
- Anämie
- Appetitverlust
- Erschöpfung
- Muskelschwäche
- verzögerte Immunreaktion
- häufige Erkältungen
- unausgewogenes Verhältnis der Sexualhormone

Auch für die Erzeugung von Sexualhormonen wird Vitamin C benötigt. Frauen sollten wissen, dass eine hochdosierte Einnahme von Vitamin C (mehr als zwei Gramm pro Tag) die Wirkung der Pille beeinträchtigen kann. Vitamin C verstärkt nämlich die Hormonwirkung, und bei einer nachfolgenden Verringerung der Vitamin-C-Dosis kann der Körper dies als Rückgang des Hormonspiegels interpretieren und einen Eisprung in Gang bringen.

Dank seiner starken antioxidierenden Wirkung kann Vitamin C Schäden und Entzündungen im Körper eindämmen und so zum Schutz vor degenerativen Erkrankungen beitragen.

# Mineralstoffe

Mineralstoffe lassen sich je nach körperlichem Bedarf in zwei Gruppen unterteilen: Von den Mengenelementen (bzw. Makromineralien) braucht der Körper mindestens 100 Milligramm (mg) pro Tag. Bei den Spurenelementen (bzw. Mikromineralien) reichen weniger als 100 mg am Tag. Diese geringen Mengen sind dabei ebenso wichtig wie die größeren Mengen der Makromineralstoffe, zu denen beispielsweise Kalzium und Magnesium zählen. Zu den Mikromineralstoffen gehören Zink, Eisen, Selen und Jod.

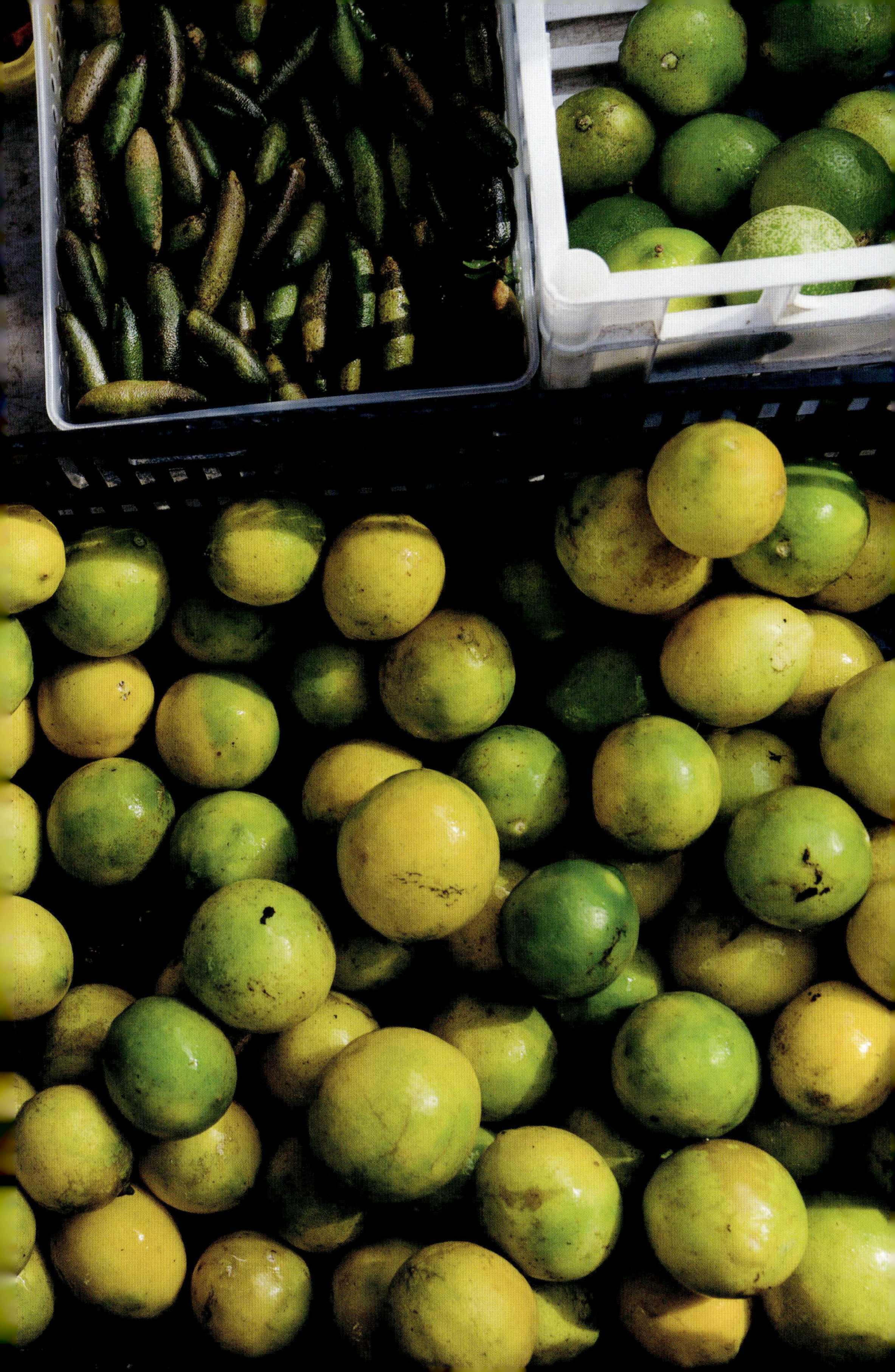

## KALZIUM

Dass Kalzium wichtig für gesunde Knochen ist, gehört zum Allgemeinwissen. Doch kaum jemand kennt die zahllosen sonstigen Aufgaben, die diese Substanz im Körper wahrnimmt. Unsere Fähigkeit, Kalzium aufzunehmen und im ganzen Körper zu verteilen, beeinflusst beispielsweise die Stärke unserer Haare und Nägel. Die Entscheidung darüber, wohin bestimmte Nährstoffe geleitet werden, fällt in der Leber – was wieder einmal daran erinnert, wie entscheidend eine optimale Leberfunktion ist.

Bitte stellen Sie sich vor, Sie essen etwas, das Kalzium enthält. Dieses Kalzium wird Ihrer Nahrung entzogen und geht vom Darm ins Blut über. Anschließend gelangt dieses nährstoffreiche Blut in die Leber, die je nach körperlichem Bedarf festlegt, wo dieses Kalzium am besten verwertet wird.

Die Leber schickt Kalzium immer dorthin, wo es am meisten benötigt wird, und dieser Ort hängt davon ab, welche Aufgabe für Ihr Überleben am wichtigsten ist. Wenn jemand zu viel Fertigprodukte und Koffein zu sich nimmt und viele Stresshormone erzeugt, benötigt das Blut das Kalzium, um den pH-Wert aufrechtzuerhalten. In diesem Fall schickt die Leber das Kalzium also nicht zu den Nägeln oder ins Haar, weil deren optimaler Zustand nicht lebensnotwendig ist.

Für eine maximale Kalziumverwertung müssen wir nährstoffreiche Lebensmittel, insbesondere Pflanzen, essen und wenig stark verarbeitete Industrienahrung. Im Idealfall wenden Sie daneben regelmäßig Stressbewältigungsmethoden an und sorgen für ein intaktes Verdauungssystem. Da Koffein die Kalziumaufnahme behindern kann, sollten Sie zusätzlich den Koffeinkonsum herunterschrauben.

**Zu den natürlichen Kalziumquellen zählen:**

- grünes Blattgemüse
- Nüsse
- Samen (besonders Sesamsamen)
- Tahini
- Feigen
- Sardinen

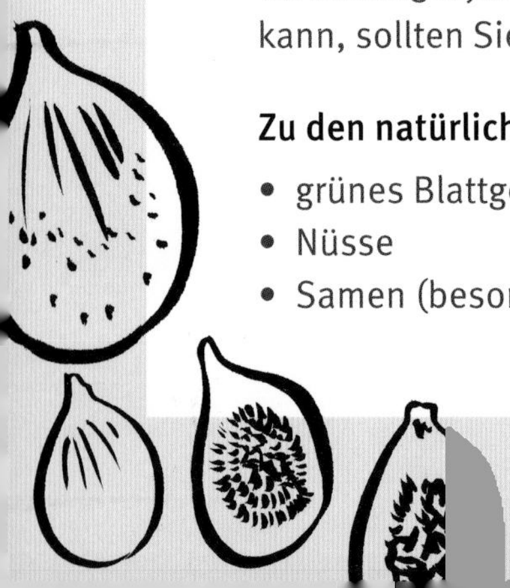

Falls Sie ein Kalziumpräparat einnehmen, sollte dieses Mittel auch Magnesium, Bor und Vitamin D enthalten, weil all diese Nährstoffe für die Gesundheit der Knochen und Nägel, aber auch für diverse andere Körperfunktionen und Prozesse unverzichtbar sind.

Am meisten Kalzium speichert der Körper in den Knochen und Zähnen. Mangelerscheinungen machen sich meist erst bei fortgeschrittenem Kalziummangel bemerkbar.

**Hinweise auf einen möglichen Kalziummangel:**

- Muskelkrämpfe
- prämenstruelle Krämpfe
- Muskelschwäche und -schmerzen
- Erschöpfung
- geringe Knochendichte
- brüchige Nägel
- Zahnprobleme

Mg

## MAGNESIUM

Seit die Europäische Union eine Liste mit den gesundheitlichen Vorteilen von Magnesium genehmigt hat, scheint diesem Mineralstoff endlich die gebührende Aufmerksamkeit für seinen positiven Einfluss zuzukommen. Magnesium ist der vierthäufigste Mineralstoff im menschlichen Körper, und die Hälfte der Gesamtmenge steckt in den Knochen. Das erklärt auch den Zusammenhang zwischen Magnesium und der Knochendichte.

Worüber wir wenig erfahren, sind die über 300 sonstigen biochemischen Reaktionen im Körper, in denen Magnesium einen unverzichtbaren Cofaktor darstellt. Ohne Magnesium kann diese Reaktion nicht stattfinden. Leider liegt heutzutage bei vielen Menschen ein Magnesiummangel vor – aufgrund von Ernährungsfehlern (zu viel stark verarbeitete Nahrung, zu viel Koffein), Medikamenteneinnahme und dem Verzehr von nährstoffarmen Lebensmitteln von ausgelaugten Böden.

**Zu den natürlichen Magnesiumquellen zählen:**

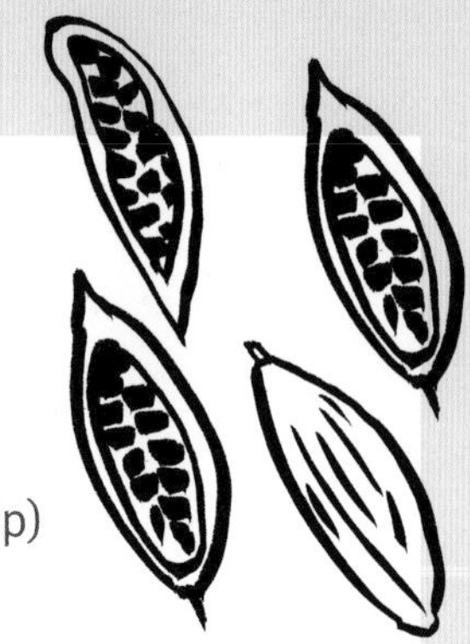

- grünes Blattgemüse
- Tahini
- Samen
- Nussbutter (zum Beispiel Mandelmus)
- Nüsse
- Algen (zum Beispiel Kelp)
- Rohkakao

Magnesium können Sie auch als Nahrungsergänzungsmittel einnehmen. Da es für die Produktion des Stresshormons Adrenalin benötigt wird, steigt mit dem Stresspegel auch der Magnesiumbedarf.

Sogar über die Haut können wir Magnesium aufnehmen. Ein Vollbad mit Magnesiumsalzen (Epsom-Salz oder Bittersalz) kann ebenfalls zur Magnesiumversorgung beitragen. Achtung, Magnesium wirkt entspannend. Wenn der Körper zu viel davon bekommt, kann sich der Stuhl verändern. Bei ergänzender Einnahme werden Sie das bemerken und sollten dann die Dosis verringern.

**Hinweise auf einen möglichen Magnesiummangel:**

- diverse prämenstruelle Symptome (PMS-Beschwerden)
- Schwellungen in den Brüsten
- Muskelkrämpfe
- Ängste
- Schlafstörungen
- Gier nach Schokolade oder Zucker
- Herzgefäßprobleme

Der gesundheitliche Nutzen einer optimalen Magnesiumzufuhr umfasst mehr Energie, ausgeglichene Elektrolyte (wichtig für die Wasserversorgung und die Ausschwemmung von Abfällen des Zellstoffwechsels), Muskeln, Nervensystem und Proteinsynthese funktionieren besser, die Zähne bleiben gesund und die Knochen stark.

Zn

## ZINK

Was kann dieses Mineral eigentlich nicht? Zink ist ein weiterer Superstar unter den Nährstoffen, der im Körper an Hunderten von Prozessen beteiligt ist. Viele davon sind äußerlich erkennbar.

Für die Wundheilung ist Zink unerlässlich. Ob nach einem Schnitt in den Finger oder einer Hautunreinheit, Zink lässt die Haut heilen und beugt der Narbenbildung vor. Für die gesunde Immunfunktion ist Zink ebenso wichtig wie für die Erhaltung unseres Seh-, Geschmacks- und Geruchsvermögens. Es ist unverzichtbar für die Bildung von über 300 Enzymen, die wir für eine reibungslose Verdauung brauchen. Sogar die Kopfhaut profitiert von Zink, das zu kräftigem, gesundem Haar beiträgt. Ein niedriger Zinkspiegel scheint mit Haarausfall und einer trockenen, schuppigen Haut einherzugehen.

Ein Nährstoff, der nicht im Boden steckt, kann nicht in die Nahrung übergehen. Bis vor etwa 100 Jahren war Zink in vielen Böden reichlich vorhanden, sodass Obst und Gemüse gute Zinkquellen darstellten. Inzwischen liegt jedoch weltweit in den meisten Böden zu wenig Zink vor, weshalb auch viele Produkte kein Zink mehr liefern.

**Zu den natürlichen Zinkquellen zählen:**

- Austern (aus sauberen Gewässern und nachhaltiger Zucht)
- Kürbis- und Sonnenblumenkerne
- Eier
- Rotes Fleisch

Vielen Menschen fehlt heute dieses wichtige Mineral, das für Geschmack und Konsistenz der Nahrung mitverantwortlich ist. Das könnte ein Grund dafür sein, dass Kinder in Bezug auf Essen heutzutage vielfach mäkeliger sind als früher.

**Hinweise auf einen möglichen Zinkmangel:**

- instabiler Blutzuckerspiegel
- Süßhunger
- Appetitlosigkeit
- Infektanfälligkeit
- Hautinfektionen
- Tendenz zur Narbenbildung
- eingeschränkte Fruchtbarkeit
- weiße Flecken auf den Fingernägeln

Wer Zinkpräparate braucht, sollte sie zur optimalen Resorption vor dem Schlafengehen einnehmen.

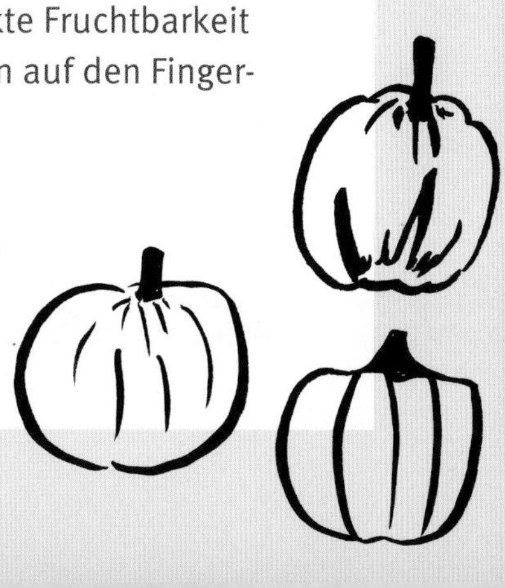

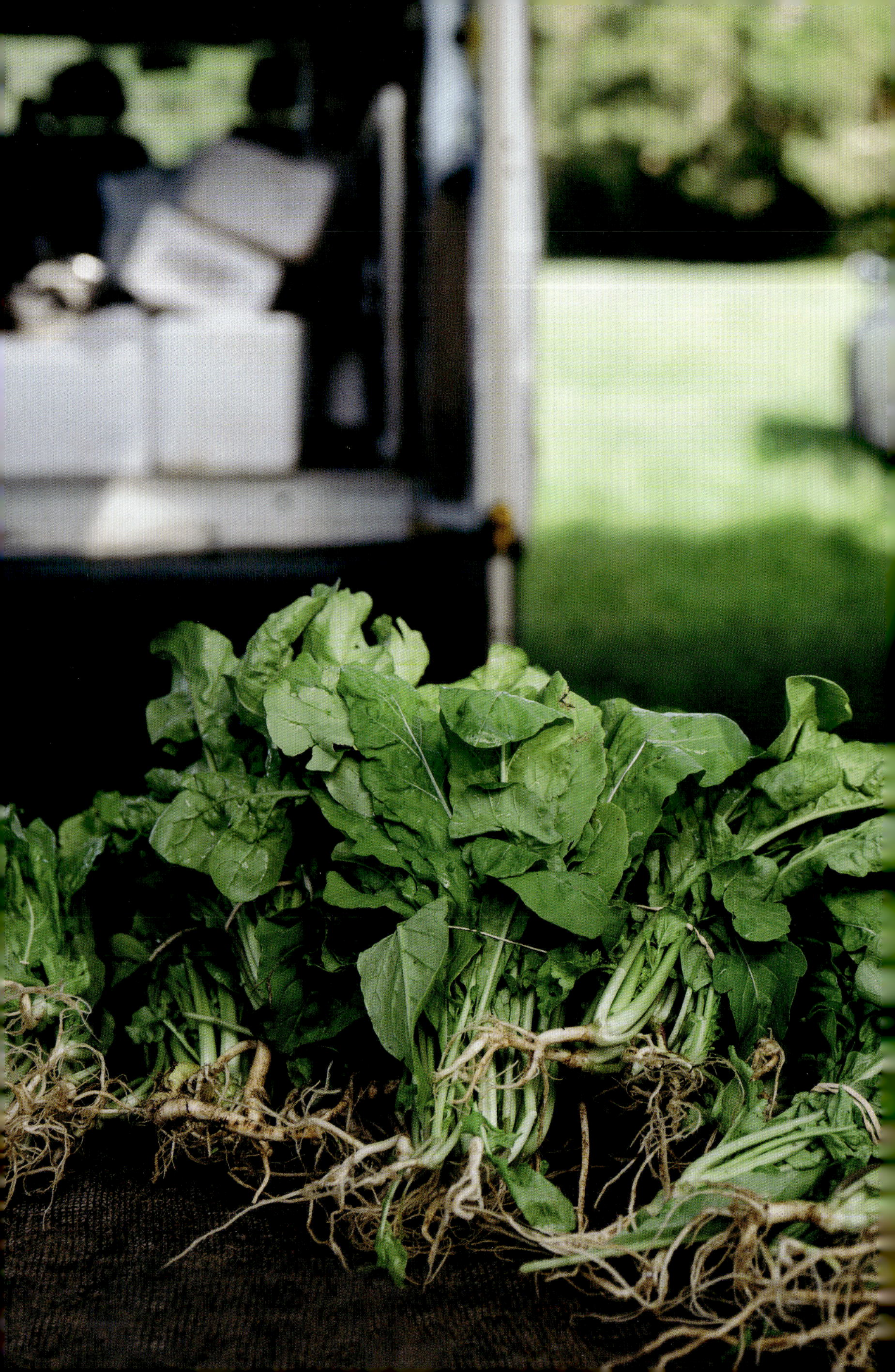

Fe

## EISEN

Auch Eisen ist ein Mineralstoff, der gesundheitlich viele Aspekte beeinflusst, besonders die Tatkraft und den Zustand der Haare. Dennoch zählt Eisenmangel zu den häufigsten Mangelerscheinungen der Welt. Betroffen sind vor allem Kinder, menstruierende Frauen und Schwangere.

In Neuseeland liegt bei schätzungsweise jedem vierten Kind unter drei Jahren ein Eisenmangel vor. Das sind besorgniserregende Zahlen. Laut der Weltgesundheitsorganisation (WHO) betrifft Eisenmangel weltweit zwei Milliarden Menschen, und zwar sowohl in Entwicklungsländern als auch in Industriestaaten. Frauen im fruchtbaren Alter haben (zumindest in Australien und Neuseeland) zu 20–30 Prozent zu wenig Eisen im Körper. Eisenmangel kann einen starken Einfluss auf die eigene Lebensqualität haben, bei Eisenmangel während der Schwangerschaft auch auf die spätere Lebensqualität des Kindes.

Das meiste Eisen speichert der Körper im Hämoglobin der roten Blutkörperchen, wo es am Sauerstofftransport beteiligt ist. Darüber hinaus legt die Leber Eisenvorräte an, auf die sie bei unzureichender Versorgung zurückgreift.

Mit der Zeit leeren sich die Eisenspeicher im Körper, wenn man nicht über die Nahrung oder ergänzende Präparate ausreichend Eisen aufnimmt.

Verwirrend ist oft der Unterschied zwischen Eisenmangel und Anämie, auch »Blutarmut« genannt. Unreife rote Blutkörperchen benötigen Eisen, damit der Körper sie in eine Form verwandeln kann, in der sie ausreifen können. Erst voll ausgereift können sie Sauerstoff aus der Lunge zu allen Körperzellen transportieren, was eine außerordentlich wichtige Aufgabe ist.

Eisenmangel ist der erste Schritt zu einem Rückgang der Menge des eisenreichen Sauerstoffträgers Hämoglobin in jedem roten Blutkörperchen. Wenn die Blutkörperchen zu wenig Eisen bekommen, ziehen sie sich zusammen und werden kleiner. Medizinisch spricht man von »Mikrozyten«, also sehr kleinen Zellen. Eine Anämie entsteht, wenn die unreifen roten Blutkörperchen bereits in frühen Entwicklungsstadien absterben, weil nicht genügend Eisen vorliegt. Offiziell wird die Diagnose »Anämie« erst gestellt, sobald die Zahl der reifen roten Blutkörperchen daraufhin signifikant zurückgeht.

**Zu den natürlichen Eisenquellen zählen:**

- Rindfleisch
- Lammfleisch
- Eier
- Muscheln
- Sardinen
- Linsen
- Datteln
- dunkelgrünes Blattgemüse

Eisen aus tierischen Produkten ist biologisch besser verwertbar als Eisen aus pflanzlichen Lebensmitteln. Im Hinblick auf Eisenquellen geht es in erster Linie um die Vielfalt, denn viele Lebensmittel liefern etwas Eisen. Wer kein Fleisch isst, hat nicht automatisch Eisenmangel. Bei manchen Vegetariern kann der Körper problemlos genügend Eisen aus Pflanzen gewinnen, bei anderen hingegen nicht. Eisen pflanzlicher Herkunft wird leichter aufgenommen, wenn genug Vitamin C vorliegt.

**Hinweise auf einen möglichen Eisenmangel:**

- Abgeschlagenheit
- Atemnot, besonders beim Steigen
- Muskelschmerzen und -krämpfe
- schneller Puls, Herzrasen
- verstärkte Angst
- Konzentrationsstörungen (»wie benebelt«)
- Gedächtnisprobleme
- Kopfschmerzen
- depressive Stimmungslage
- erhöhte Infektanfälligkeit
- Haarausfall

Wenn Kinder nur im Essen herumstochern, kann auch dies ein Hinweis auf unzureichende Eisenversorgung sein. Bei Kindern fallen häufig sichtbare, blau-lila Blutgefäße im Gesicht auf.

Sofern kein extremer Blutverlust vorliegt, geht die Eisenmenge eher kontinuierlich zurück und fällt nicht abrupt ab.

**Es gibt verschiedene Stadien des Eisenmangels:**

- Leere Eisenspeicher: Der Hämoglobinanteil ist normal, aber der Körper hat nur noch wenig Eisen gespeichert, das bald ausgehen wird. Dieses Stadium bleibt in der Regel symptomfrei.
- Eisenmangel: Die Eisenspeicher in der Leber und im Blut sind gering, und der Hämoglobinspiegel liegt unter dem Normalwert. In diesem Stadium treten erste Symptome auf, zum Beispiel Müdigkeit.
- Eisenmangelanämie: Der Hämoglobinspiegel ist so niedrig, dass das Blut die Zellen nicht mehr ausreichend mit Sauerstoff versorgen kann. Zu den Symptomen zählen starke Blässe, Atemnot, Schwindel und Erschöpfung. Auch die Immunfunktion, das Wachstum und kognitive Fähigkeiten können angeschlagen sein.

**Typische Ursachen einer Eisenmangelanämie:**

- Unzureichende Eisenzufuhr: In der Nahrung liegt Eisen in zwei Formen vor, Hämeisen (aus tierischem Gewebe) und Nicht-Hämeisen (aus pflanzlichen Quellen), wobei der Körper Hämeisen bereitwilliger aufnimmt als Nicht-Hämeisen. Manchmal ist die Eisenzufuhr zu gering, zum Beispiel bei chronisch einseitiger Ernährung, einer unausgewogenen veganen oder vegetarischen Ernährungsweise oder eingeschränktem Zugang zu frischen Lebensmitteln.
- Unzureichende Eisenaufnahme durch den Körper: Gesunde Erwachsene nehmen etwa 10–15 Prozent des in der Nahrung vorhandenen Eisens auf. In manchen Fällen kann der Körper das Eisen jedoch nicht effizient verwerten.
- Eisenverlust durch Blutungen: Zu den häufigen Ursachen zählen starke Menstruation, chronische Erkrankungen mit Blutungen (zum Beispiel Magengeschwüre, Polypen oder Darmkrebs) sowie bestimmte Arzneimittel wie Acetylsalicylsäure (ASS bzw. Aspirin).

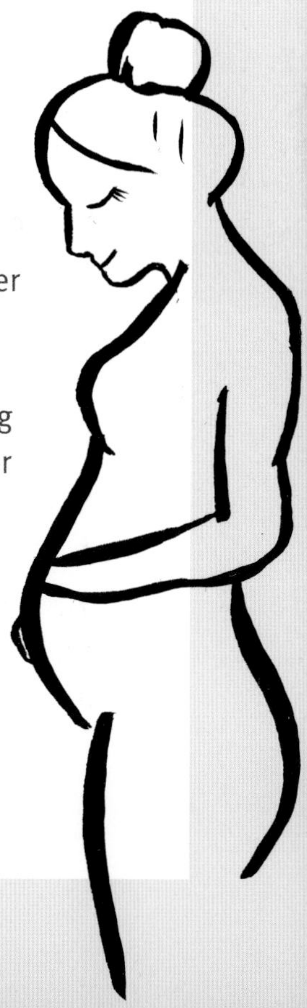

- Erhöhter Eisenbedarf: Im Wachstumsschub während der Adoleszenz sowie in Schwangerschaft und Stillzeit wird mehr Eisen benötigt. Bei schwangeren Frauen müssen die Eisenspeicher nicht nur für das erhöhte Blutvolumen reichen, sondern auch für die Bedürfnisse des wachsenden Kindes. Da regelmäßiger Sport ebenfalls den Eisenbedarf erhöht, neigen auch Sportler zu Eisenmangel. Einerseits verlieren sie Eisen über das Schwitzen, andererseits fördert das harte Training die Produktion roter Blutkörperchen. Wenn dieser erhöhte Bedarf nicht gedeckt wird, kann ein Mangel auftreten.
- Ein weiterer möglicher Grund ist Zöliakie: Nicht jeder Betroffene entwickelt die typischen Darmsymptome. Manchmal sind Eisenmangel oder auch Vitamin-$B_{12}$-Mangel die einzigen Hinweise auf eine später diagnostizierte Zöliakie. Nach der Umstellung auf eine glutenfreie Ernährung normalisiert sich der Eisenspiegel allmählich wieder.
- Ballaststoffe können die Aufnahme von Eisen aus der Ernährung hemmen. Deshalb ist auch der Faseranteil der Nahrung zu berücksichtigen, wenn man versucht, den Ursachen von Eisenmangel auf die Spur zu kommen.
- Im Darm konkurrieren Kalzium und Eisen um die Resorption, wobei Kalzium als die größere Substanz grundsätzlich gewinnt. Darüber freuen sich die Knochen, aber es ist nicht unbedingt optimal für die Sauerstofftransportkapazität im Blut. Chronische Erschöpfung beruht sehr häufig auf Eisenmangel. Sie können die Eisenaufnahme verbessern, wenn Sie eisenreiche Produkte nicht zusammen mit kalziumreichen Nahrungsmitteln verzehren.

*Eisenmangel lässt sich durch einen einfachen Bluttest nachweisen. Diesen Test sollten Sie vor einer eventuellen Einnahme von Nahrungsergänzungsmitteln durchführen lassen. Viele übliche Eisenpräparate verursachen Verstopfung. Wenn das Eisen direkt aus Lebensmitteln gewonnen wurde oder flüssig verabreicht wird, bleibt diese Nebenwirkung meist aus. Wichtig ist der Test auch, weil manche Menschen zu viel Eisen im Gewebe einlagern, was vermieden oder aber behandelt werden muss.*

Se

## SELEN

Selen übernimmt im Körper viele verschiedene Aufgaben. Dank seiner antioxidativen Wirkung beugt es Zellschäden durch schädliche freie Radikale vor. Auch bei der Vorbeugung vor Hautkrebs dürfte Selen eine wichtige Rolle spielen, denn es scheint die Haut vor Schäden durch übermäßige UV-Einstrahlung zu schützen.

Als Antioxidans regeneriert Selen die Vitamine C und E und verzögert so die Hautalterung. Außerdem kurbelt es die Immunreaktion gegen Infekte durch Viren und Bakterien, aber auch gegen Krebszellen, Herpesbläschen und Gürtelrose an. Für die Fruchtbarkeit ist Selen ebenso wichtig wie für eine optimale Schilddrüsenfunktion.

Unser Selenbedarf spiegelt den kritischen Zustand der Bodenbeschaffenheit. Fast alle Ackerböden in Australien und Neuseeland enthalten zu wenig Selen. Dasselbe gilt für die Böden in Deutschland, Großbritannien und China, wohingegen Böden in Teilen der USA, Kanadas und Südamerikas noch gewisse Selenbestände aufweisen.

**Zu den besten natürlichen Selenquellen zählen:**

- Paranüsse (die beste Quelle insgesamt, wobei der Selengehalt von Nuss zu Nuss schwankt)
- Kleine Mengen Selen stecken auch in Eiern, manchen Meeresfrüchten und Fleisch.

Untersuchungen zufolge lässt sich der Selenbedarf in der Regel schon durch drei bis sechs Paranüsse am Tag decken.

**Hinweise auf einen möglichen Selenmangel:**

- trockene, empfindliche, glanzlose Haut, die zu vorzeitiger Alterung neigen kann
- ein angeschlagenes Immunsystem oder eine gestörte Schilddrüsenfunktion
- verminderte Fruchtbarkeit

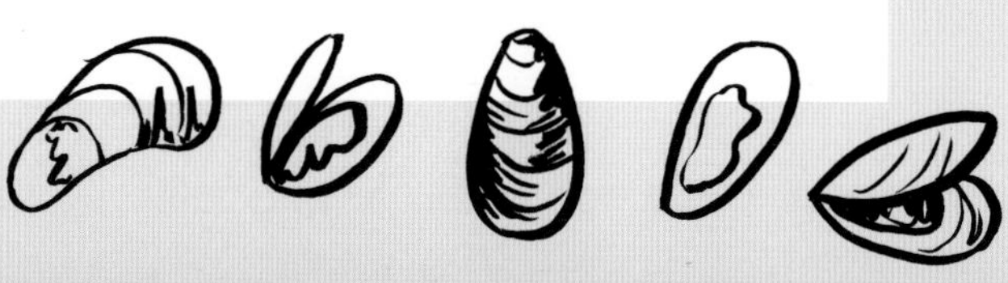

## JOD

Die Bedeutung von Jod für Gesundheit und allgemeines Wohlbefinden ist schwer zu überschätzen. Jod ist an vielen Prozessen beteiligt, und die Forschung wird mit Sicherheit noch weitere entdecken. Jodmangel kann zu Schilddrüsenveränderungen führen, die sich negativ auf Immunsystem und Stoffwechsel auswirken. Auch die Schilddrüse selbst gerät dadurch in Gefahr, weil ihr bei Jodmangel Schäden durch freie Radikale drohen. Jod hindert diverse Substanzen daran, sich an die Schilddrüse zu binden und dort anzusammeln, darunter auch solche, die eine Struma-Entstehung fördern. Untersuchungen zeigen, dass die Einnahme konkurrierender Substanzen wie Brom, Fluor, Chlor oder Perchlorat über Nahrung, Wasser, Arzneimittel und die Umwelt in den letzten 30 Jahren erheblich zugenommen hat und dass Umweltgifte einen Jodmangel signifikant verschlimmern und dieses Mineral im Körper verdrängen.

Auch in den Eierstöcken und im Brustgewebe ist Jod konzentriert. Dort wirkt es als Puffer gegen die wachstumsfördernde Wirkung des Östrogens und fördert einen ordnungsgemäßen Östrogenstoffwechsel. Im ganzen Körper unterstützt Jod die Funktion von Hormonrezeptoren und damit die kommunikativen Aufgaben der Hormone. Es ist unverzichtbar für die Hirnentwicklung und die kognitiven Fähigkeiten. Zahlreiche Studien belegen die Bedeutung von Jod in der Schwangerschaft. Der Grund dafür ist, dass das Gehirn des Ungeborenen im letzten Schwangerschaftsdrittel rasant wächst und nach der Geburt anfangs sehr empfindlich auf eine unzureichende Ernährung reagiert. Ein Jodmangel in dieser entscheidenden Phase der Gehirnentwicklung scheint mit eingeschränkten kognitiven Leistungen einherzugehen. Jodmangel ist weltweit eine führende Ursache für vermeidbare geistige Einschränkungen.

**Zu den natürlichen Jodquellen zählen:**

- Salz (Wobei nicht jedes Salz Jod enthält. Rosa Himalayasalz und Celtic Sea Salt sind aus 84 verschiedenen Mineralien zusammen-

gesetzt, zu denen in der Regel auch Jod gehört. Prüfen Sie stets die Angaben auf der Packung.)
- Algen wie Kelp oder Nori. Sie können Suppen, Eintöpfe oder Aufläufe auch mit Kombu versetzen. Vor dem Servieren die feste Alge bitte entfernen.

Man kann Jod auch ergänzend einnehmen. Wir benötigen zwar nur kleinste Mengen, die jedoch täglich.

**Hinweise auf einen möglichen Jodmangel:**

- brüchiges, glanzloses Haar
- kahle Stellen auf dem Kopf
- schlaffe oder trockene Haut
- Energiemangel
- Konzentrationsstörungen
- Verstopfung
- Niedergeschlagenheit
- verquollene Augen
- extreme Erschöpfung
- Schwierigkeiten bei Veränderungen der Außentemperatur: andauerndes Frieren.

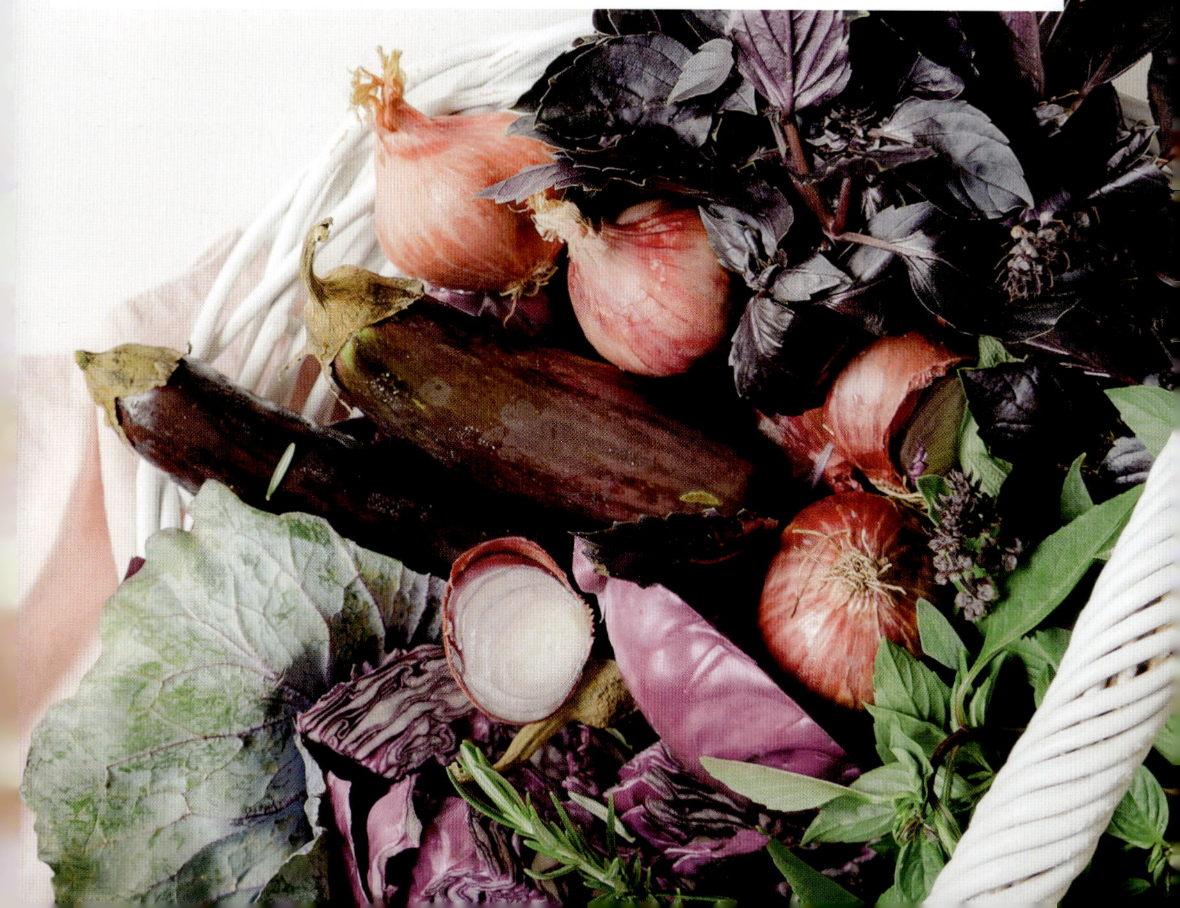

# Übung

## Nährstoffe zuordnen

Mikronährstoffe sind für die gesunde Funktion unserer Körpersysteme unverzichtbar.

Bitte verknüpfen Sie die Mikronährstoffe nun mit ihren wichtigsten Funktionen.

Dabei kann ein Vitamin oder Mineralstoff durchaus mehrere Funktionen erfüllen.

***Für die optimale Funktion jedes Körpersystems sind viele Nährstoffe erforderlich, teils direkt, teils indirekt. Diese Übung macht Sie mit den wichtigeren Verbindungen vertraut.***

Zink

Jod

Selen

Eisen

Magnesium

Kalzium

Vitamin A

Vitamin C

Vitamin D

Vitamin E

B-Vitamine

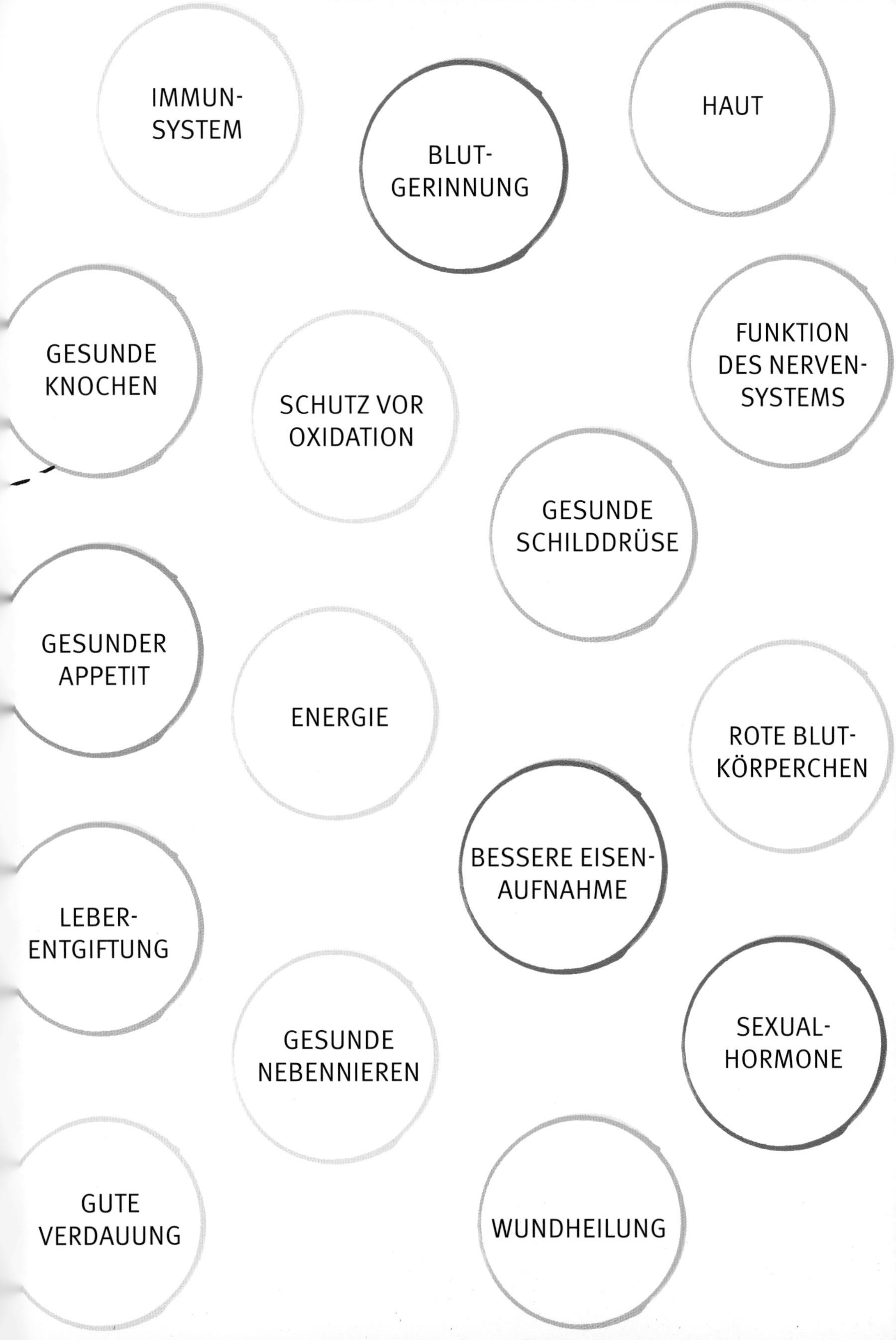
IMMUN-
SYSTEM
BLUT-
GERINNUNG
HAUT
GESUNDE
KNOCHEN
SCHUTZ VOR
OXIDATION
FUNKTION
DES NERVEN-
SYSTEMS
GESUNDE
SCHILDDRÜSE
GESUNDER
APPETIT
ENERGIE
ROTE BLUT-
KÖRPERCHEN
BESSERE EISEN-
AUFNAHME
LEBER-
ENTGIFTUNG
GESUNDE
NEBENNIEREN
SEXUAL-
HORMONE
GUTE
VERDAUUNG
WUNDHEILUNG

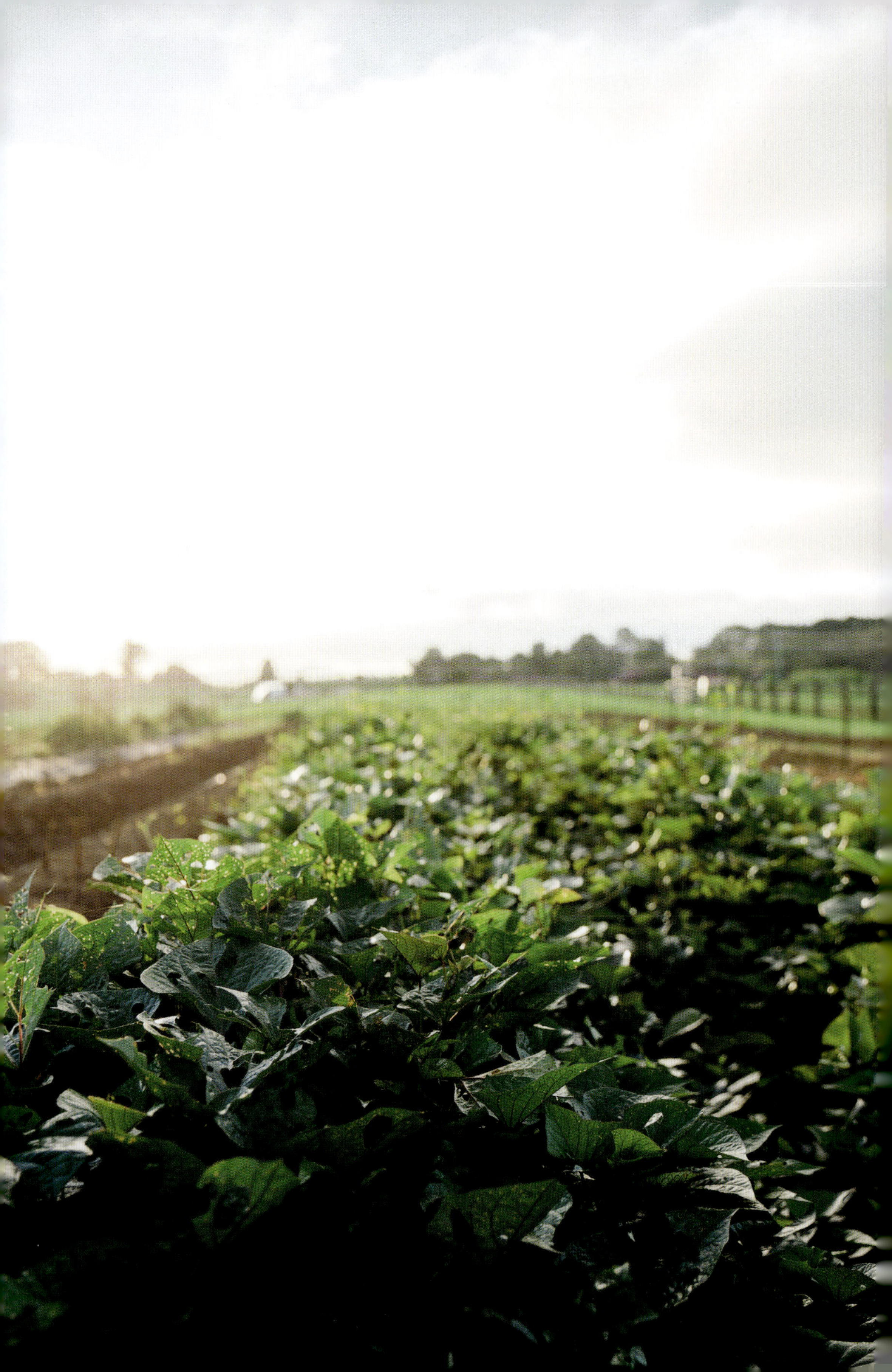

# Pflanzenfülle

## WIRKUNGSVOLLE UND EINZIGARTIGE SUBSTANZEN

Manche Pflanzen, die wir essen, enthalten starke Wirkstoffe, die gern als Phytonährstoffe oder Phytochemikalien bezeichnet werden und dem Körper sehr guttun können. Wie Antioxidantien stärken auch sie das Immunsystem und wirken Alterungs- und Abbauprozessen entgegen. Zudem schützen sie vor Schäden durch freie Radikale und senken das Risiko für diverse Zivilisationskrankheiten.

### Flavonoide

Viele Obst- und Gemüsesorten, darunter Äpfel, Beeren, Tomaten, Sellerie, Grünkohl oder Petersilie, aber auch grüner und schwarzer Tee beliefern uns mit reichlich Flavonoiden. Diese Substanzen tragen dazu bei, Entzündungen einzudämmen und Oxidationsprozesse hinauszuzögern, womit sie letztlich die Zellen vor Schaden bewahren. Außerdem unterstützen Flavonoide das Immunsystem, unterdrücken das Tumorwachstum, beugen Blutgerinnseln vor und sorgen für eine intakte Haut. Ein Grund mehr, bei jeder Mahlzeit auf einen hohen Pflanzenanteil zu achten!

### Anthocyane

Eine Untergruppe der Flavonoide bilden die Anthocyane, die manchen Pflanzen ihre tiefblaue Farbe verleihen. Kräftig gefärbte Früchte locken seit jeher Tiere an, die diese Früchte fressen und später die Samen ausscheiden und so verteilen. In photosynthetisch aktivem Gewebe (wie grünen Blättern) fungieren die Anthocyane als »Sonnenschutzfaktor«: Sie schützen Zellen vor Schäden durch starkes Licht, indem sie die blaugrünen und ultravioletten Strahlen absorbieren und so die Lichtbelastung vermindern. Hinzu kommen starke antioxidative Wirkungen. Anthocyane stecken in den meisten blauroten Früchten und Gemüsesorten wie Heidelbeeren, Preiselbeeren, Cranberrys, Himbeeren, Schwarzen Johannisbeeren, Kirschen, Auberginen und Rotkohl.

### Indole

Diese erstaunlichen Phytonährstoffe stecken in Kreuzblütlern wie Brokkoli, Blumenkohl, Grünkohl, Rosenkohl oder Weißkohl. Sie verhalten sich wie Antioxidantien, indem sie die Entzündungsbereitschaft eindämmen, und können einen gesunden Östrogenstoffwechsel unterstützen. Indole sind einer der Gründe, weshalb ich so gerne Kohl esse. Greifen Sie bei Kreuzblütlern immer großzügig zu!

### Sulforaphan

Sulforaphan ist ein genialer Bestandteil der Kreuzblütler. Es wirkt antioxidativ und stimuliert natürliche, entgiftende Enzyme. Möglicherweise trägt es zur Senkung des Risikos für Brust-, Blasen- und Prostatakrebs bei. Studien zufolge treten viele Krebsarten bei Menschen, die regelmäßig reichlich Kreuzblütlergemüse essen, seltener auf. Am meisten Sulforaphan wurde in Brokkolisprossen nachgewiesen, aber auch in Rosenkohlsprossen, Weißkohl, Blumenkohl, Brokkoli, Pak Choi, Grünkohl und Brunnenkresse. (Nur für den Fall, dass Sie weitere Argumente brauchen, um Kreuzblütler zu essen.)

### Carotinoide

Carotinoide sind die farbigen Pflanzenpigmente, die der Körper in Vitamin A umwandeln kann. Ihre Farben, die von Gelb über Orange bis hin zu Dunkelrot reichen können, sind unmittelbar mit ihrer Struktur verknüpft. Menschen, die viele Carotinoide aus unverfälschten Lebensmitteln (wie Obst und Gemüse) beziehen, haben nachweislich ein geringeres Risiko für viele chronische Krankheiten.

Lycopin, das Tomaten ihre charakteristische rote Farbe verleiht, ist dafür bekannt, dass es die Prostata schützt. Es gilt ebenfalls als Carotinoid, obwohl es nicht in Vitamin A umgewandelt wird. Dank seiner starken antioxidierenden Wirkung ist dieses orange-rote Pigment aus Tomaten und Wassermelone dennoch wertvoll.

Antioxidantien unterstützen den Körper, die entzündungsfördernden Wirkungen der freien Radikalen zu mildern. Sauerstoffatome verbinden sich gern zu Paaren. Ungebundene Sauerstoffatome

(»freie Radikale«) sind instabil und binden sich an die Lipide in den Zellwänden, wo sie Entzündungen und Zellschäden hervorrufen. Manchmal nutzt der Körper freie Radikale zur Bekämpfung von Infektionen und anomalen Zellen. Sobald sie jedoch im Übermaß vorliegen, können sie beispielsweise in den Gefäßwänden Schaden anrichten. Mit einer Ernährung mit hohem Pflanzenanteil können Sie Ihren Körper optimal mit allen Antioxidantien versorgen, die er benötigt, um Schäden vorzubeugen oder sie zu reparieren. Antioxidantien »schenken« dem einzelnen Sauerstoffatom (dem Radikal) ein zweites Sauerstoffatom, woraufhin dieses gebundene Atom dem Gewebe nicht mehr schaden kann.

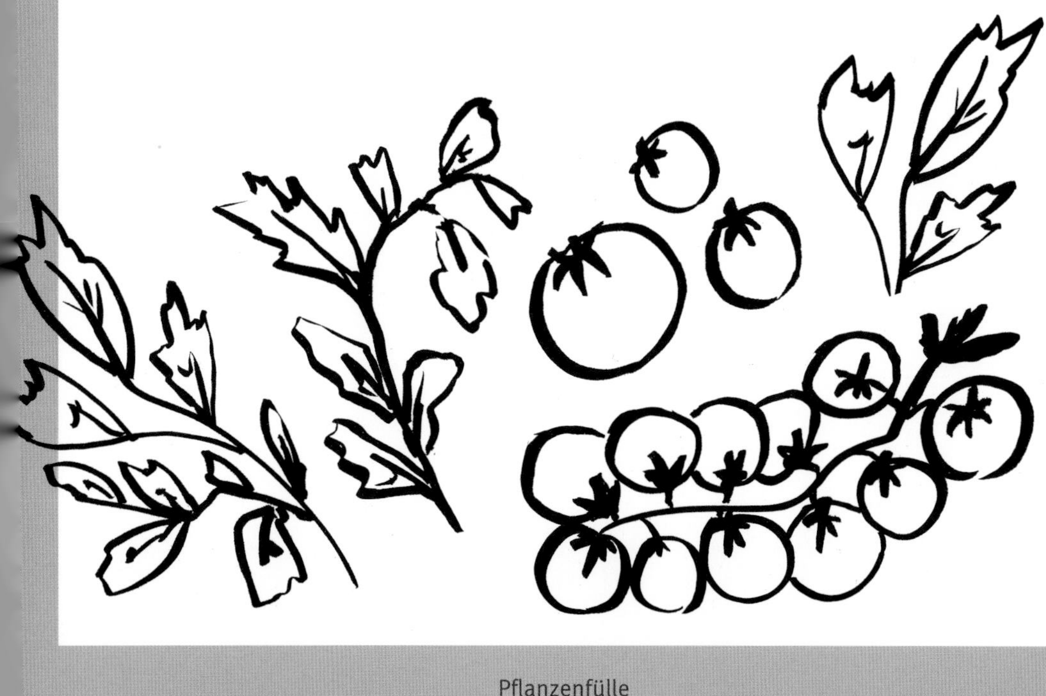

# Was stellt der Körper mit dem Essen an?

## SO FUNKTIONIERT DIE VERDAUUNG

Wenn wir unverfälschte Lebensmittel essen, bezieht der Körper daraus Makro- und Mikronährstoffe. Wie Sie bereits wissen, zählen zu den (kalorienhaltigen) Makronährstoffen Proteine, Fette und Kohlenhydrate (plus Alkohol), zu den Mikronährstoffen Vitamine und Mineralstoffe.

Dank der Verdauungsprozesse können wir unserer Nahrung diese Nährstoffe entziehen, was durch mechanische Verarbeitung (wie Kauen) und biochemische Vorgänge (weitere Zerlegung über Enzyme) stattfindet. Letztlich werden alle Nährstoffe im Verdauungstrakt in kleinstmögliche Bestandteile zerlegt und gelangen dann in mikroskopischer Größe über die Darmwand ins Blut.

Die Verdauungsarbeit beginnt im Mund und endet mit der Ausscheidung. In Magen und Darm und mit Hilfe weiterer Organe wie der Leber, der Gallenblase und der Bauchspeicheldrüse werden die Nährstoffe aus der Nahrung entlang dieses langen schlauchartigen Verdauungssystems an verschiedenen Punkten verarbeitet und vom Körper aufgenommen.

Die Verdauung beginnt bereits mit dem Kauvorgang im Mund, der die Nahrung nicht nur mechanisch aufbricht, sondern auch den Verdauungstrakt auf die chemische Verdauung vorbereitet. Kauen ist tatsächlich bedeutsam und hat starke Auswirkungen auf die Verdauungsfunktion.

## KOHLENHYDRATE

Wenn wir Kohlenhydrate (aus zucker- oder stärkehaltigen Lebensmitteln) essen, werden diese im Verdauungstrakt zu Zucker zerlegt (vornehmlich Glukose, aber auch andere Zuckerarten wie Fruktose).

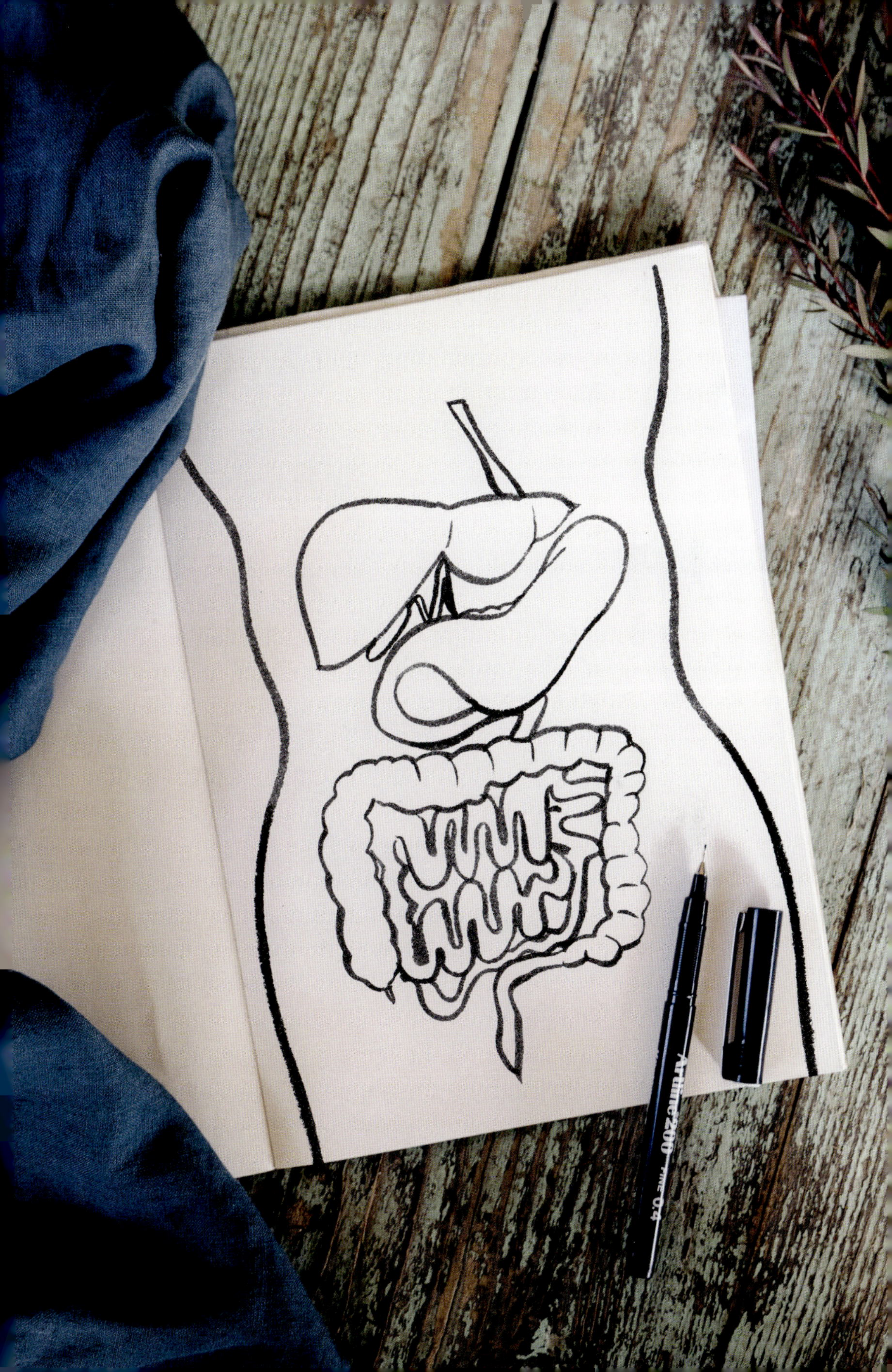
Artline 200

Die chemische Verdauung von Kohlenhydraten beginnt im Mund. Beim Kauen vermischt sich die Nahrung mit dem Speichel, dessen Verdauungsenzyme die Kohlenhydrate zu kürzeren Zuckerketten aufbrechen.

Die teilweise verdauten Kohlenhydrate wandern durch die Speiseröhre und den Magen bis in den Dünndarm, wo ihre Verdauung weitergeht. Im oberen Teil des Dünndarms wirken diverse Enzyme aus der Bauchspeicheldrüse und dem Dünndarm zusammen, um die Kohlenhydrate in ihre kleinsten Bestandteile zu zerlegen. Diese Zuckermoleküle werden dann über die Darmwand resorbiert und über den Blutstrom im ganzen Körper verteilt.

Das Hormon Insulin sorgt dafür, dass Glukose in die Zellen gelangt, wo sie weiterverarbeitet wird. Dabei entsteht Adenosintriphosphat (ATP), die energetische Währung unserer Zellen. Liegt zu viel Glukose im Blut vor, kann dies dazu führen, dass das Insulin den Zucker in die Fettzellen schleust und diese sich vergrößern. Damit steigt der Fettanteil des Körpers an.

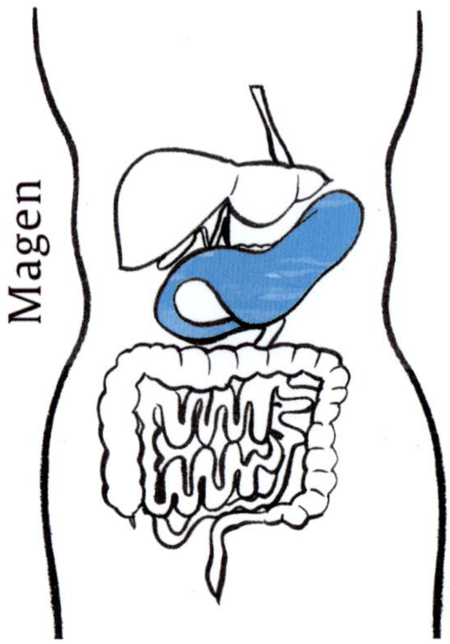


## PROTEINE

Stellen Sie sich eine sehr lange Kette vor, die in sich selbst verdreht ist und eher einem dicken, verwickelten Wollknäuel ähnelt. Ungefähr so sehen Proteine aus. In dieser Analogie entspricht jedes Glied der Kette einer Aminosäure, den Bausteinen der Proteine. Bei der Eiweißverdauung muss der Körper diese lange Kette entwirren und in ihre Einzelteile zerlegen, um an die einzelnen Glieder – freie Aminosäuren – zu kommen. Aus den Aminosäuren setzt der Körper dann verschiedene Proteine mit unterschiedlichen Funktionen zusammen.

Die chemische Verdauung der Proteine beginnt im Magen. Wie Sie vielleicht wissen, hat der Magen einen sehr niedrigen pH-Wert, es herrscht eine saure Umgebung. Für die optimale Proteinverdauung ist die Magensäure unerlässlich.

Die im Magen ausgeschüttete Säure bringt die lange, dicke Kette zum »Aufribbeln« (wissenschaftlich spricht man von Denaturierung). Das ermöglicht die weitere Proteinverdauung, weil dadurch alle Kettenglieder zugänglich werden. Außerdem aktiviert die Magensäure spezielle Enzyme, die für das Zerschneiden der Kette in viele kürzere Ketten, die Peptide, zuständig sind.

In der westlichen Gesellschaft werden heutzutage sehr viele Säureblocker, die den pH-Wert im Magen erhöhen, eingenommen. In bestimmten Fällen ist dies medizinisch sicher notwendig, doch Sie sollten wissen, dass diese Medikamente die Fähigkeit zur optimalen Proteinverdauung einschränken können.

Vom Magen aus wandern die teilweise verdauten Proteine in den Dünndarm. Dort kommen sie mit weiteren Verdauungsenzymen in Kontakt, die von Bauchspeicheldrüse und Dünndarm ausgeschüttet werden. Diese Enzyme brechen die verbliebenen Verbindungen in den kürzeren Peptidketten auf, bis die einzelnen Bausteine – die Aminosäuren – freigesetzt sind.

Die Aminosäuren werden über die Darmwand ins Blut geschleust und so in die Körperregionen befördert, wo sie benötigt werden. Aminosäuren werden als Bausteine zum Aufbau unterschiedlicher Substanzen genutzt, z.B. Immunzellen, Neurotransmitter im Nervensystem oder Muskelzellen). Was Sie essen, wird am Ende ein Teil von Ihnen.

Dünndarm

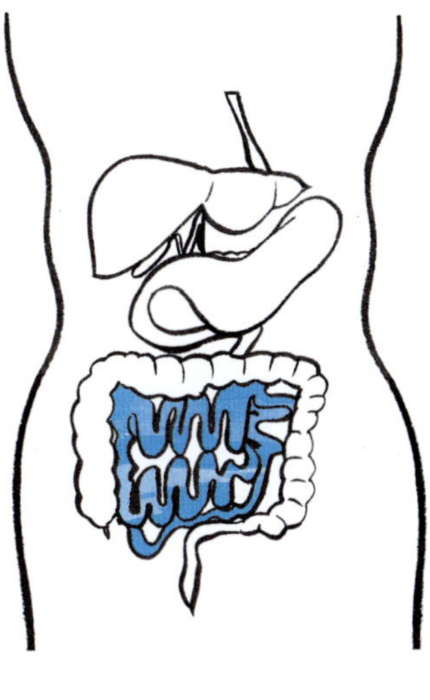

## FETT

Ein Teil der Fettverdauung läuft über Verdauungsenzyme bereits im Magen ab, der Großteil jedoch findet im oberen Teil des Dünndarms statt. Wenn das Fett aus dem Magen in den Dünndarm übertritt, schüttet die Gallenblase Galle aus der Leber aus. Das ist unverzichtbar für die Emulgierung. Öl und Wasser können sich erst dann mischen, wenn ein Emulgator vorliegt. Das trifft auch im Körper zu (und der Körper besteht immerhin zu 60 bis 70 Prozent aus Wasser), und deshalb sind Leber und Gallenblase so wichtig für die Fettverdauung. Die Fette, die wir mit der Nahrung aufnehmen, liegen zumeist in Form von Triglyzeriden vor (ein Glyzerinmolekül mit drei Fettsäureketten).

Die Triglyzeride werden über Enzyme aus der Bauchspeicheldrüse zerlegt und anschließend von den Zellen der Darmwand aufgenommen. Der weitere Übergang ins Blut hängt von der chemischen Struktur des jeweiligen Triglyzerids ab, besonders von seinen Fettsäureketten. Kurz- und mittelkettige Fettsäuren gelangen unmittelbar ins Blut und binden sich dort an das Protein Albumin. Langkettige Fettsäuren werden von Trägermolekülen umschlossen, die zunächst in das Lymphsystem und erst dann ins Blut übergehen. Solche Moleküle beliefern den Körper nach Bedarf mit Fett, ehe sie zur Leber zurückkehren. Die meisten Lebensmittel enthalten langkettige Fette, Kokosöl und Butter liefern mittelkettige Fette.

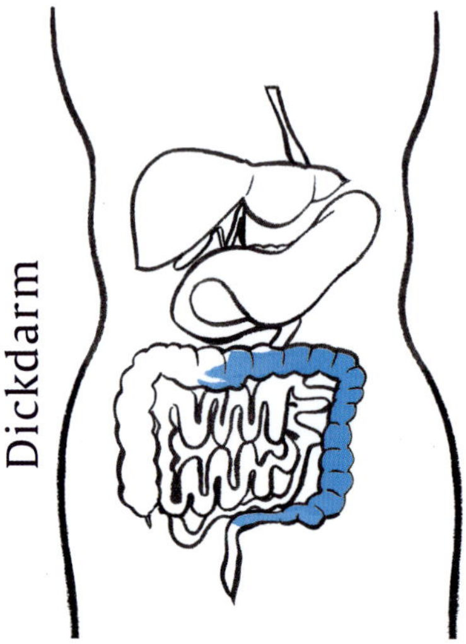


## BALLASTSTOFFE

Ballaststoffe (Nahrungsfasern) widersetzen sich der menschlichen Verdauung und passieren den Verdauungstrakt relativ unverändert. Das liegt daran, dass uns einerseits die Enzyme zum Abbau dieser Fasern fehlen und andererseits die vorhandenen Enzyme damit nicht sonderlich gut umgehen können. Manche Ballaststoffe werden jedoch von den Bakterien im Dickdarm verdaut. Dabei entstehen kurzkettige Fettsäuren, die für die Funktion der Darmwand wichtig sind.

Magen und Dünndarm

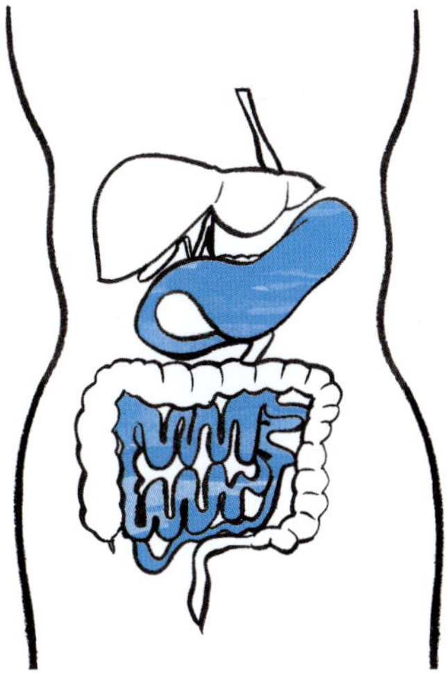

## VITAMINE

Wo und wie Vitamine im Körper aufgenommen und transportiert werden, hängt davon ab, ob sie fettlöslich oder wasserlöslich sind.

Die fettlöslichen Vitamine (A, D, E und K) werden genauso aufgenommen wie Fett. Zur besseren Verwertung sollten sie daher stets zusammen mit hochwertigen Fetten verzehrt werden. Fettlösliche Vitamine werden der Nahrung gemeinsam mit Fett entzogen und gehen wie die Fette selbst in Trägermoleküle über, die dann ins Lymphsystem eintreten. Diese Trägermoleküle wandern aus der Lymphe ins Blut und transportieren die fettlöslichen Vitamine zu ihrem Bestimmungsort im Körper.

Die wasserlöslichen Vitamine (C und der B-Komplex) werden der Nahrung im Magen und Dünndarm entzogen und gehen durch die Dünndarmschleimhaut ins Blut über. Mit dem Blut kreisen sie durch den Körper, bis bestimmte Zellen sie verwenden.

Dünndarm

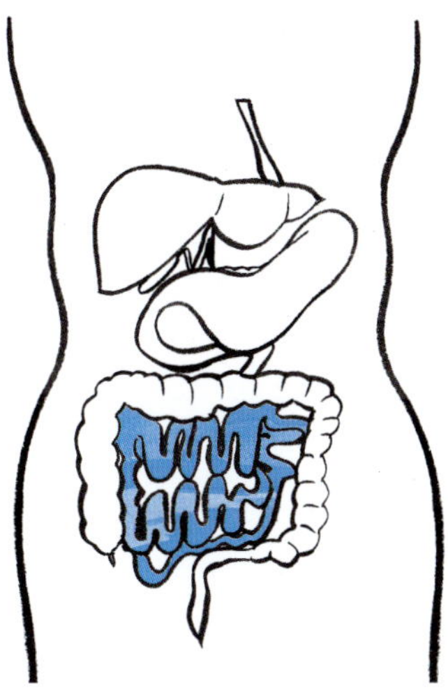

## MINERALSTOFFE

Bei der Verdauung werden Mineralien (chemische Elemente wie Magnesium, Kalzium, Eisen, Zink, Selen und Jod) freigesetzt und mit Hilfe von Transportmolekülen durch die Dünndarmwand geschleust. Manche Mineralien, wie zum Beispiel Eisen und Kalzium, konkurrieren um dasselbe Transportmolekül und verhindern damit die Aufnahme des anderen Stoffes. Sobald Mineralien im Blut vorliegen, wandern sie in freier Form oder an Trägermoleküle gebunden durch den Körper.

# Was ist braunes Fett?

## ES GIBT VERSCHIEDENE ARTEN VON KÖRPERFETT

Bei dem Gedanken an Körperfett kommen einem zunächst der ungeliebte Hüftspeck oder der Schwabbelbauch in den Sinn, also nicht gerade erfreuliche Bilder. Doch auch beim Körperfett gibt es Unterschiede. Wir haben mehr weißes Fett als braunes Fett im Körper, doch das braune Fettgewebe unterscheidet sich vom weißen Fett, weil es unter den entsprechenden Bedingungen tatsächlich Energie verbrennen und Wärme erzeugen kann. Bei voller Aktivierung erzeugt das braune Fett sogar deutlich mehr Wärme als jedes andere Körpergewebe.

Braunes Fett befindet sich üblicherweise beiderseits des Halses, aber auch unmittelbar über den Schlüsselbeinen, im Nacken bis hinunter in die Oberarme sowie zwischen den Schulterblättern und beiderseits des oberen Teils der Wirbelsäule.

Im braunen Fett stecken jede Menge Mitochondrien – kleine Strukturen, die als Kraftwerke der Zellen dienen. Sie verleihen ihm seine dunklere Färbung. Während normales weißes Fett einfach nur die Energie aus übermäßiger Energiezufuhr speichert, verbrennt das braune Fett Energie. Weil es zur Regulierung der Körperkerntemperatur beiträgt, haben Babys und Kinder eine große Menge braunes Fett. Wir bleiben nur auf Betriebstemperatur, wenn wir Energie verbrennen, und dazu trägt das braune Fett sehr gut bei.

In den letzten zehn Jahren hat sich herausgestellt, dass das braune Fett bei Erwachsenen nicht vollständig verschwindet und für den Stoffwechsel möglicherweise eine wichtige Rolle spielt. Untersuchungen zufolge besitzen die meisten, vielleicht sogar alle Erwachsenen noch kleine Mengen braunes Fett.

## BRAUNES FETT UNTERSTÜTZEN – ABER WIE?

Die beste Methode ist regelmäßige Bewegung, mit der Muskeln aufgebaut werden. Außerdem hilft eine kühlere Umgebungstemperatur.

### Kühlere Umgebung

Frieren möchte niemand, doch die Forschung zeigt, dass niedrigere Temperaturen zur Vermehrung des braunen Körperfetts beitragen. Da wir einerseits auf Klimaanlagen und Heizungen setzen und als Kehrseite der Medaille weniger Zeit im Freien verbringen, könnten geringere Temperaturschwankungen durchaus zu einem geringeren Anteil von braunem Körperfett beitragen. Eine ganz einfache Methode, sich mehr Kälte auszusetzen, ist Wechselduschen: Duschen Sie sich zu Beginn und am Ende kalt ab – das macht zugleich hellwach.

### Bewegung

Regelmäßige Bewegung erhöht nachweislich die Aktivität des braunen Fettgewebes – ganz zu schweigen von den positiven Auswirkungen auf Stoffwechsel und Körperbau insgesamt. Wer sich viel bewegt, kann offenbar seine Körperfettmasse besser kontrollieren und mehr Muskeln entwickeln, weil Bewegung sich positiv auf den Hormonhaushalt auswirkt. Denken Sie dabei bitte eher an Muskelaufbau als an lange Laufstrecken. Je mehr Muskeln man aufbaut, desto besser!

### Essen, um satt zu werden

Sie essen aus emotionalen Gründen oder bei Stress? Gehen Sie diese Themen an und achten Sie wieder verstärkt auf tatsächliche Hungersignale. Überessen stört die Regulierung der Hungerhormone und kann so nicht nur das Risiko für viele Gesundheitsprobleme erhöhen, sondern auch die zusätzliche Einlagerung von weißem Fett begünstigen. Zu wenig sollten Sie aber auch nicht essen. Wenn Sie nicht genug Energie aufnehmen, kann das braune Fett seine Aktivität herunterfahren, was andere ungünstige Wirkungen auf die Stoffwechselrate hat. Essen Sie, bis Sie gerade eben satt sind. Langsam essen hilft dabei.

# Warum natürliche Nahrung?

## WAS SOLL IHRE NAHRUNG FÜR SIE BEWIRKEN?

Zur Frage, wie man sich am besten ernährt, um rundum gesund zu sein, existieren diverse Theorien. Wissenschaftlich unstrittig ist zumindest der schützende Einfluss einer Ernährung mit hohem Pflanzenanteil. Vollwertige Nahrung enthält all die Vitamine und Mineralstoffe sowie die natürlichen Phytonährstoffe, die unsere Gesundheit erwiesenermaßen unterstützen. Ohne Nährstoffe sterben wir, und unsere Nährstoffe beziehen wir nun einmal in erster Linie aus Lebensmitteln.

Bei vollwertiger Nahrung geht es nicht nur um das, was wir daraus erhalten (also die Nährstoffe), sondern auch um das, was wir dadurch nicht aufnehmen, nämlich all die potenziell schädlichen chemischen Substanzen aus Industrieprodukten, die unsere natürlichen Rhythmen, die Biochemie, die Kommunikationssysteme und die Hormonsysteme stören können.

*»Wer sich größtenteils von unverfälschten Lebensmitteln ernährt, bleibt von all den künstlichen Farbstoffen, Geschmacksverstärkern, Süßungsmitteln, Konservierungsstoffen und sonstigen Zusätzen verschont, die in Fertigprodukten vorhanden sein können.«*

Wer sich größtenteils von unverfälschten Lebensmitteln ernährt, bleibt von all den künstlichen Farbstoffen, Geschmacksverstärkern, Süßungsmitteln, Konservierungsstoffen und sonstigen Zusätzen verschont, die in Fertigprodukten vorhanden sein können. Gleichzeitig schützen Sie sich vor Zutaten, die durch Bleichen oder mechanische Verarbeitung so verändert wurden, dass bestimmte Nährstoffe, die im Ausgangsprodukt noch vorhanden waren, anschließend synthetisch zugesetzt werden müssen, damit überhaupt noch ein Nährwert vorliegt.

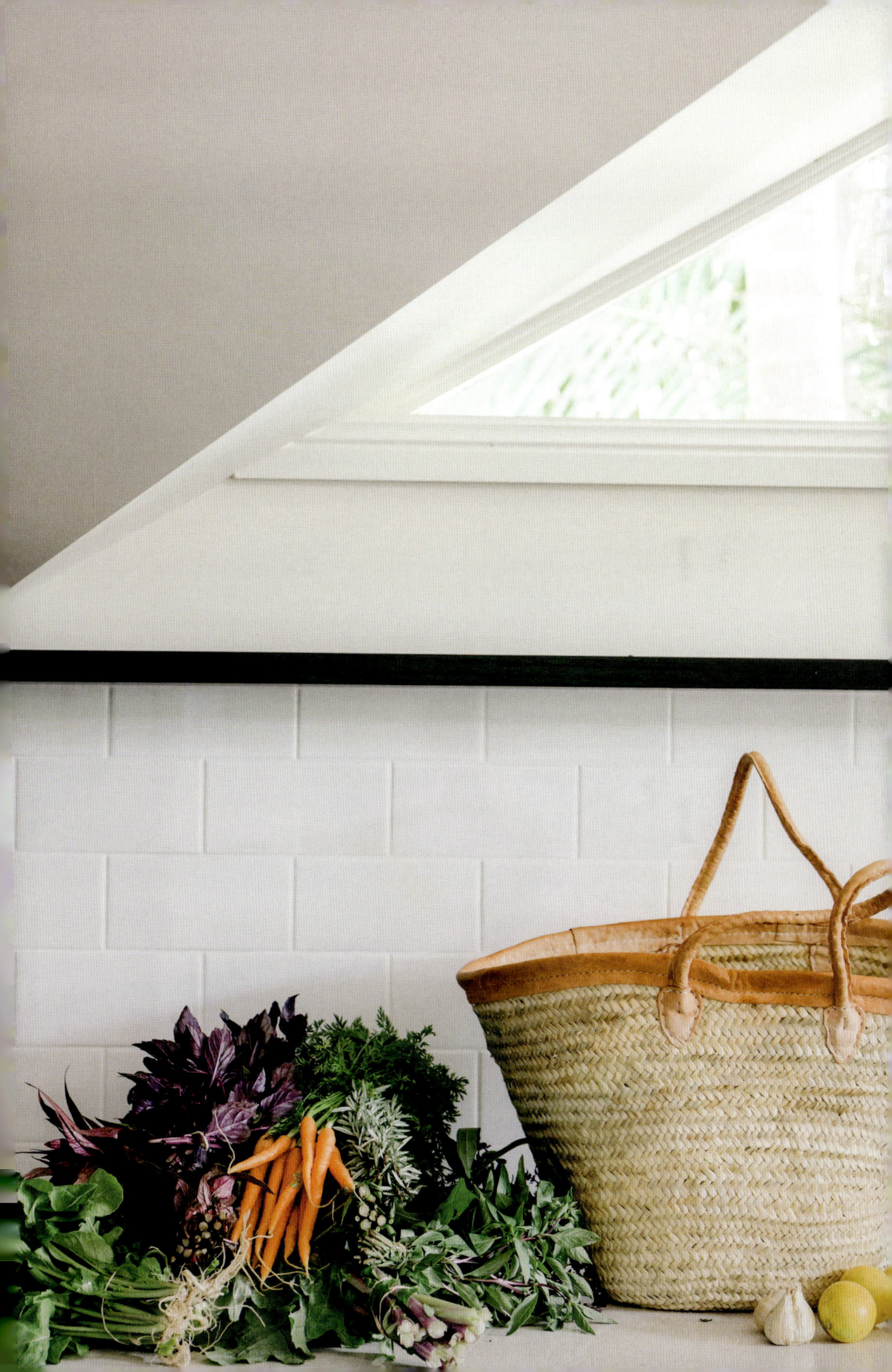

Dennoch essen die meisten Menschen solche Dinge täglich, ohne einen Gedanken daran zu verschwenden, was das innerlich mit ihnen anstellt. Doch was wir zu uns nehmen, zeigt sich irgendwann auch äußerlich. Man kann sich nicht mit stimulierenden Substanzen wie zu viel Koffein oder Zucker vollstopfen und von weitgehend nährstoffarmen Produkten leben, ohne dass Gesundheit, Energie und Aussehen langfristig darunter leiden.

Dauert nicht bei zu vielen Menschen das Leben zu kurz und das Sterben zu lang?

*Angenommen, Sie essen 35 Mal pro Woche, also jeden Tag drei Hauptmahlzeiten und zwei kleine Zwischenmahlzeiten. Und angenommen, von diesen 35 Mahlzeiten entsprechen sieben den Kriterien für ein gesundheitsförderndes, nährstoffdichtes Essen. Wenn Sie nun wochenweise lediglich eine weitere vollwertige Mahlzeit oder Zwischenmahlzeit hinzufügen, stehen Sie nach zwei Monaten schon bei 15 von 35 Mahlzeiten und haben Ihre Nährstoffzufuhr in nur acht Wochen Ihres langen Lebens verdoppelt.*

Dieses Beispiel zeigt, wie Sie Ihre Nährstoffversorgung ganz unkompliziert verbessern können.

Den meisten Menschen fällt eine derartige schrittweise Umstellung deutlich leichter, als schlagartig die gesamte Speisekammer samt dem eigenen Leben auszumisten. Wenn Sie mit einem radikalen Ansatz besser klarkommen, bitte sehr! Doch vielfach sind allmähliche Veränderungen für Sie und Ihre Familie langfristig die bessere Lösung.

**Was soll Ihre Nahrung für Sie bewirken?**

- höhere Nährstoffdichte
- geringere chemische Belastung insgesamt

- Unterstützung und Verbesserung von Entgiftungsprozessen, indem Sie von vornherein weniger leberbelastende Substanzen zu sich nehmen und stattdessen die nötigen Nährstoffe für optimale Entgiftung beisteuern
- Unterstützung der Energiesysteme des Körpers durch optimale Nährstoffzufuhr bei gleichzeitiger Entlastung von Substanzen, die der Erzeugung und Umsetzung von Energie im Weg stehen

Eine gesundheitsfördernde Ernährung stützt sich auf eine vorwiegend pflanzliche Kost. Der Verzehr pflanzlicher Lebensmittel ist die schnellste und einfachste Methode, eine Vielzahl diverser Nährstoffe aufzunehmen. Pflanzen sind auch eine gute Quelle für lösliche und unlösliche Fasern (Ballaststoffe). Unlösliche Fasern verleihen dem Stuhl mehr Masse und halten damit den Darm in Bewegung. Außerdem dienen sie der Darmflora als Nahrung und somit wird die gesunde Darmflora (durch das richtige Gleichgewicht guter und schlechter Bakterien) aufrechterhalten. Ein gesundes Verdauungssystem ist die Grundlage für eine robuste Gesundheit und ein intaktes Immunsystem.

In Bezug auf die Nährstoffe geht nichts über grünes Blattgemüse. Es enthält nicht nur Vitamine und Mineralstoffe, sondern verbessert auch die Blutqualität. Wie mächtig »Grünzeug« ist, kann man der Lebensweise der Gorillas entnehmen, und da sie dem Menschen genetisch ähneln (aber nicht von Marketing beeinflusst sind), können wir von ihrer instinktiven Nahrungswahl sicher einiges lernen. Gorillas ernähren sich zu über 50 Prozent von Pflanzenmark, Kernen, Sprossen und grünen Blättern. Dennoch ist ihre Muskelmasse so hoch wie bei kaum einem anderen Lebewesen. Sie essen auch kleine Mengen tierischer Proteine, zumeist aus Insekten, doch im Verhältnis verzehren sie weit mehr pflanzliche Kost.

Unser Körper funktioniert am besten, wenn wir ihn mit »lebendiger«, echter, natürlicher Nahrung versorgen. Je mehr frische Pflanzen wir in unsere Ernährung einbeziehen, desto besser geht es uns. Pflanzen sammeln Nährstoffe in erster Linie an, um irgendwann Samen zu erzeugen, damit sie sich vermehren können und ihre Art überlebt.

In den Samen liegen die Nährstoffe in besonders geballter Form vor, um das Anwachsen zu sichern. Selbst nach dem Keimvorgang brauchen sie eine Menge Energie und Nährstoffe, um Sprossen auszubilden und zu überleben. Sprossen sind nährstoffdichte Kraftpakete und eine erhebliche Bereicherung für unseren Speiseplan.

Pflanzen sammeln ihre Nährstoffe schon lange vor der Samenbildung und speichern sie bevorzugt in den Blättern. Deshalb zählen grüne Blätter zu den nahrhaftesten Lebensmitteln. Auch Samen sind nährstoffreich, doch die Pflanzen wollen nicht, dass sie gefressen werden. Deshalb haben viele Pflanzen Schutzmechanismen entwickelt und versetzen ihre Samen mit Inhibitoren, Alkaloiden und anderen Substanzen, die Fressfeinden schlecht bekommen. Die Natur weiß sich erstaunlich gut zu helfen.

Falls Sie Ihr Gemüse oder Ihre Kräuter selber ziehen, ist der beste Erntezeitpunkt kurz vor dem Einsetzen der Samenbildung, weil die Nährstoffe in den Blättern dann am stärksten konzentriert sind. Nach dem Blühen reichern sich die Nährstoffe in den Samen an, und nach dem Aussamen sind die Blätter nahezu frei von Nährstoffen. Dann werden sie meist gelb, vertrocknen und fallen ab (wie bei der Petersilie nach der Samenbildung), damit die verbliebenen Nährstoffe wieder der Erde zugeführt werden und die Pflanze bis zur nächsten Wachstumsperiode ausruhen kann. Die Jahreszeiten und Wachstumszyklen der Natur haben ihren Sinn, und unsere Gesundheit hängt davon ab, dass diese Zyklen uns nähren und am Leben erhalten.

## WENIGER SYNTHETISCH-CHEMISCHE BELASTUNG

Die Belastung mit synthetischen Chemikalien zu verringern, ist ein weiteres wichtiges Ziel einer optimierten Ernährung. Weniger Industrieprodukte zu essen, ist ein wichtiger Schritt, denn so nimmt man automatisch weniger künstlich erzeugte Substanzen wie Süßungs- oder Konservierungsmittel zu sich.

Mit mehr biologisch oder biodynamisch erzeugten (also einfach ungespritzten) Lebensmitteln können Sie auch selbst einen Beitrag zu einer geringeren Chemie-Belastung leisten.

Pflanzen haben eigene Mechanismen entwickelt, um sich vor Fressfeinden und Ungeziefer zu schützen. Wenn eine Pflanze naturgemäß wachsen darf und nicht mit Pestiziden besprüht wird, erzeugt sie von innen heraus Substanzen, die solche Schädlinge abwehren. Diese Substanzen tragen nicht nur zu ihrem eigenen Schutz bei, sondern wirken im menschlichen Körper häufig auch antioxidativ, sie zögern Alterungs- und Abbauprozesse hinaus. Pflanzen, die mit Schädlings- oder Unkrautvernichtern »unterstützt« werden, erzeugen solche Stoffe, die dem Menschen guttun, dann nicht mehr. Es geht bei Bioprodukten also nicht nur um das, was weggelassen wird (also die Pestizide), sondern auch um das, was wir bekommen (mehr Antioxidantien).

Pestizide und andere synthetische Chemikalien wie künstliche Süßungsmittel, Konservierungsstoffe und diverse andere Zusatzstoffe, die auf den Zutatenlisten von verpackten Lebensmitteln oft mit E-Nummern angegeben werden, müssen im Körper meist umgebaut werden, bevor wie sie wieder ausscheiden können. Das geschieht in der Leber. Die Leber muss bei der Entgiftung Prioritäten setzen, und wenn mehr leberbelastende Substanzen (»Leberbremsen«) vorliegen, als Entgiftungspfade bereitstehen, werden solche körperfremden Stoffe üblicherweise im Fettgewebe gespeichert. Deshalb ist die Unterstützung der Leber bei der Gewichtsreduktion so ungeheuer wichtig.

> *»Es geht bei Bioprodukten also nicht nur um das, was weggelassen wird (die Pestizide), sondern auch um das, was wir bekommen (mehr Antioxidantien).«*

## ÖSTROGENÄHNLICHE SUBSTANZEN

Manche Unkrautvernichter enthalten Substanzen, die bei Männern und Frauen aller Altersgruppen eine östrogenartige Wirkung entfalten. Östrogen oder östrogenähnliche Komponenten müssen sich an entsprechende Rezeptoren binden, um zu wirken. Sobald dies geschieht, reagiert der Körper auf das vorhandene oder scheinbar vorhandene Hormon.

Da Kinder heutzutage ihr Leben lang Herbiziden ausgesetzt sind, können wir davon ausgehen, dass dieser Kontakt mit östrogenähnlichen Substanzen sich mit dem Östrogen, das der Körper selbst erzeugt (in erster Linie ab der Pubertät) summiert, und zu dem beobachteten Phänomen beiträgt, dass die erste Periode bei Mädchen in der westlichen Welt immer früher einsetzt. Bitte überlegen Sie, was das bedeutet. Hinzu kommt, dass Körperfettzellen ohnehin bei Jungen und Mädchen und bei Männern und Frauen Östrogen erzeugen. Je dicker unsere Kinder werden, desto mehr Schwierigkeiten entstehen durch diese Östrogenproduktion.

Falls das große Ziel, weniger chemisch belastete Lebensmittel zu essen, Sie momentan überfordert, überspringen Sie diesen Teil. Gehen Sie diesen Punkt an, wenn Sie so weit sind. Oder probieren Sie es mit kleinen Schritten.

Bis dahin konzentrieren Sie sich erst einmal auf die nachfolgenden Entgiftungsmaßnahmen, mit denen Sie Ihrem Körper helfen, solche Substanzen auszuscheiden.

## SO HELFEN SIE DEM KÖRPER BEIM ENTGIFTEN

Vollwertige Lebensmittel tragen viel dazu bei, dass der Körper Giftstoffe ausscheiden kann. Zum Thema Entgiftung gibt es viele Missverständnisse. Der Körper entgiftet unablässig und jeden Tag. Diese Prozesse sind lebensnotwendig. Allerdings beeinflusst unsere Lebensweise, wie erfolgreich dies dem Körper gelingt.

Die Leber spielt eine zentrale Rolle bei der Entgiftung, die eigentlich einen Umwandlungsprozess darstellt. Der Körper nimmt sich Substanzen vor, die uns schaden würden, wenn sie sich ansammelten, und wandelt sie in weniger schädliche Stoffe um, die wir ausscheiden können. Zu den Substanzen, die entweder umgewandelt werden müssen oder aber die Entgiftung beeinträchtigen können, gehören Alkohol, Koffein, synthetische Stoffe (zum Beispiel Arzneimittel, Pestizide oder Inhaltsstoffe aus Hautpflegeprodukten), Transfette (schlechte Fette, die vor allem in industriell erzeugten süßen Backwaren, Müsliriegeln und frittierten Speisen vorkommen) sowie bestimmte Zuckersorten, insbesondere raffinierter Zucker. All dies fasse ich unter dem Begriff »Leberbremsen« zusammen. Denn eigentlich sollte die Leber körpereigene Substanzen wie Östrogen oder Cholesterin unschädlich machen, die ihrerseits der Gesundheit zusetzen können.

Wenn man Lebensmittel wählt, die wenige oder besser keine Leberbremsen enthalten, tut man der Gesundheit Gutes. Der Körper bekommt dann Gelegenheit, Toxine aus dem »Giftschrank« zu holen, zu verarbeiten und auszuscheiden. Je weniger problematische Substanzen der Körper speichert, desto besser für Gesundheit und Vitalität.

Unsere Nahrung soll den Körper auch mit allen erforderlichen Nährstoffen für eine erfolgreiche Entgiftung versorgen. Im ersten Stadium in der Leber werden dazu beispielsweise B-Vitamine benötigt.

Die beste Quelle für B-Vitamine sind Vollkornprodukte. Allerdings verzichten viele Menschen inzwischen darauf oder haben den Verzehr stark eingeschränkt. Vielen geht es ohne Getreide (oder mit weniger oder nur bestimmten Sorten ohne Gluten) besser, und ich will bestimmt nicht dazu raten, nur wegen der B-Vitamine urplötzlich wieder jede Menge Getreide zu essen, wenn jemandem eine getreidefreie Kost besser bekommt. Ich möchte lediglich darauf hinweisen, dass Menschen womöglich unwissentlich Nährstoffe verpassen, die für innere Körperabläufe und optimale Gesundheit sehr wichtig sind.

Das zweite Entgiftungsstadium in der Leber erfordert Schwefel, den wir über Eier, Knoblauch, Zwiebeln, Schalotten und alle Kohlsorten aufnehmen. In dieser Phase braucht die Leber außerdem Aminosäuren aus proteinhaltiger Nahrung.

Mit einer breiten Palette vollwertiger Lebensmittel (vielleicht auch glutenfreiem Getreide, zum Beispiel Vollkornreis) können Sie diese wichtigen Systeme der Selbstreinigung unterstützen. Natürliche Lebensmittel sorgen auch für eine regelmäßige Darmtätigkeit. Auch diese unterstützt die Entgiftung, weil die Leber so nicht länger die Fehler der Verdauung ausbügeln muss. Die Leber liebt Bitterstoffe, wie sie beispielsweise in grünem Blattgemüse vorkommen, und lässt sich damit hervorragend anregen.

## SO KOMMEN SIE ZU MEHR ENERGIE

Wenn ich Menschen frage, wie es ihnen geht, bekomme ich spontan meist Antworten mit folgenden Begriffen: erschöpft, beschäftigt, hektisch, erledigt oder müde. Lassen Sie es nicht so weit kommen. Ich möchte, dass es Ihnen blendend geht, dass Sie vital, lebendig und energiegeladen sind. Ohne Energie fällt es einem schwer, sich auch nur um das Nötigste zu kümmern, geschweige denn die eigenen Träume zu verwirklichen und dazu beizutragen, dass dies anderen gelingt.

*Wie wachen Sie morgens auf? Springen Sie aus dem Bett und freuen sich, dass ein neuer Tag anbricht und Sie das Glück haben, ihn zu erleben? Oder drücken Sie zigmal hintereinander die Schlummertaste und fragen sich, wie um alles in der Welt es schon wieder hell wird.*

Meist höre ich die zweite Antwort.

Wie steht es um Ihr Energielevel im Tagesverlauf? Kommt es Ihnen so vor, als wäre der Blutzuckerspiegel eine Achterbahnfahrt, ein Auf und Ab, das Ihre Laune und Ihre Schaffenskraft durcheinanderbringt? Geht bei einem Energieschub auch Ihr Temperament mit Ihnen durch? Oder sind Sie eher jemand, der am liebsten das ganze kommende Jahr im Bett verbringen würde? Worauf ich hinauswill? Das Energieniveau hat großen Einfluss auf die Lebensqualität.

Essen soll uns auf angenehme, gleichmäßige Weise mit Energie versorgen. Wenn etwas, das Sie gegessen (oder getrunken) haben, Sie intensiv aufputscht und Sie womöglich bei Kleinigkeiten überreagieren, oder wenn es Sie sehr müde macht, dann ist es vielleicht

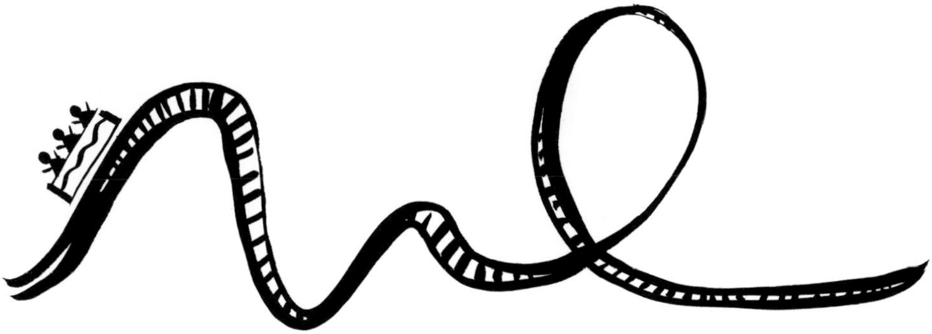

nicht das Richtige für Sie. Echte Nahrung unterstützt die Energiesysteme im Körper, zumal wir alles Nötige in uns haben, um natürliche Lebensmittel zu verdauen und ihr alle Energie zu entziehen, die wir verwerten können. Es bestehen wachsende Bedenken, ob wir Substanzen aus bestimmten stark verarbeiteten Lebensmitteln überhaupt noch zerlegen können. Da wir unsere körperliche Energie ausschließlich aus der Nahrung beziehen, sollten wir diese Prozesse nicht stören.

An der Energieerzeugung im Körper sind diverse biochemische Abläufe beteiligt, für die wir Nährstoffe brauchen. Ich will hier niemanden mit den Einzelheiten langweilen, obwohl es mir in den Fingern juckt, Ihnen das Wunderwerk des Körpers im Detail zu erklären und darzulegen, welche unglaubliche Macht die Nährstoffe auf unsere Biochemie haben, und Sie daran zu erinnern, dass das Leben ein einziges Wunder ist! Glauben Sie mir einfach, dass Sie mit einer nährstoffdichten Ernährung Ihren Energiesystemen auf die Sprünge helfen. Und das macht das Leben nicht nur gesünder, sondern auch deutlich glücklicher.

# Übung

Gehen Sie die kommende Woche und die einzelnen Mahlzeiten im Kopf durch. Wählen Sie für jeden der nächsten sieben Tage eine Mahlzeit oder einen Snack aus, bei dem Sie Ihre übliche Wahl verändern, um mehr vollwertige, frische Lebensmittel zu essen.

MEISTENS WÄHLE ICH: | STATTDESSEN KÖNNTE ICH WÄHLEN:

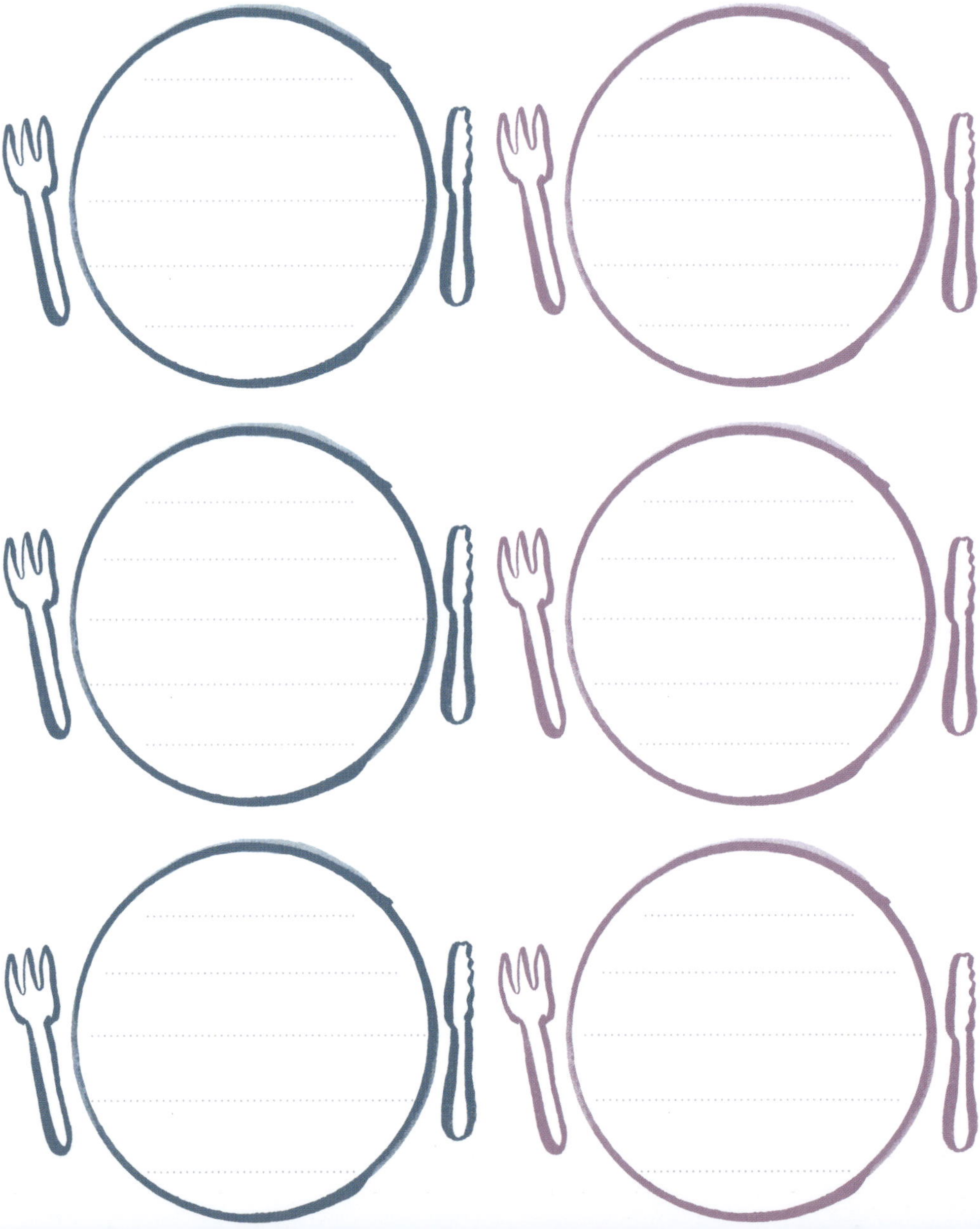

MEISTENS
WÄHLE ICH:

STATTDESSEN
KÖNNTE ICH WÄHLEN:

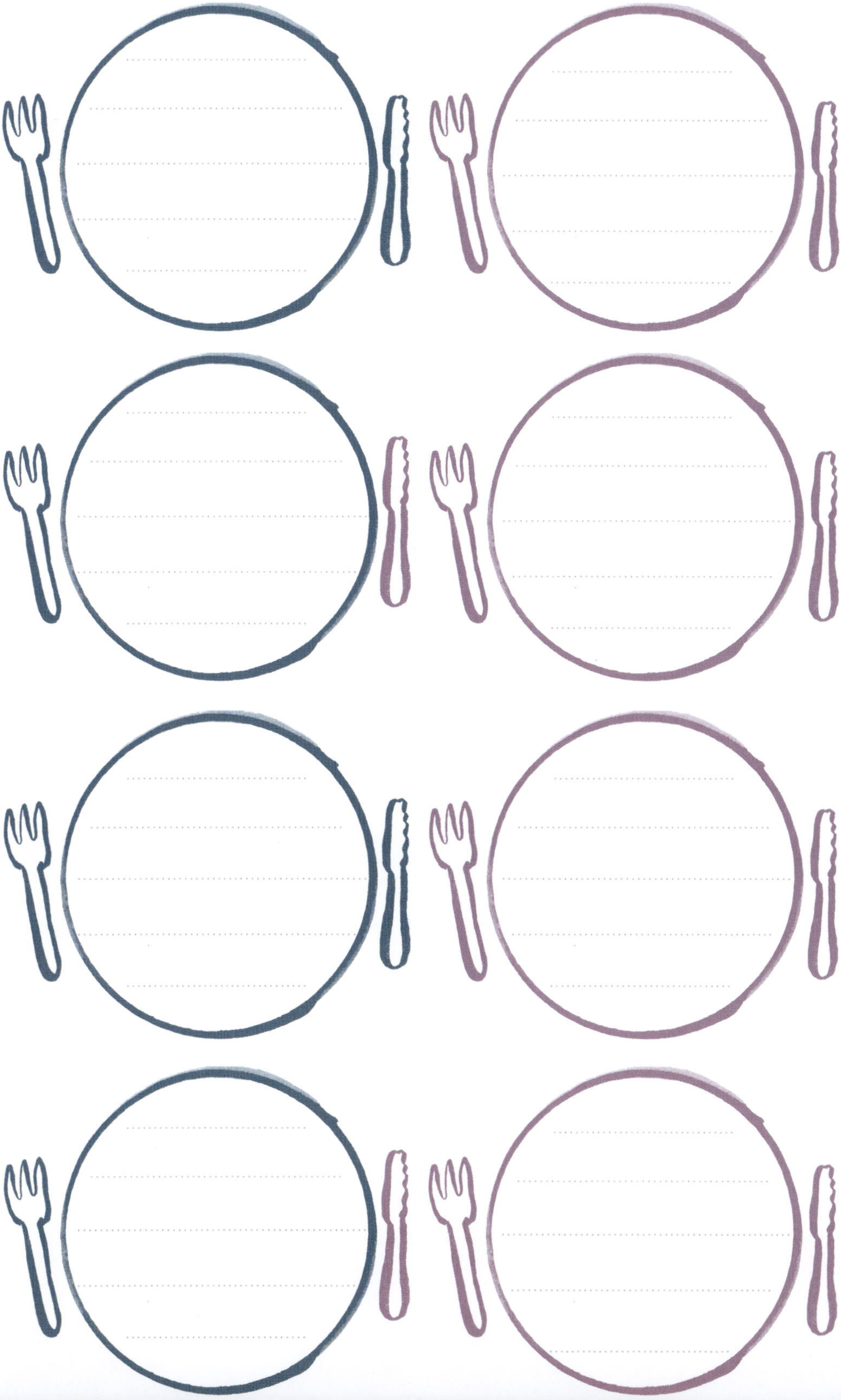

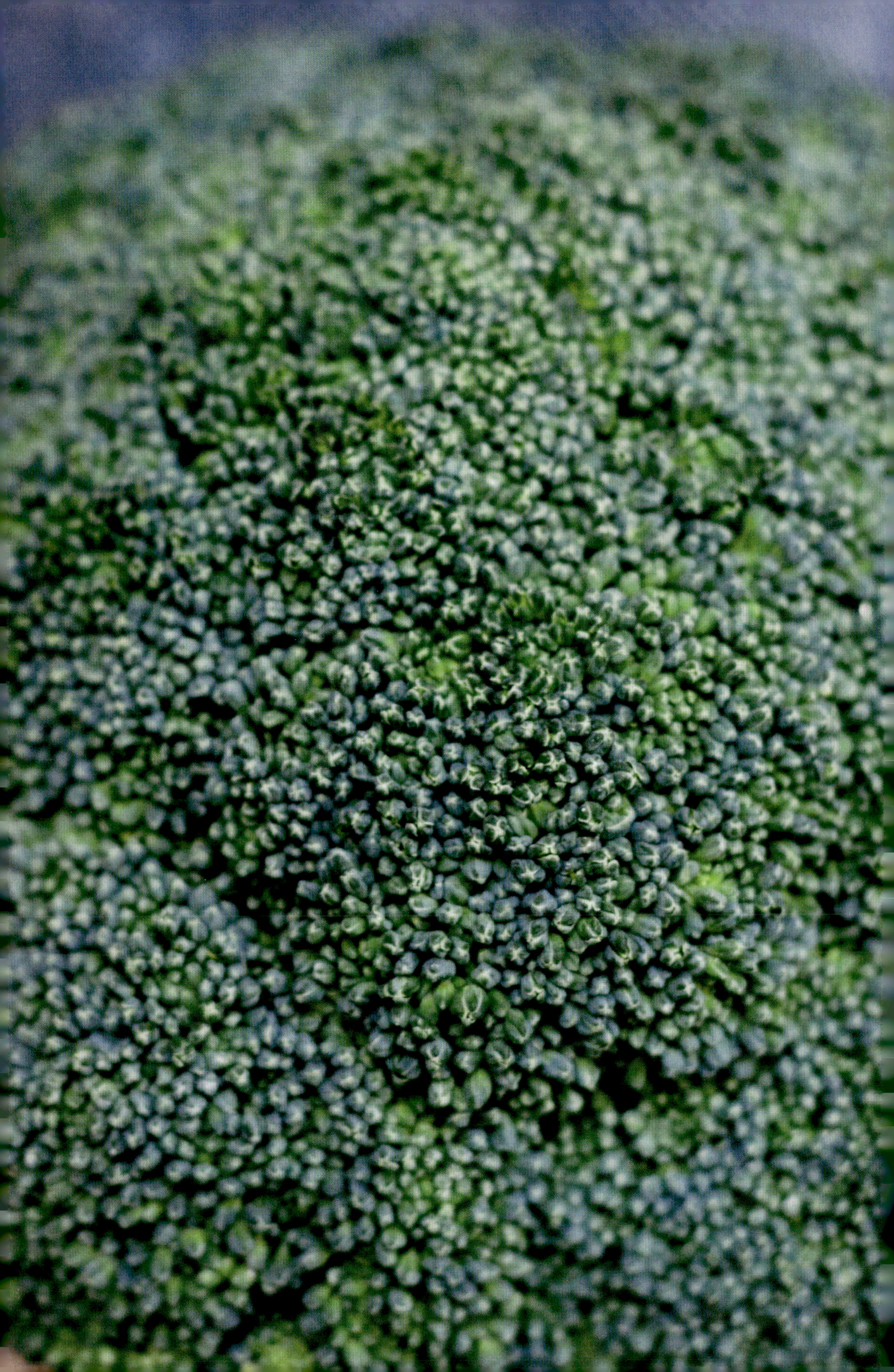

# Wenn die Raupe den Brokkoli verschmäht

## DAS WICHTIGSTE ZUM THEMA PESTIZIDE

Seit den vierziger Jahren des 20. Jahrhunderts werden synthetische Pestizide auf breiter Front zur Behandlung von Nahrung und Futtermitteln eingesetzt. Zuvor verwendete man Substanzen tierischer oder pflanzlicher Herkunft, später auch Nebenerzeugnisse aus der Erdölverarbeitung und sogar Arsen und Quecksilber, um Ungeziefer in Schach zu halten. Teilweise mit schlimmen Folgen. Der Einsatz synthetischer Pestizide in der Nahrungskette ist somit noch relativ jung, wenn man bedenkt, dass der Mensch seit rund 150.000 Jahren auf der Erde lebt. Heutzutage gelten Lebensmittel, die ohne Einsatz solcher Pestizide erzeugt werden (und weitere Kriterien erfüllen), als »Bionahrung« – vor erst 70 Jahren waren sie einfach »Nahrung«.

Landwirtschaftliche Erzeugnisse bekommen nur dann ein Biozertifikat, wenn bei ihrer Herstellung keinerlei potenziell schädliche Chemikalien wie Antibiotika, Herbizide, Kunstdünger, Insektizide oder Wachstumshormone verwendet werden und wenn auf gentechnisch verändertes Material verzichtet wird. Die Kriterien sind dabei unterschiedlich streng; viele Bio-Verbände legen strengere Maßstäbe an als die EU-Bio-Verordnung oder das Deutsche Bio-Siegel. Wer Bioprodukte wählt, schützt nicht nur die eigenen biochemischen Signal- und Organsysteme, sondern gleichzeitig auch den Boden und die Gesundheit unseres Planeten.

Der ideale Weg, »bio« zu essen, ist der eigene Anbau von Obst und Gemüse. Wenn das keine praktikable Lösung ist, sehen Sie sich auf dem Wochenmarkt um oder kaufen Sie in speziellen Bio-Läden ein.

Der Einfluss der landwirtschaftlichen Massenproduktion auf die Fruchtbarkeit der Böden wird weltweit kritisch betrachtet. Dass eine schlechte Bodenqualität, vor der die Ökologen warnen, alles Leben betrifft, sickert zunehmend ins Bewusstsein der Allgemeinheit.

Hinzu kommt, dass immer mehr Menschen feststellen, dass die Nahrungsversorgung nur dann auf Dauer gesichert bleibt, wenn wir fruchtbare Böden erhalten.

Bei einem überbeanspruchten Boden, der nicht wieder umfassend mit Nährstoffen aufgefüllt wird oder sich durch Fruchtfolge erholen kann, geht der Nährwert der Produkte zurück. Mit jeder Ernte entziehen wir dem Boden Nährstoffe. Diese Nährstoffe braucht die Pflanze zum Wachsen, und wenn wir sie essen, profitieren wir davon. Hinzu kommt, dass konventionell arbeitende Landwirte ihre Felder in bestimmten Abständen mit unnatürlichen Düngemitteln behandeln. Ich bezeichne diese Mittel nicht grundlos als »unnatürlich«, denn sie enthalten unter anderem nicht die ganze Palette lebenswichtiger Nährstoffe. Kunstdünger in der konventionellen Landwirtschaft besteht in erster Linie aus nur drei Nährstoffen: Stickstoff, Phosphor und Kalium.

*»Ist der Boden nicht gesund, so sind auch die Pflanzen nicht gesund und können sich kaum verteidigen. So breiten sich Schädlinge aus.«*

Bedauerlicherweise hat die konventionelle Landwirtschaft weitere unangenehme Folgen. Ist der Boden nicht gesund, so sind auch die Pflanzen nicht gesund und können sich kaum verteidigen. So breiten sich Schädlinge aus.

Das ist einer der Gründe, weshalb bei der Erzeugung unserer Lebensmittel Pestizide zum Einsatz kommen. Und diese können wir unsere Gesundheit schädlich sein. Hinzu kommt, dass die Lebensmittel bei unzureichender Bodenqualität zu wenige Nährstoffe aufnehmen. Auf diese Weise haben wir am Ende mehr Gift und weniger Nährstoffe im Körper.

Und wie geht es uns damit? Kurzfristig machen sich Nährstoffmängel meist in Form von Schlappheit, Unwohlsein, Gelenkschmerzen, nachlassendem Sehvermögen und zahllosen Szenarien bemerkbar, die angeblich einfach zum Alterungsprozess gehören. Langfristig tragen Nährstoffmängel zu schweren Krankheiten bei, zum Beispiel diversen Krebserkrankungen, Herzproblemen oder Typ-2-Diabetes.

## WAS KÖNNEN WIR DAGEGEN TUN?

Die weltbekannte Biologin Rachel Carson fasste diese Einsicht schon 1962 in Worte: »Wenn wir so eng mit diesen Chemikalien zusammenleben ..., sie bis in unser Knochenmark vordringen lassen ..., dann sollten wir über ihr Wesen und ihre Macht lieber etwas wissen.« Über fünfzig Jahre später wissen wir mehr über ihre Macht, aber es gibt nach wie vor viel zu lernen.

Am 20. März 2015 verabschiedeten Wissenschaftler aus elf Nationen, die auf Einladung der Weltgesundheitsorganisation (WHO) zusammengekommen waren, ihre einstimmigen Einschätzungen zu Glyphosat, dem weltweit am meisten verwendeten Unkrautvernichtungsmittel.

In einer Stellungnahme, die anschließend in der renommierten Fachzeitschrift »The Lancet Oncology« erschien, stuften die Experten das Mittel auf der Grundlage ihrer Arbeiten als »wahrscheinlich krebserregend für Menschen« ein. Während es bis 1992 in den Vereinigten Staaten kaum verwendet wurde, kamen 2012 allein dort etwa 113 Millionen Kilogramm (113.000 Tonnen) pro Jahr zum Einsatz.

Zu diesen Bedenken gesellen sich Ergebnisse aus Studien der Universität Canterbury in Neuseeland. Forscher stellten fest, dass der Kontakt mit bestimmten Glyphosatrezepturen und anderen verbreiteten Unkrautvernichten bei Bakterien eine Antibiotikaresistenz hervorrufen kann – auch gegen Ciprofloxacin, das in der Humanmedizin regelmäßig eingesetzt wird.

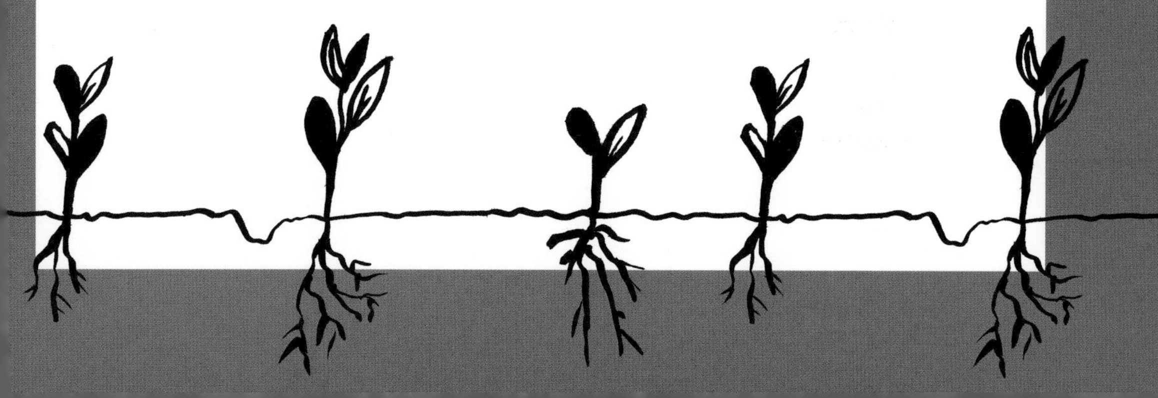

Manchmal ist eine gesundheitliche Krise der Weckruf, der einen dazu veranlasst, neue Entscheidungen zu treffen oder sie zumindest zu erwägen. Meiner Beobachtung nach achten immer mehr Menschen darauf, ob sie potenziell problematischen Substanzen ausgesetzt sind.

Dieses Thema ist so besorgniserregend, dass jeder Mensch überlegen sollte, wo und wie sich die eigene Belastung durch solche potenziell problematischen Substanzen senken ließe.

*»Überlegen Sie, wo und wie Sie Ihre Belastung durch potenziell problematische Substanzen senken könnten.«*

Mir selbst war dieses Thema so wichtig, dass ich, als es bei mir finanziell sehr eng war, über vier Jahre lang keine Kleider oder Schuhe kaufte, die mehr als fünf Dollar kosteten (also vor allem secondhand), damit ich mehr Geld für Bioprodukte hatte, die mir so viel bedeuteten.

Zu den problematischen Substanzen zählen für mich jedoch nicht nur die Pestizide und Herbizide, mit denen konventionelle Produkte besprüht werden, sondern auch synthetische Mittel, mit denen wir putzen, unsere Kleider waschen oder die Haut pflegen. Zum Glück gibt es im Handel auch Alternativen.

Trotz all unserer Errungenschaften beruht unsere gesamte Existenz auf einer 30 cm dicken Schicht Mutterboden und der Tatsache, dass es regnet. Schätzungen zufolge gehen in den USA jedes Jahr über drei Milliarden Tonnen fruchtbarer Boden durch Erosion verloren. Die Erosion verläuft dabei sieben Mal schneller als die natürliche Neubildung. Im ökologischen Landbau gilt der Boden als Basis der Nahrungskette, und für die Gesundheit der Menschheit und der Erde ist es unerlässlich, die biologisch wirtschaftende, nachhaltige Landwirtschaft lieber heute als morgen zu unterstützen.

## SIE HABEN DIE WAHL

Obst und Gemüse aus dem Supermarkt sieht nur deshalb so perfekt aus, weil es entsprechend behandelt wurde. Dass im Brokkoli keine Raupe herumkriecht, liegt daran, dass er so besprüht wurde, dass eine Raupe nicht mehr daran nagen würde. Die Raupe im Brokkoli oder ein nicht ganz perfekter Apfel kann also ein Zeichen dafür sein, dass dieses Produkt möglichst schonend und oft ganz ohne Chemieeinsatz angebaut wurde. Wir sind lediglich darauf konditioniert, dass frische Ware ein bestimmtes Erscheinungsbild bieten und keinerlei schleimige Bewohner mitbringen soll.

Wir können die Chemiekeule auf der Schale weder sehen noch schmecken, die Rückstände sind dennoch da. Im Grunde sind wir die Versuchstiere für den Langzeitkonsum von Substanzen wie Pestiziden. Schädlingsvernichtungsmittel müssen getestet werden, bevor sie für Produkte verwendet werden dürfen, die für den menschlichen Konsum bestimmt sind. In meinen Augen sind Tests über sechs Monate hinweg jedoch nicht mit einem lebenslangen Kontakt vergleichbar. Zudem lässt sich unmöglich testen, was geschieht, wenn all diese Chemikalien sich beim Verzehr von konventionell angebauten Lebensmitteln tagtäglich mischen und im Körper in Kombination auftreten, wie es bei den meisten Menschen Tag für Tag und Jahr für Jahr geschieht.

Frische, naturbelassene Lebensmittel sind ein unglaublich wichtiger Bestandteil unserer Nahrung. Wählen Sie nach Möglichkeit bitte immer die Biovariante.

Wenn Sie nicht gleich komplett auf Bio umsteigen wollen, überlegen Sie, in welcher Weise Sie normalerweise etwas konsumieren. Eine Orange beispielsweise ist vielleicht gespritzt, aber wie viel von dem Mittel gelangt von der Schale ins Innere? Das bleibt unklar, allerdings gehen wir sicher zu Recht davon aus, dass im Fruchtfleisch der Orange weniger Rückstände vorliegen als auf der Schale. Eine konventionell

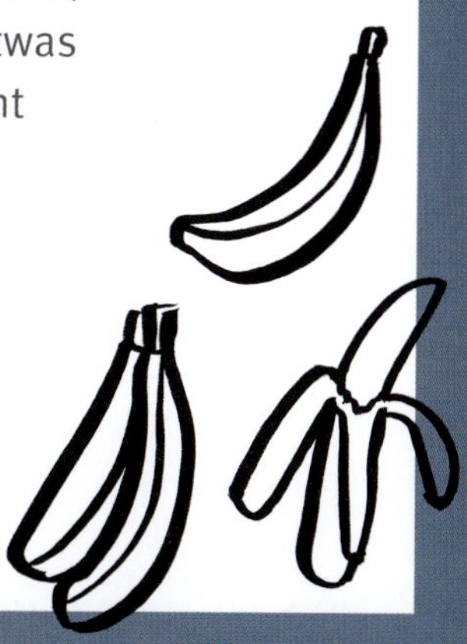

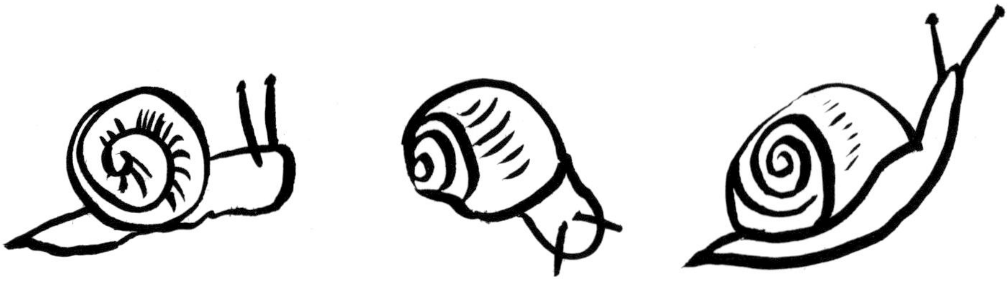

erzeugte Orange ist somit vielleicht nicht so schlimm. Bei Apfel oder Birne hingegen isst man normalerweise die ganze Frucht, sodass man sinnvollerweise besser die biologisch (oder biodynamisch) erzeugte Variante wählt.

Denken Sie darüber nach: Biologisch erzeugte Lebensmittel spiegeln die tatsächlichen Kosten wider. Ich habe die folgende Geschichte bereits in anderen Büchern erzählt, doch weil sie so eindrucksvoll ist, möchte ich sie hier wiederholen. Ich habe mal ein Bio-Café geführt. Dort brachte mir jede Woche ein Landwirt frisch geerntetes grünes Gemüse und Kräuter von seinem Biohof. Am Liefertag nahm ich mir stets etwas Zeit, um mit ihm zu plaudern, denn er erzählte immer so wunderbare Geschichten. Einmal jedoch klang die Antwort auf meine Frage nach seinem Befinden eher nach »nicht so gut«. Als ich nachhakte, berichtete er mir, dass sich quasi über Nacht die Schnecken über seinen Brokkoli hergemacht hatten.

Da wurde mir bewusst, dass er einen Teil seines bescheidenen Auskommens verlieren würde, wenn sie sich festsetzten. Ich fragte ihn, wie er im Rahmen seiner Anbauprinzipien gegen die Schnecken vorgehen würde – mit der Giftspritze hätte das keine halbe Stunde gedauert. Mein Bekannter erklärte mir, dass Schnecken im Salzwasser ihre »Klebkraft« verlieren, dank deren sie sich an Dingen festsaugen können. Er füllte also Salzwasser in eine Flasche und kroch zwei Tage lang auf allen vieren durch sein Brokkolibeet, um Blätter und Röschen zu beträufeln.

Und anstatt die Schnecken zu töten, sammelte er sie in einem Eimer und verfütterte sie an seine Hühner – »um sie der Nahrungskette zu erhalten«, wie er es so nett formulierte.

Stellen Sie sich dieses Vorgehen bitte vor: entweder alles schnell spritzen oder zwei Tage lang herumkrabbeln. Aus meiner Sicht illustriert diese Geschichte sehr schön, weshalb biologisch angebaute Produkte kostspieliger sind: Sie zeigen die wahren Kosten von Lebensmitteln. Gleichzeitig haben sie natürlich auch mehr Nährstoffe zu bieten und ersparen uns potenziell schädliche chemische Substanzen.

Je mehr Menschen biologisch erzeugte Lebensmittel kaufen (also je höher die Nachfrage), desto mehr lohnt sich die Umstellung für die Erzeuger und desto günstiger werden die Produkte. Statt mich endlos auszulassen, möchte ich hier nur klare, praktische Hinweise geben. In aller Kürze: Kaufen Sie möglichst Bioprodukte.

Wenn Bioware in Ihrer Umgebung schwer erhältlich oder einfach zu teuer ist, können Sie schädliche Rückstände auch anders entfernen. Um Schmutz, Keime und auch (die meist fettlöslichen) Pestizide loszuwerden, füllen Sie das Spülbecken zu drei Vierteln mit Wasser und zu einem Viertel mit Essig. Darin waschen Sie Ihr Obst und Gemüse. Anschließend spülen Sie es unter fließendem Wasser, tupfen es trocken und achten auf eine angemessene Lagerung.

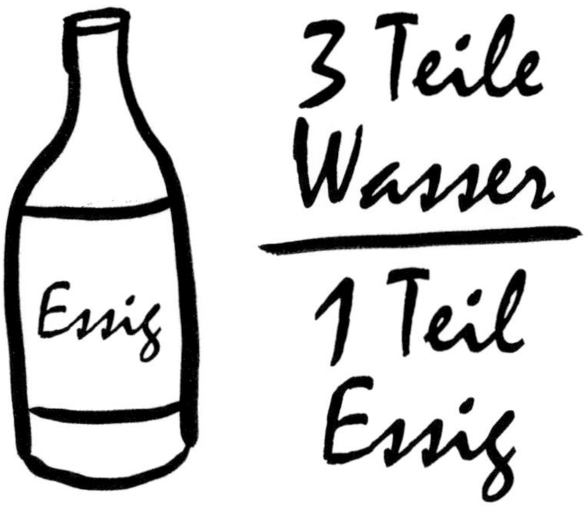

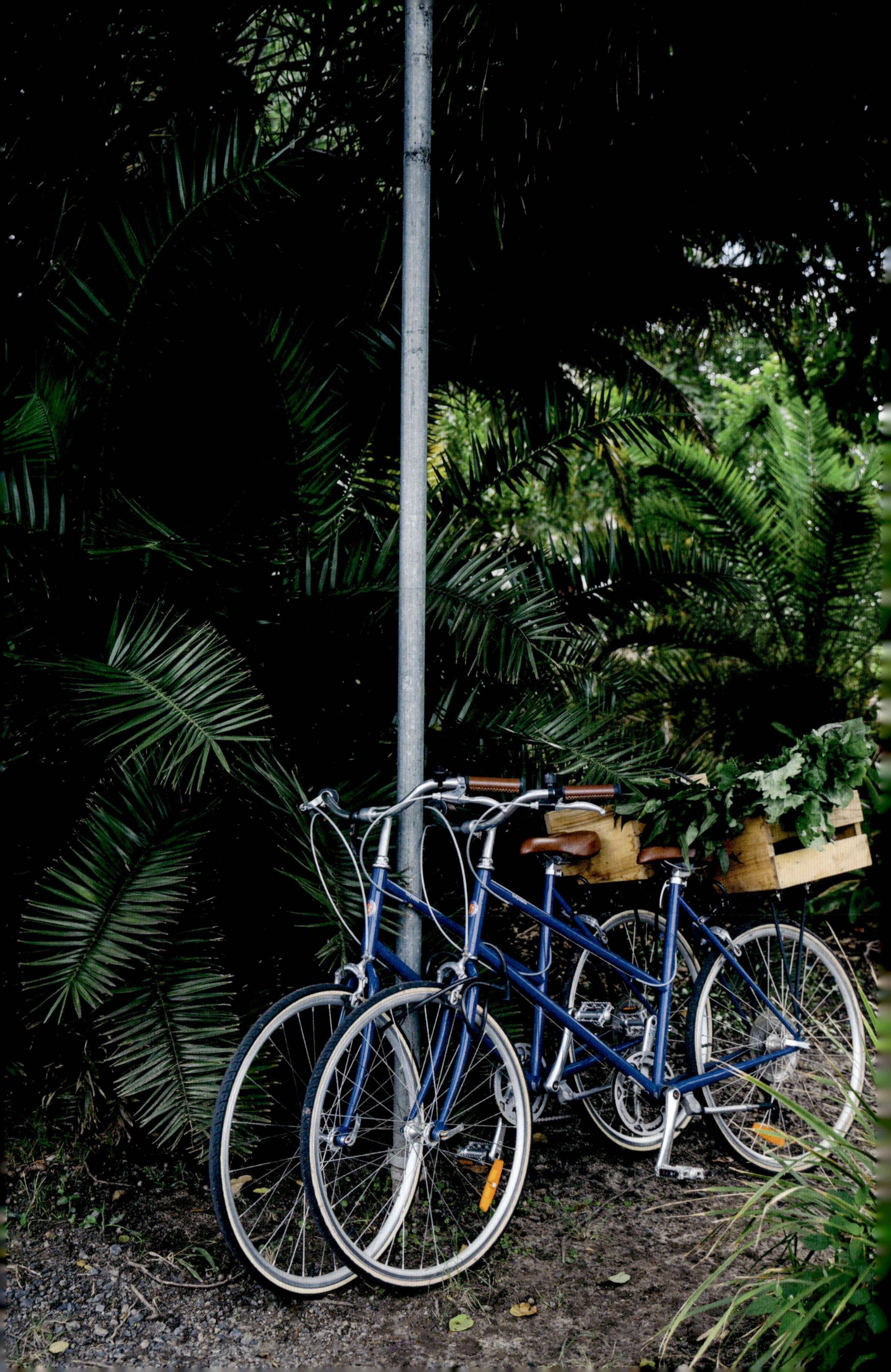

# Wie denken Sie über Essen?

## EIN PAAR GEDANKEN ZUR WORTWAHL

Es gibt viele Gründe, weshalb es verwirrend sein kann, »das Richtige« zu essen. Im Buchladen steht ein Ratgeber, in dem es heißt: »Essen Sie Kohlenhydrate, sie liefern wichtige Energie«, vielleicht direkt neben einem anderen, in dem steht: »Essen Sie keine Kohlenhydrate, die machen dick und müde.« Hinzu kommen weitere Herausforderungen für Verbraucher, die ihr Essen so wählen wollen, dass es ihre Bedürfnisse abdeckt, und die sind sprachlich bedingt.

Wie oft hat man Ihnen schon etwas zu essen empfohlen, das »gesund« ist? Auch hier gilt, dass es mal heißt, fettarmer Käse sei gesund, während es anderswo heißt, fettarmer Käse sei ungesund, Grünkohl sei gesünder. Was als »gesund« gilt, kann unterschiedlich interpretiert werden. Es gibt ein anderes Wort, das genauer beschreibt, ob etwas Ihnen höchstwahrscheinlich guttut oder nicht, nämlich »nährstoffreich«.

> *Lebensmittel sind nicht gesund. Menschen sind gesund. Oder eben nicht. Dann sind sie krank. Essen ist nährstoffreich. Oder eben nicht. Je mehr nährstoffreiche Lebensmittel Sie essen, desto gesünder dürften Sie sein. So einfach ist das.*

Damit haben Sie angesichts der schier endlosen Auswahl eine gute Richtschnur.

Sich vor dem Essen zu fragen: »Ist das nahrhaft für mich?«, kann dazu beitragen, herauszufinden, ob etwas das Richtige für Sie ist. Ist es ein vollwertiges, unverfälschtes Lebensmittel? In diesem Fall lautet die Antwort eher »Ja«, denn solche Produkte liefern Mikro- und Phytonährstoffe, die wir brauchen, um rundum gesund zu sein. Bei allem, was in Packungen und stark verarbeitet daherkommt, lautet die Antwort eher »Nein«.

Seit Fettsparen und ein gewisser Diätjargon so weitverbreitet sind, denken zu viele Menschen beim Essen nur noch an den Kaloriengehalt. Dabei ist Nahrung offensichtlich weit mehr als das. Was wir essen, wird buchstäblich ein Teil von uns, und es sind die Vitamine und Mineralstoffe aus nährstoffreichen Lebensmitteln, die uns am Leben erhalten. Auch daran sollten wir denken.

*»Mitunter müssen Sie bei der Frage nach dem Nährwert auch seelische Bedürfnisse einbeziehen.«*

Stellen Sie sich vor, Sie kommen Freitagabend zu Ihrer Freundin, der gerade das Herz gebrochen wurde. Sie packt eine Flasche Sekt und zwei Fastfood-Menüs aus, und im Laufe des Abends vertilgen Sie beides. Das Letzte, was Sie an so einem Tag brauchen, ist Stress wegen des Essens oder des Alkohols. Sie wollen für Ihre Freundin da sein, sie zum Lachen bringen, alte Geschichten ausgraben und sie unterstützen. Normalerweise entscheiden Sie über physische Nahrung für Ihren Körper, dem Sie alle Nährstoffe zukommen lassen, die er für die vielen biochemischen Reaktionen benötigt, die uns gesund erhalten. Manchmal geht es jedoch um Seelennahrung, zum Beispiel wenn unsere Freundin Hilfe braucht. Schließlich hängen Sie kaum jeden Tag mit ihr herum, schlürfen Sekt und essen Fastfood.

Worum es mir geht, dürfte klar sein. Natürlich ist so ein Abend kein Anlass, alles Erreichte über Bord zu werfen oder sich für eine Versagerin zu halten. (Mehr dazu auf Seite 248.)

Ob bestimmte Lebensmittel »gut für uns« sind oder nicht, ist angesichts so vieler widersprüchlicher und zugleich wohlmeinender Aussagen in der Welt der Ernährung und Gesundheit unglaublich verwirrend.

Eine gute Methode, all die Nährwert- oder Gesundheitsinformationen auf ihren Kern zu reduzieren, ist die Erinnerung daran, worüber sich die meisten Experten unabhängig vom jeweiligen Hintergrund einig sind.

**Hierzu zählt:**

- Mehr Gemüse essen.
- Weniger oder gar kein raffinierter Zucker.
- Weniger oder gar keine stark verarbeiteten Fleisch-/Wurstwaren.
- Ausreichend Wasser trinken.
- Vollwertige Lebensmittel für Mahlzeiten und Snacks wählen.
- Guter Schlaf.
- Weniger sitzen.
- Mehr bewegen.
- Muskelmasse erhalten (oder besser noch: aufbauen).

Für außerordentlich wichtig halte ich zudem, dass es zwar bestimmte Grundprinzipien gibt, von denen die meisten Menschen profitieren, dass es andererseits in Bezug auf die Ernährung kein Patentrezept gibt. Das beste Barometer ist Ihr eigener Körper: Achten Sie darauf, wie Sie sich nach bestimmten Lebensmitteln fühlen. Lässt sich da ein Muster erkennen? Nahrung soll uns mit Energie versorgen. Wenn jemand von dem, was er isst, regelmäßig müde wird, ist das vielleicht nicht das Richtige für seine Gesundheit. Ihr Körper weiß, was das Beste für ihn ist. Treffen Sie Entscheidungen, die Ihrer Gesundheit guttun.

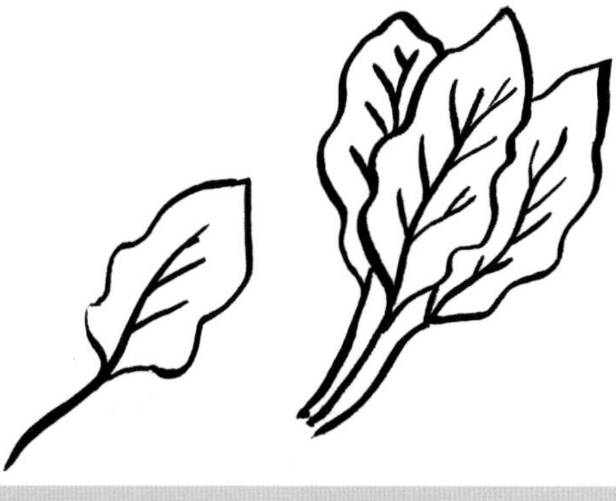

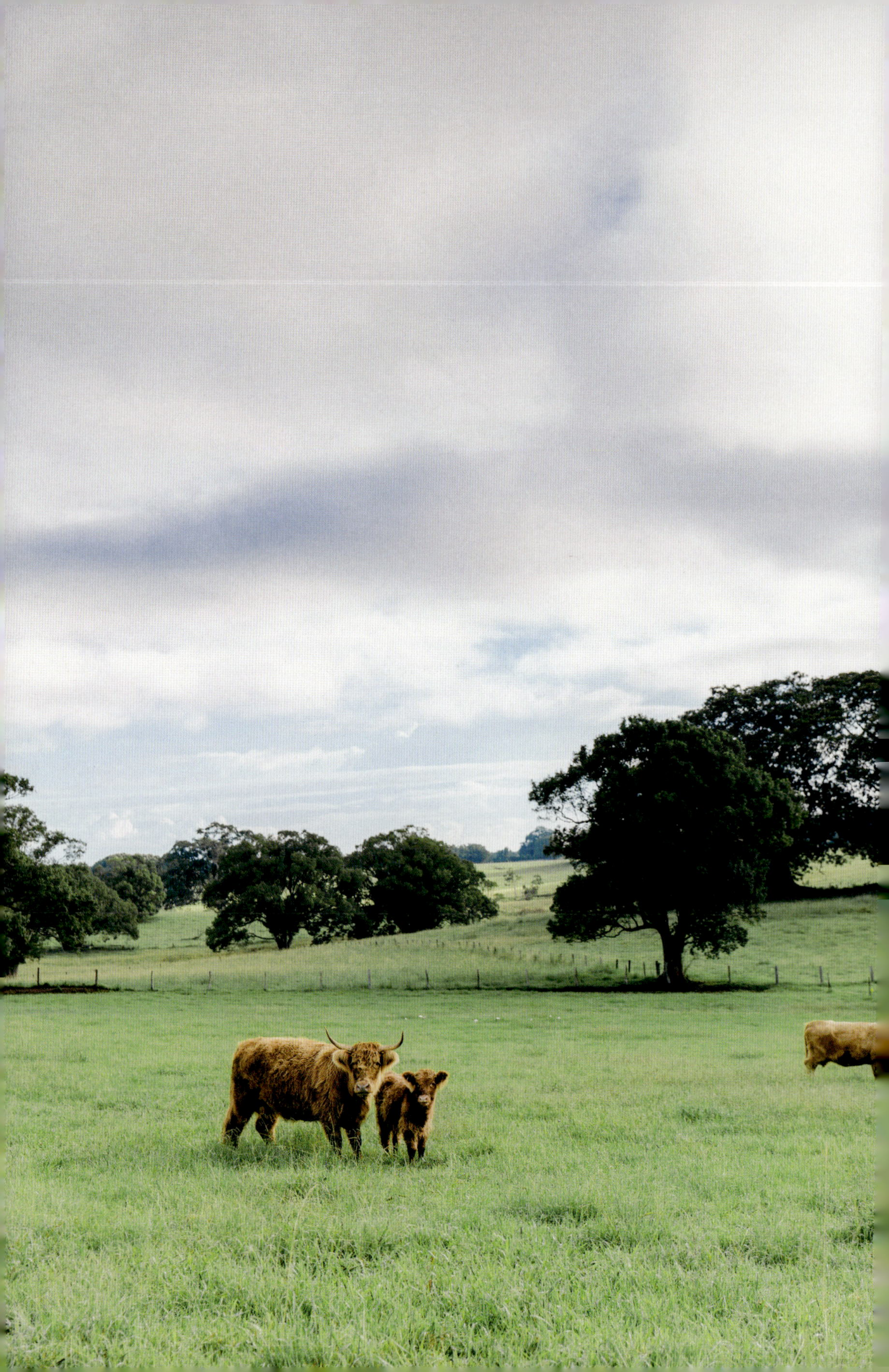

# Eine Frage der Ethik

## DER BLICK AUF DIE LIEFERKETTE

Machen Sie sich manchmal Gedanken darüber, woher Ihre Nahrung stammt, dass Menschen dahinterstecken, die beruflich darauf setzen, die Grundlage für die gesamte Produktions- und Lieferkette zu legen, an deren Ende Sie etwas einkaufen können? In der westlichen Welt haben wir das enorme Privileg, dass uns eine Fülle von Produkten zur Verfügung steht, die wir nicht selber anpflanzen, ernten oder aber jagen müssen.

Die Kehrseite der Medaille ist die Abkopplung von der Lieferkette – wir übersehen zu leicht, welchen Einfluss unsere Auswahl auf unsere Umwelt hat. Damit will ich niemandem Schuldgefühle einreden und auch keine politische Aussage loswerden. Es ist mir jedoch ein Anliegen, dass wir alle mehr Fragen stellen.

Wie wir die Lebensmittelversorgung heute auslagern, hat mit überlieferten Methoden kaum noch etwas zu tun. Einst lebten Menschen als Jäger und Sammler unmittelbar von ihrem Land. Das scheint zwar ewig her zu sein, doch erst Mitte des 20. Jahrhunderts hat sich die Lebensmittelversorgung drastisch verändert.

Bald nach dem Ende des Zweiten Weltkriegs setzte der Siegeszug der industriellen Lebensmittelerzeugung ein. In Australien und Neuseeland kamen die ersten Supermärkte mit leichter Verzögerung in den fünfziger Jahren auf. Bis diese den Markt eroberten, erledigten die meisten Familien ihre Einkäufe noch beim Fleischer oder Gemüsehändler vor Ort. Manche ließen sich Milch und Fleisch sogar vom Milchmann bringen. Die fünfziger Jahre waren das Jahrzehnt, in dem »schnelleres« Essen populär wurde, denn nun verbreiteten sich vorverarbeitete und industriell gefertigte Produkte.

In den letzten Jahrzehnten ging der Drang zur Bequemlichkeit weiter. Große Supermarktkonzerne sicherten sich den Löwenanteil des Marktes und erschwerten inhabergeführten Geschäften durch den Preisdruck ihrer geballten Marktmacht zunehmend das Überleben.

Die Verbraucher profitieren zwar vom günstigen Lebensmittelangebot, doch auch dies hat seinen Preis.

Am stärksten betroffen sind in der Regel die Landwirte selbst. Große Einzelhandelsketten versprechen ihren Kunden dauerhaft niedrige Preise, doch das führt dazu, dass ihre Zulieferer mitunter kaum die Produktionskosten decken können. Auch deshalb sollte man nach Möglichkeit auf dem Wochenmarkt oder direkt ab Hof einkaufen. So landet das Geld ohne Zwischenstation bei den Erzeugern.

Die Industrialisierung der Lebensmittelversorgung hat auch starken Einfluss auf unsere Umwelt und auf das Tierwohl. Bestimmte Verfahren aus der konventionellen Landwirtschaft beeinträchtigen die Bodenfruchtbarkeit, lassen ganze Bienenvölker absterben, und es vergeht kein Monat, in dem wir nicht von den traurigen Bedingungen in der Massentierhaltung hören.

*»Ohne einen Anstoß von außen denken wir nur selten darüber nach, woher die Lebensmittel stammen, die wir in den Einkaufswagen legen.«*

Ohne einen Anstoß von außen denken wir nur selten darüber nach, woher die Lebensmittel stammen, die wir in den Einkaufswagen legen. Im Supermarkt denken wir eher darüber nach, was tagsüber los war, was für ein bestimmtes Rezept noch fehlt oder wie wir unseren Kindern Gemüse unterjubeln können, ohne dass sie die Nase rümpfen. Dort fragen wir uns normalerweise nicht, ob der Bauer beim Anbau seiner Möhren auf eine angemessene Fruchtfolge geachtet hat oder ob die eingeschweißte Hühnerbrust von einem Huhn stammt, das im Sonnenschein auf der Wiese scharren durfte.

Wie wichtig es meiner Ansicht nach ist, gerade bei frischen Produkten auf Bioqualität zu setzen, habe ich bereits erklärt. Mein Hauptanliegen ist dabei eine gesteigerte Nährstoffzufuhr, von der wir gesundheitlich nur profitieren können. Gleichzeitig setze ich mich aus voller Überzeugung für Nachhaltigkeit ein, denn wir alle nehmen Einfluss auf unseren Planeten und seine Bewohner.

Wir erfahren zwar nicht viel über die Produktionsmethoden, die all das durchläuft, was wir irgendwann kaufen, aber dennoch ist unsere Macht größer, als wir glauben. Mit jedem Kauf zeigen Sie dem jeweiligen Hersteller oder Erzeuger, welche Qualität, Nachhaltigkeit und Integrität Sie von den verfügbaren Produkten erwarten.

Vielleicht hält das Geld Sie davon ab, auf Bionahrung und nachhaltige Produkte umzusteigen. Solche Artikel sind tatsächlich teurer, weil die Produktionskosten deutlich höher liegen. Es verblüfft und bestürzt mich, dass wir in einer Welt leben, in der die wahren Kosten von Lebensmitteln und anderen Dingen nicht für jeden erschwinglich sind. Und wir alle sollten uns dafür einsetzen, dies zu ändern. Fragen kostet nichts. Es kostet auch nichts, beim Einkaufen bewusster hinzuschauen und etwas wieder zurückzulegen, weil Sie mitbekommen haben, dass dieses Produkt aus einer Fabrik stammt, in der die Arbeitsschutzbedingungen missachtet werden.

Die meisten Menschen wissen recht gut, welche Lebensmittel ihrer Gesundheit guttun. Als Verbraucher, die die meisten Produkte im Supermarkt besorgen (wo das Personal höchstwahrscheinlich gar nicht weiß, woher jedes einzelne Lebensmittel stammt), können wir schlecht nachvollziehen, was alles erforderlich war, bis wir etwas essen können.

Man kann sich jedoch informieren, denn es gibt Reportagen, Bücher und Studien, aus denen wir ethische Entscheidungen ableiten können. Mein Lieblingsbuch hierzu ist »The Ethical Carnivore« von Louise Gray (deutsche Ausgabe: »Richtig Tiere essen?«, übersetzt von Hanna Lemke).

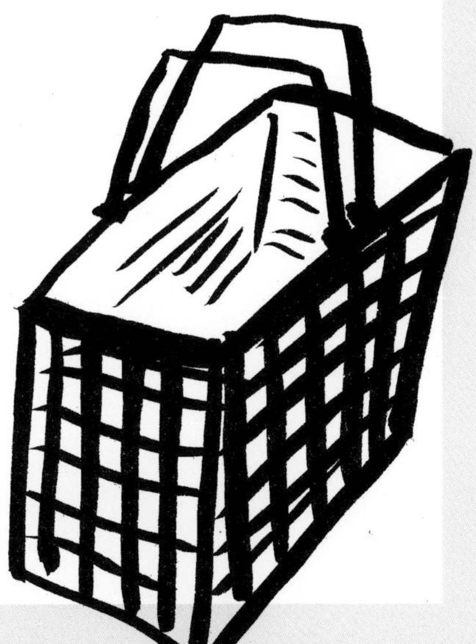

Ein solches Buch zu lesen, kommt Ihnen viel zu anstrengend vor? Schon wenn

Sie bei kleinen, lokalen Anbietern und Lieferanten oder auf dem Wochenmarkt einkaufen, können Sie mit Menschen ins Gespräch kommen, die diese Produkte beschafft oder erzeugt haben.

Fragen Sie nach Anbaumethoden, Haltebedingungen und Zulieferern und entscheiden Sie sich jeweils für das ethisch vertretbarere Produkt.

Mit solchen Entscheidungen können wir Verbraucher demonstrieren, dass wir mehr nährwertreiche, nachhaltige und ethische Produkte wünschen. Jeder Einzelne hat einen gewissen Einfluss auf die Gestaltung der Welt, in der wir leben, und kann so auf Verfahren einwirken, die wir inakzeptabel finden, auch wenn wir uns ihnen gegenüber mitunter machtlos vorkommen.

Ich kann nur jeden ermuntern, sich entsprechend zu verhalten.

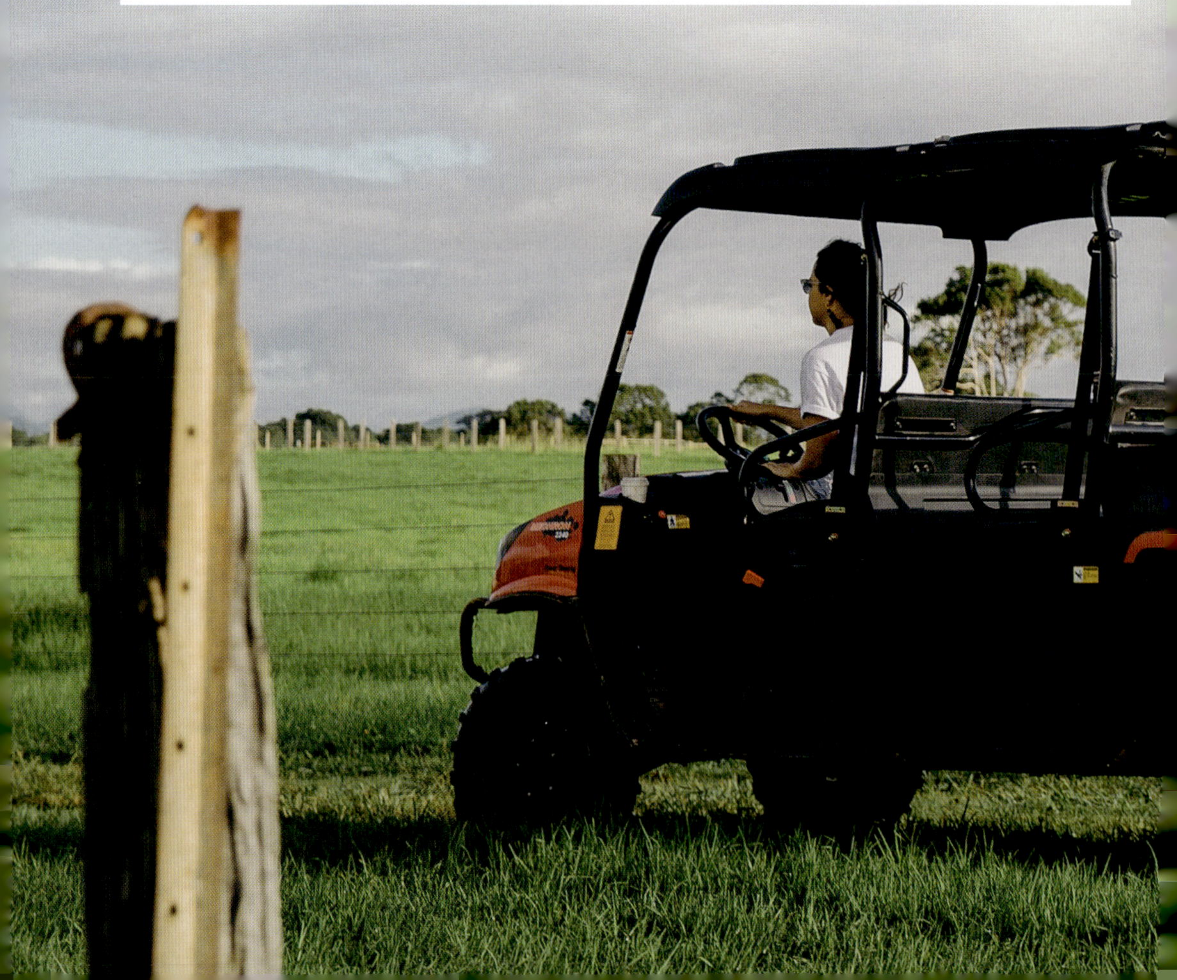

» Verkaufe deine Schlauheit und kaufe dafür Staunen. «

*Rumi*

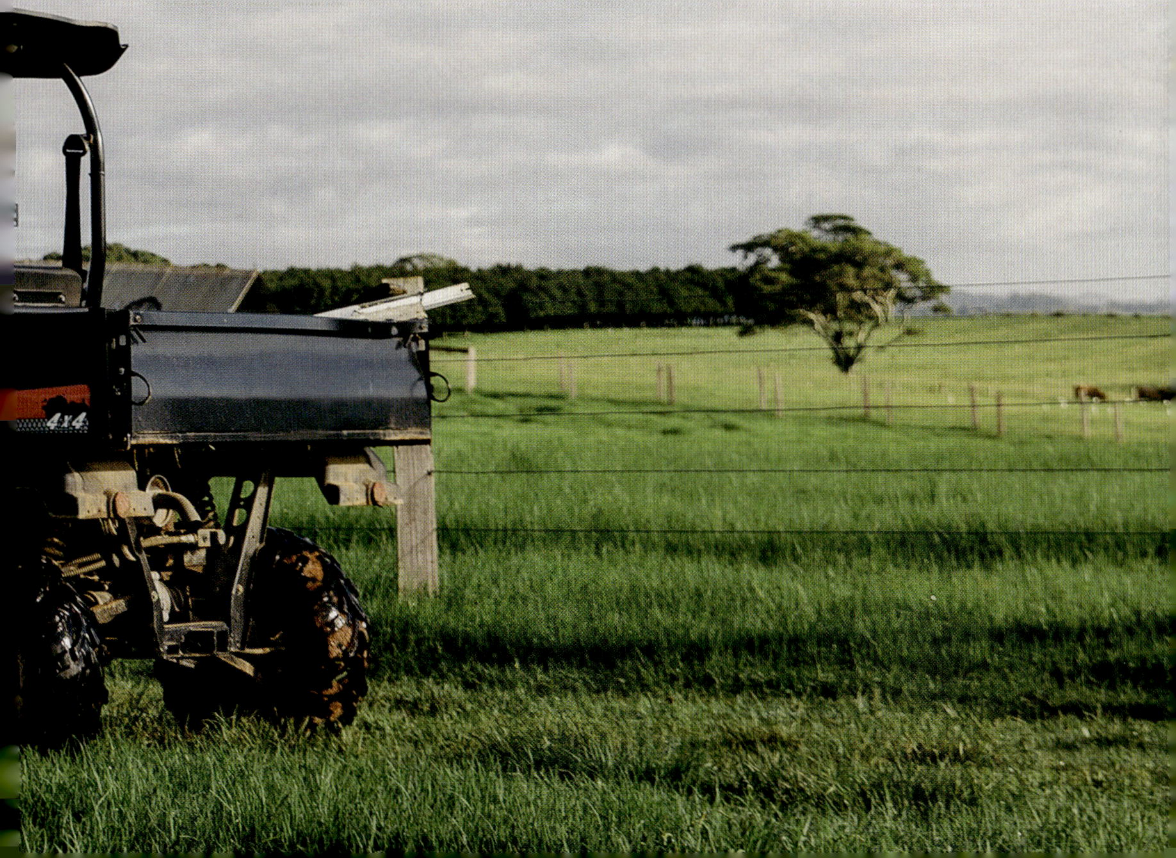

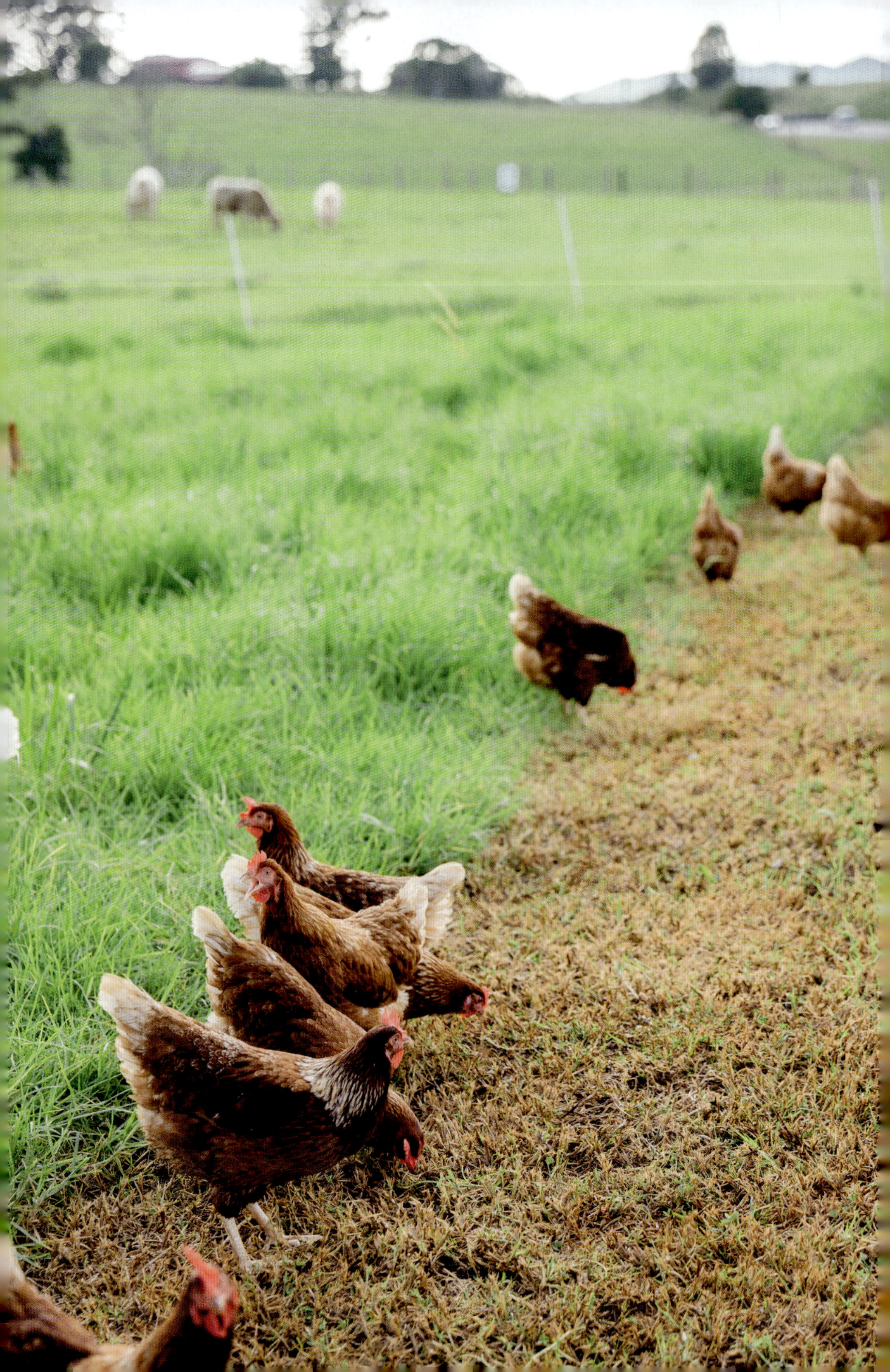

# Bleiben Sie flexibel

## ERNÄHRUNG – EIN THEMA, DAS POLARISIERT

Deutlich mehr Pflanzen zu essen, ist eine ausgezeichnete Methode, Gesundheit und Vitalität durch eine höhere Nährstoffdichte auf die Sprünge zu helfen. Aber was ist mit Fleisch und Fisch? Das Thema Ernährung polarisiert. Jeder muss essen, also hat jeder seine eigene Meinung, was eine gesunde Ernährung ausmacht. Ich ermuntere Menschen stets, so zu essen, dass es Körper, Geist und Seele nährt, und für manche bedeutet dies eine vegetarische oder vegane Kost.

Viele andere hingegen möchten Fleisch oder Fisch essen und fühlen sich besser, wenn sie solche Produkte einbeziehen. Dazu kann ich nur sagen: Essen Sie unverfälschte Nahrung, die Ihnen guttut. Streng sein sollten Sie nur dann, wenn es Ihrer persönlichen Überzeugung nach (oder aus gesundheitlichen Gründen) für Sie oder die Erde wichtig ist. Wer also in seinem tiefsten Inneren davon überzeugt ist, dass eine vegane Lebensweise das Richtige für ihn oder sie ist, sollte dazu stehen. In diesem Fall müssen Sie jedoch ganz besonders auf die optimale Versorgung mit Vitamin $B_{12}$, Eisen und Zink achten (mehr dazu im Abschnitt über Mikronährstoffe ab Seite 69).

Ein Konzept, das zu einer vollwertigen und dennoch flexiblen Ernährungsweise beiträgt, ist der sogenannte Flexitarier-Ansatz. Mir ist es wichtig, dass Menschen sich auf die Bedürfnisse des eigenen Körpers einschwingen. Hören Sie auf Ihren Körper, nicht auf den Kopf oder eine Regel, die Sie sich womöglich vor Jahren gesetzt haben, die aber mittlerweile weder Ihnen noch der Erde dient. Flexibilität ermöglicht Ihnen, dem Körper das zu geben, was er braucht, wann er es braucht. An manchen Tagen haben Sie vielleicht den Eindruck, dass ein Gericht mit Kartoffeln genau das Richtige für Sie ist; an anderen Tagen spüren Sie einen Widerstand dagegen und befürchten, von Kartoffeln müde zu werden. Wenn Sie jedoch eine Regel befolgen, die besagt, Kohlenhydrate nach 15 Uhr seien »schlecht«, dann gestatten Sie sich womöglich keine Kartoffeln mehr, obwohl der Körper diese an diesem speziellen Abend gut gebrauchen könnte.

Meiner Beobachtung nach definieren sich Menschen außerdem zunehmend über ihre Ernährungsform, zum Beispiel durch die Aussage: »Ich bin Veganer.« Und ich sehe immer wieder, dass das Ernährungsverhalten anderer verurteilt wird, sobald es vom eigenen abweicht. Solche Urteile nützen weder Ihrer eigenen Gesundheit noch der Erde, noch Ihren Mitmenschen. Essen Sie so, wie es sich für Sie richtig anfühlt, und gestehen Sie anderen das Gleiche zu.

Falls Sie Fleisch essen, wählen Sie bitte Fleisch von Weidetieren und aus Biohaltung. Mir ist bewusst, dass das teurer ist, doch da ich seit 20 Jahren beobachte, was Menschen essen, würde vielen Menschen eine geringere Portionsgröße beim Fleisch guttun. Für eine Hauptmahlzeit ist eine faustgroße Portion ein guter Anhaltspunkt. Biolammfleisch beispielsweise liefert Eiweiß und Vitamin $B_{12}$ sowie Eisen und Zink in einer für den Körper besonders gut verwertbarer Form.

*»Falls Sie Fleisch essen, wählen Sie bitte Fleisch von Weidetieren und aus Biohaltung.«*

Auch bei Fisch und Meeresfrüchten gehen die Meinungen auseinander. Es gibt in dieser Hinsicht durchaus Grund zur Besorgnis, weil wir immer mehr Nachrichten über Schwermetallbelastungen lesen. Selbstverständlich sollten Sie wenig Quecksilber aufnehmen. Kleinere, weiße Fische sind zumeist weniger mit Quecksilber belastet und somit die bessere Wahl. Denken Sie außerdem daran, dass der Körper ausreichend Zink benötigt, um Schwermetalle auszuscheiden – auch solche, die Sie über abgasverschmutzte Luft aufnehmen.

Fisch ist ein Beispiel für ein nährstoffdichtes Lebensmittel, denn er enthält nicht nur Proteine und Nährstoffe wie Selen und Vitamin D, sondern auch die entzündungshemmenden Omega-3-Fettsäuren. In klinischen Studien konnte nachgewiesen werden, dass Omega-3-Fettsäuren das Risiko für bestimmte degenerative Erkrankungen, zum Beispiel am Herzen, senken. Die Omega-3-Fettsäure DHA aus

Fisch unterstützt die Gehirnentwicklung und ist daher besonders wichtig für Frauen in der Schwangerschaft und Stillzeit. Eine andere Omega-3-Fettsäure, ALA, kommt besonders in Leinsamen vor. Der menschliche Körper kann ALA in EPA und DHA umwandeln, und in der Schwangerschaft wird diese Fähigkeit hochreguliert. Auch hier kann ich nur sagen: Essen Sie, was Ihren Körper nährt. Hauptsache, es sind ein paar Omega-3-reiche Lebensmittel dabei.

Beachten Sie bitte, dass auch Fisch- und Garnelenfarmen in heutiger Form teilweise schädliche Auswirkungen auf die Umwelt haben, weshalb ich wiederum dazu rate, Meeresfrüchte aus nachhaltigem Wildfang zu kaufen.

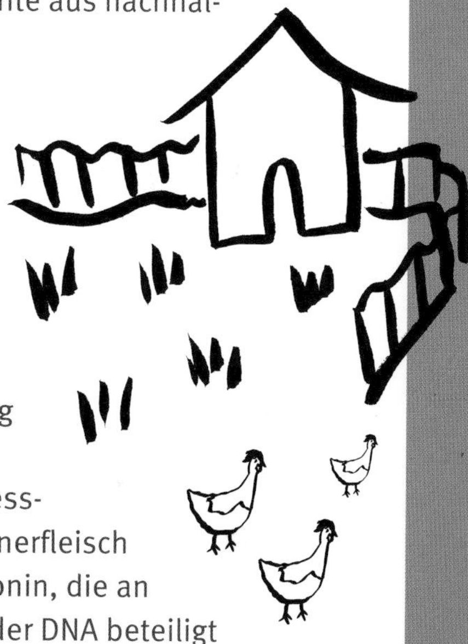

Bei Hühnerfleisch sollten Sie unbedingt auf Bioqualität achten. Achten Sie darauf, dass die Tiere, die das Fleisch liefern, Auslauf hatten und mit biologisch erzeugtem Futter und ohne Antibiotika aufgewachsen sind. Hühnerfleisch ist eine gute Proteinquelle und enthält Niacin (Vitamin $B_3$), das dem Körper bei der Umwandlung von Nahrung in Brennstoff (Energie) hilft. Außerdem ist Niacin an der Erzeugung von Sexual- und Stresshormonen in den Nebennieren beteiligt. Hühnerfleisch liefert darüber hinaus die Aminosäure Methionin, die an der Stimmungsregulation und der Erhaltung der DNA beteiligt ist.

Wenn es bei Ihnen bisher jeden Tag Fleisch gab, führen Sie einen vegetarischen Tag pro Woche ein, an dem die pflanzlichen Lebensmittel im Vordergrund stehen.

Anregungen für vollwertige, vegetarische Gerichte gibt es in zahlreichen Kochbüchern und im Internet. Sobald Sie, die Familie oder die Mitbewohner auf den Geschmack gekommen sind, sind drei vegetarische Hauptmahlzeiten pro Woche bald unproblematisch. Bedenken Sie dabei auch, dass laut WCRF (World Cancer Research Fund) der renommiertesten Krebsforschungsinstitution, maximal

500 Gramm Fleisch pro Woche und der Verzicht auf industriell verarbeitete Fleischwaren empfohlen sind.

Mehr zu diesem Thema erfahren Sie im Abschnitt »Widersprüchliche Empfehlungen« ab Seite 217. Niemand muss vegetarisch leben, wenn ihm oder ihr Fleisch guttut. Beziehen Sie bei der Kaufentscheidung lediglich die Aufzucht- und Haltebedingungen ein: Was haben die Tiere gefressen? Wie wurden sie behandelt? Der Fleischer vor Ort kann dazu besser Auskunft geben als der Supermarktverkäufer. Oder Sie lesen sehr genau die Etiketten.

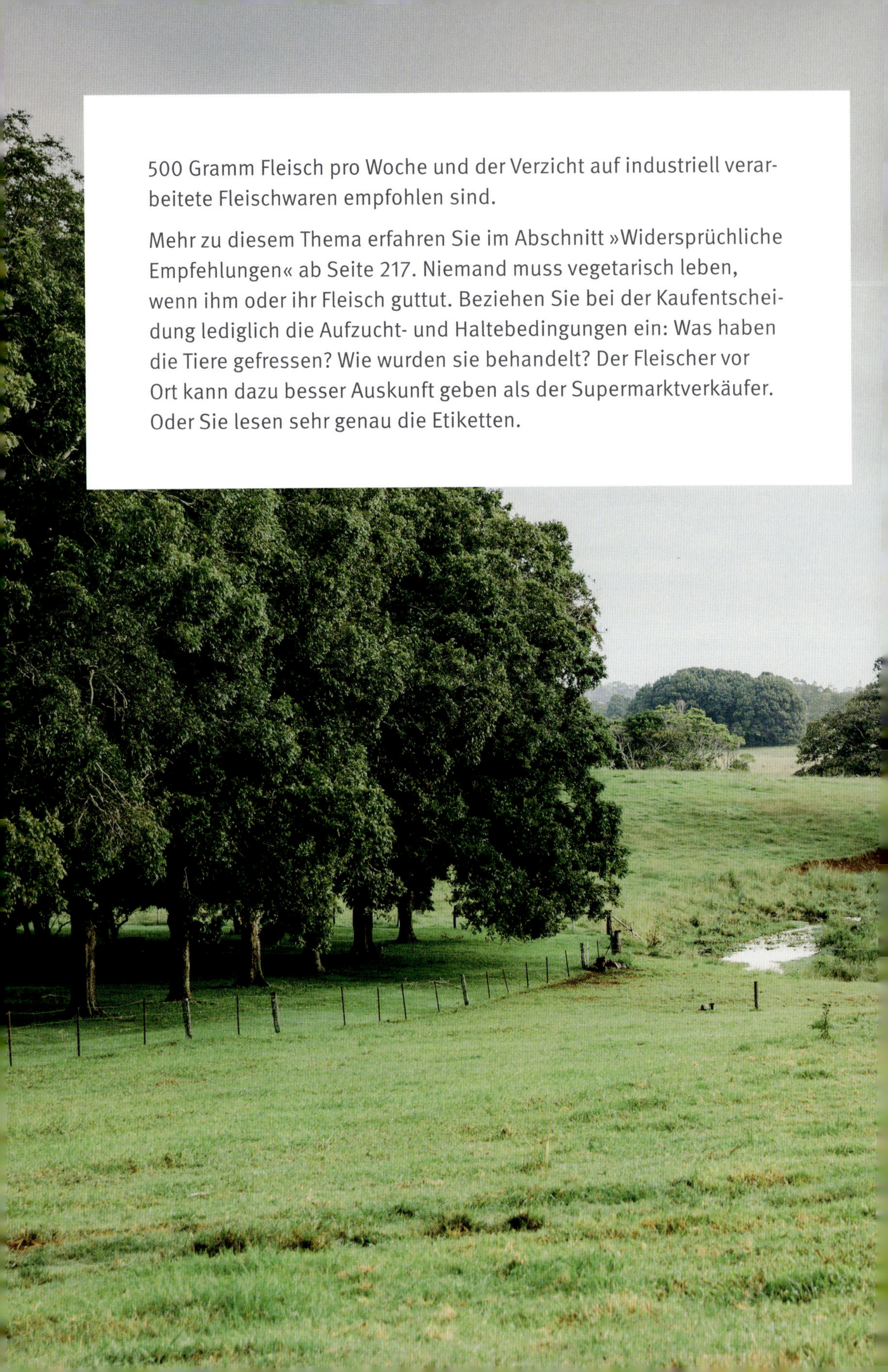

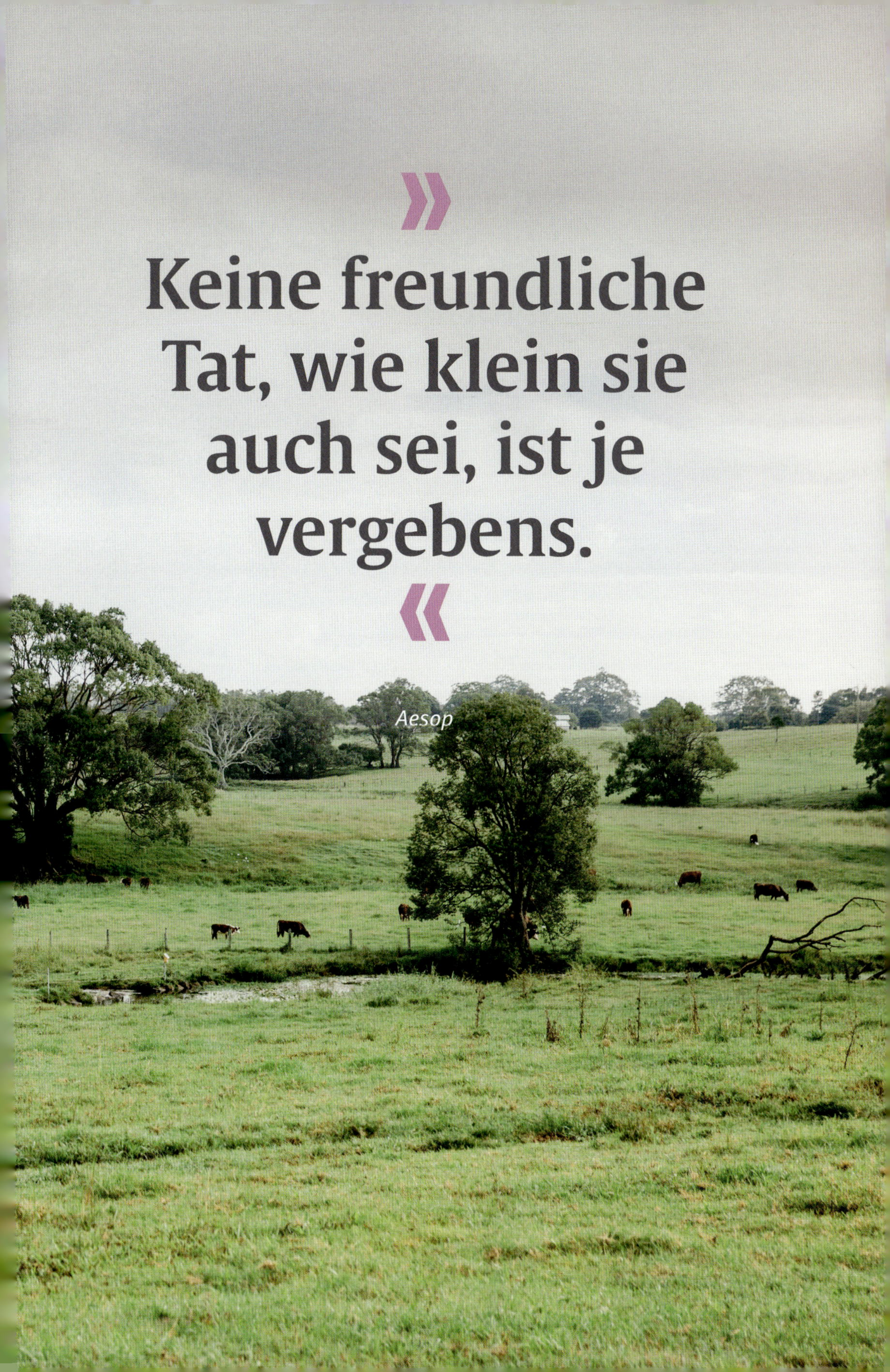

» Keine freundliche Tat, wie klein sie auch sei, ist je vergebens. «

*Aesop*

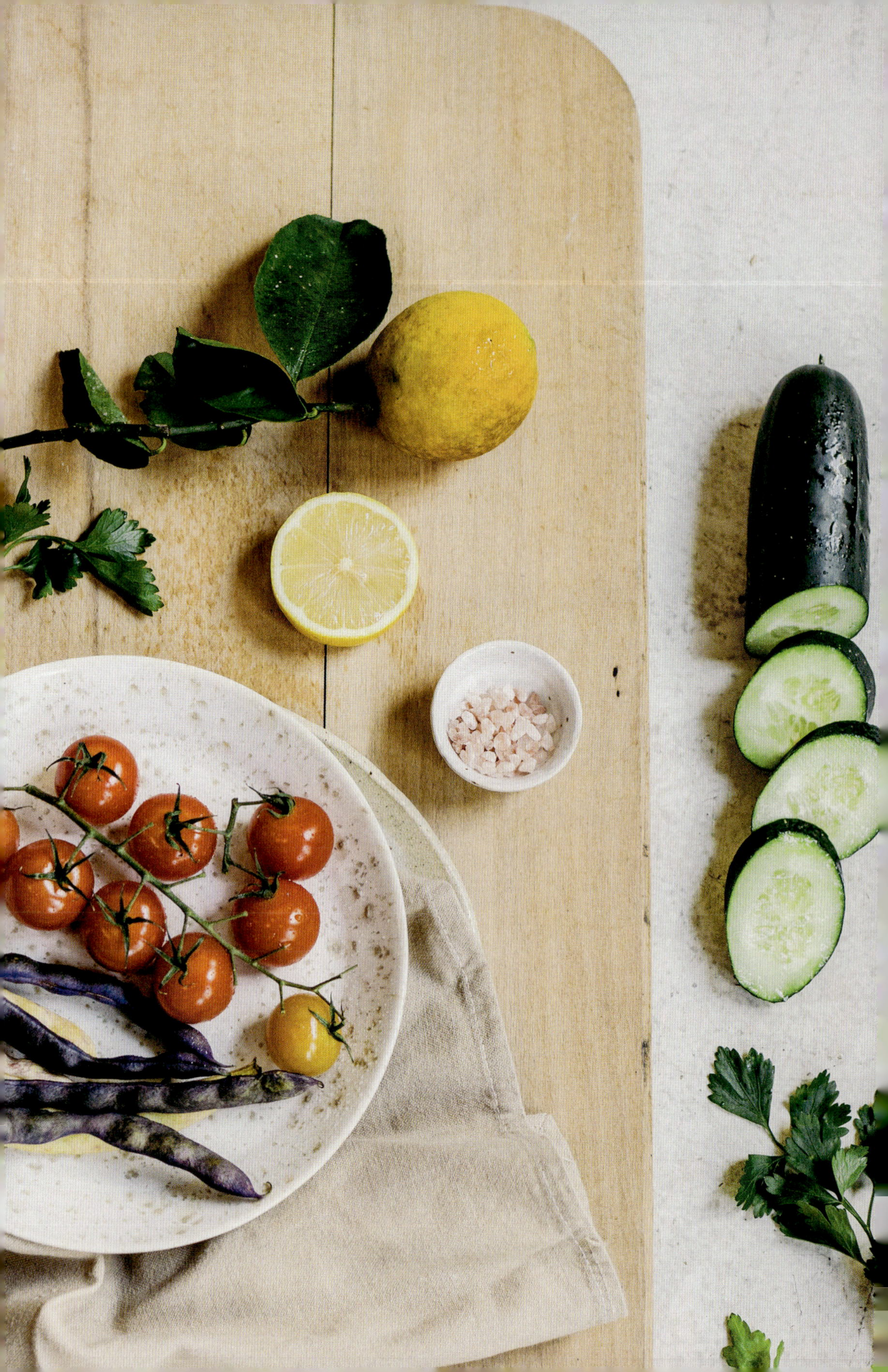

# Superfood: Nährstoffbombe oder Trendbegriff?

## MUSS MAN JEDE MODE MITMACHEN?

Fast wöchentlich wird ein Lebensmittel zum neuesten »Superfood« ausgerufen. Von Gojibeeren bis Açaíbeeren, von Soja (auch das war mal ein Superfood) bis Spirulina – alles Mögliche wurde schon in den Himmel gelobt. Dabei haben alle vollwertigen Lebensmittel das Zeug zum Superstar, weil sie Vitamine, Mineralstoffe und bestimmte einzigartige Substanzen liefern, die wir für Gesundheit und Wohlbefinden brauchen.

Sobald bestimmte Dinge zum Superfood erkoren werden, denken zu viele Menschen irrtümlicherweise, dass sie davon so viel essen können, wie sie wollen (wie es derzeit bei der täglichen Portion Açaíbeeren der Fall ist). Darüber hinaus kann es für die einheimischen Völker, in deren Region das Lebensmittel ursprünglich vorkommt, zum Problem werden, wenn um dieses Lebensmittel in der westlichen Welt plötzlich ein Hype ausbricht. Als beispielsweise Quinoa bei uns immer beliebter wurde, kam es bei bestimmten Bevölkerungsgruppen in Südamerika zu Engpässen und einem massiven Preisanstieg bei diesem traditionellen Grundnahrungsmittel. Zudem wurden viele Bauern nicht angemessen bezahlt. Bei regelmäßigen Entscheidungen müssen wir über unsere persönlichen Bedürfnisse hinausdenken und überlegen, wie unsere Wahl das Leben anderer Menschen beeinflusst.

*Für mich sind alle natürlichen, frischen Lebensmittel super, ob die bescheidene Petersilie, eine duftende Zitrone oder der knackige Spinat.*

# Nahrung soll uns nähren

## WOHER BEKOMMEN SIE IHRE NÄHRSTOFFE?

Nur über die Nahrung kann der Körper die Nährstoffe beziehen, die uns am Leben halten. Stellen Sie es sich bitte bildlich vor: Nährstoffe speisen Millionen biochemischer Prozesse in Ihrem Körper, die Sie gesund erhalten. Unsere Nahrungsauswahl beeinflusst alles in unserem Organismus, von der Energiezufuhr bis zur Heilung der Schnittwunde am Finger.

Die nachfolgende Tabelle soll Sie daran erinnern, warum es sinnvoll ist, die ganze Palette vollwertiger Lebensmittel auszunutzen (im Gegensatz zu stark verarbeiteten Fertigprodukten, die häufig sehr wenig Nährstoffe zu bieten haben).

Wer wieder mit der Weisheit des Körpers in Kontakt kommen möchte, sollte sich bei der Essensauswahl verstärkt an den Hinweisen orientieren, die der Körper uns gibt. Die Tabelle trägt dazu bei, indem sie beispielhaft zeigt, welche Lebensmittel welche Nährstoffe bereitstellen. Überlegen Sie selbst, was davon Ihr Körper gerade fordert. Wer zu Wadenkrämpfen neigt, sollte vielleicht die Magnesiumzufuhr erhöhen und könnte im Tagesverlauf Mandeln, Grünkohl und Spinat zu sich nehmen.

Die Liste ist keineswegs vollständig. Manche der hier aufgeführten Lebensmittel enthalten weitere Nährstoffe und fördern die Gesundheit noch in anderer Hinsicht. Und natürlich gibt es Tausende weitere nährstoffdichte und vollwertige Lebensmittel, die hier nicht genannt sind. Lassen Sie sich also einfach inspirieren.

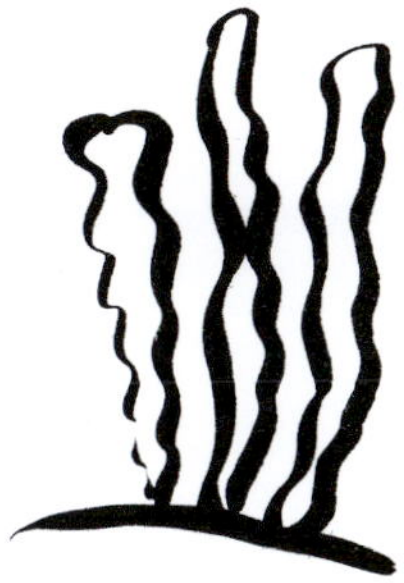

## Algen

DAS STECKT DRIN

Jod, Magnesium

HIER PROFITIERT DER KÖRPER

Schilddrüsenfunktion, Fruchtbarkeit, Funktion des Nervensystems

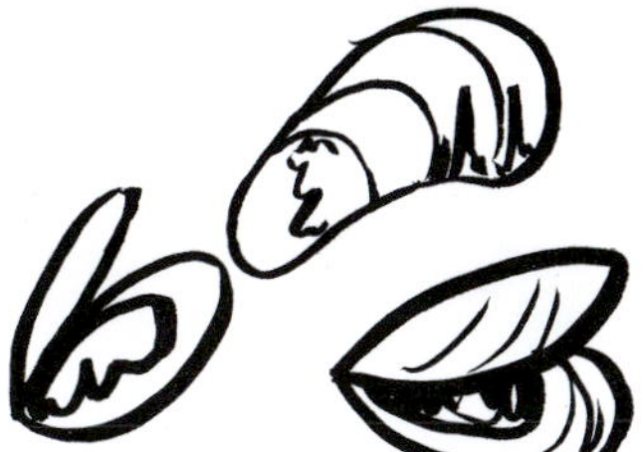

## Austern

DAS STECKT DRIN

Zink, Omega-3-Fettsäuren, Jod, Selen, Eisen

HIER PROFITIERT DER KÖRPER

Produktion von Sexualhormonen, entzündungshemmende Wirkungen, Schilddrüsenfunktion, Sauerstoffgehalt des Blutes

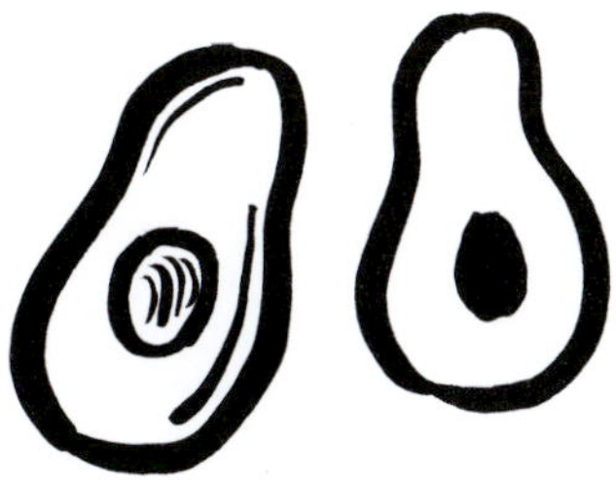

## Avocado

DAS STECKT DRIN

Vitamin E, einfach ungesättigte Fette, B-Vitamine, Ballaststoffe

HIER PROFITIERT DER KÖRPER

Antioxidantien, Haut, Energie, Darm

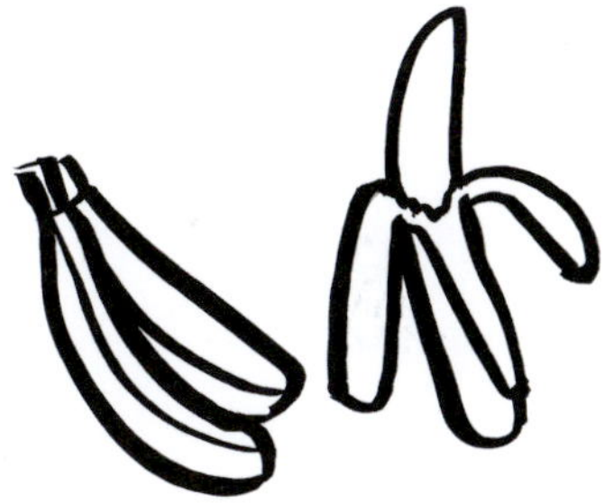

## Bananen

DAS STECKT DRIN

B-Vitamine, Vitamin C, Kalium, Magnesium

HIER PROFITIERT DER KÖRPER

Energie, Antioxidantien, Wasser- und Elektrolythaushalt, Produktion von Neurotransmittern

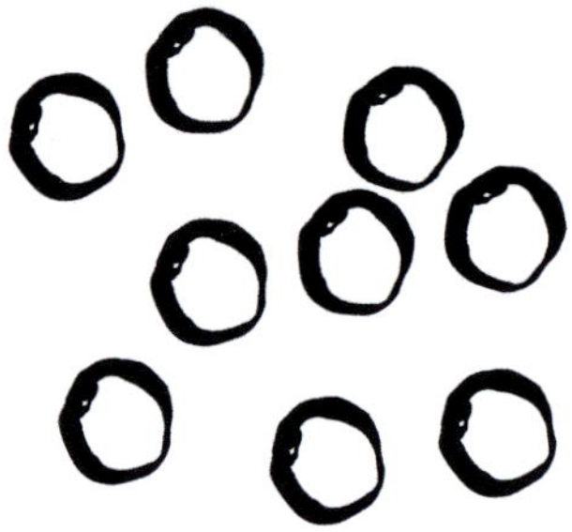

## Beeren

### DAS STECKT DRIN

Vitamin C, Flavonoide

### HIER PROFITIERT DER KÖRPER

Antioxidantien, entzündungshemmende Wirkungen

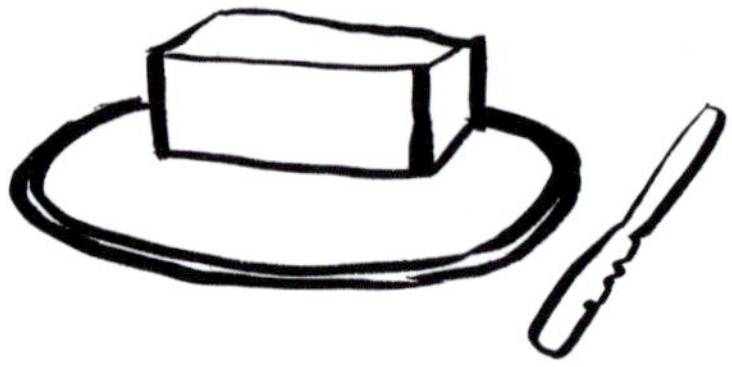

## Bio-Butter

### DAS STECKT DRIN

Laurinsäure, Vitamin A, mittelkettige Triglyzeride, konjugierte Linolsäure (CLA)

### HIER PROFITIERT DER KÖRPER

Abwehr gegen Bakterien und Pilze, entzündungshemmende Wirkungen, Antioxidantien, Sättigungsgefühl

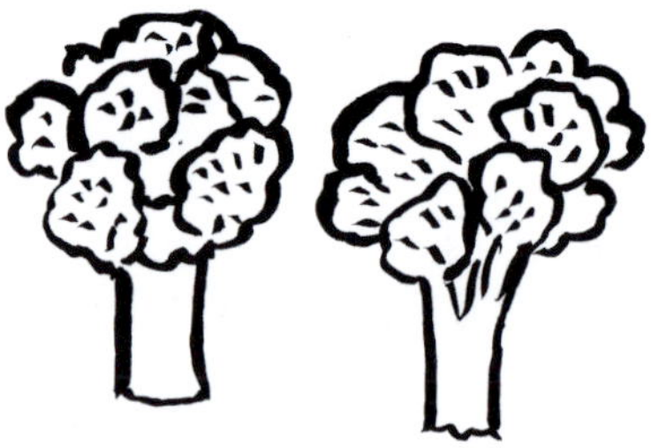

## Brokkoli

### DAS STECKT DRIN

Vitamin C, Kalzium, B-Vitamine, Sulforaphan, Indole

### HIER PROFITIERT DER KÖRPER

Antioxidantien, Knochen, Energie, Entgiftung in der Leber, entzündungshemmende Wirkungen, gesunder Östrogenstoffwechsel

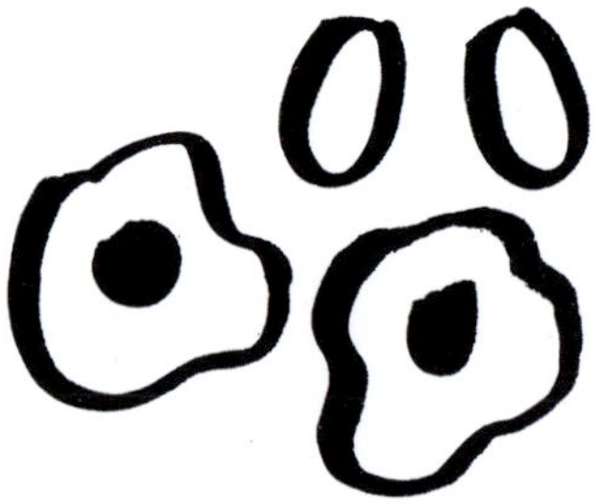

## Eier

### DAS STECKT DRIN

B-Vitamine (auch Vitamin $B_{12}$), Eisen, Vitamin A, Vitamin E, Selen, Carotinoid (Lutein, Zeaxanthin), Protein

### HIER PROFITIERT DER KÖRPER

Energie, Sauerstoffgehalt des Blutes, Antioxidantien, Augen, Haut, Schilddrüsenfunktion

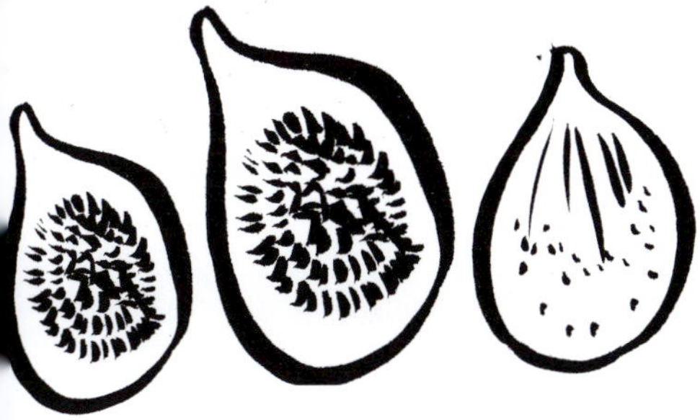

## Feigen

### DAS STECKT DRIN

Kalzium, Magnesium, Ballaststoffe

### HIER PROFITIERT DER KÖRPER

Knochen, Elektrolythaushalt, Darm

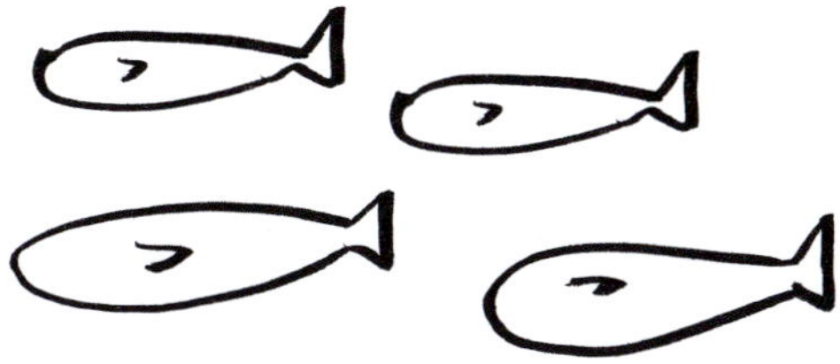

## Fetter, frischer Fisch

### DAS STECKT DRIN

Omega-3-Fettsäuren (DHA), Selen, Jod, Protein

### HIER PROFITIERT DER KÖRPER

Entzündungshemmende Wirkungen, Herz, Gehirn, Antioxidantien, Schilddrüsenfunktion

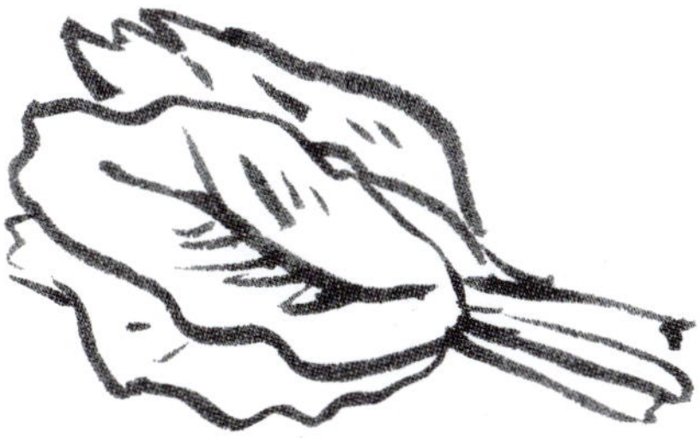

## Grünkohl

### DAS STECKT DRIN

Sulforaphan, Vitamin C, Vitamin K, Vitamine, Eisen, Kalzium, Magnesium, Carotinoide (Lutein, Zeaxanthin)

### HIER PROFITIERT DER KÖRPER

ntgiftung in der Leber, Antioxidantien, utgerinnung, Energie, Sauerstoffgehalt des Blutes, Knochen, Augen

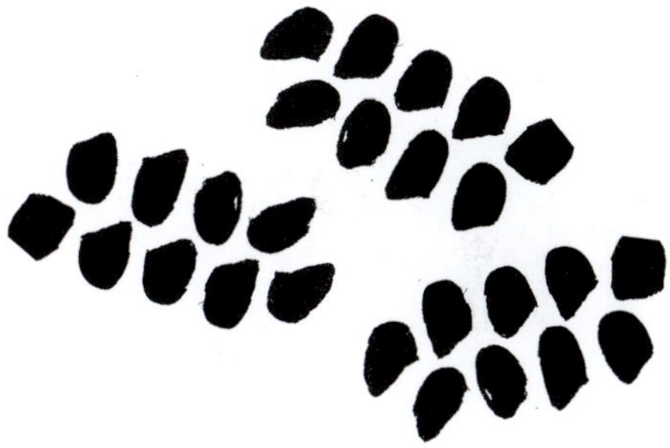

## Hülsenfrüchte

(wie schwarze Bohnen oder Kichererbsen)

### DAS STECKT DRIN

Eisen, Folsäure, Ballaststoffe, B-Vitamine, Magnesium, Protein

### HIER PROFITIERT DER KÖRPER

Sauerstoffgehalt des Blutes, Schutz der Gene, Darm, Energie

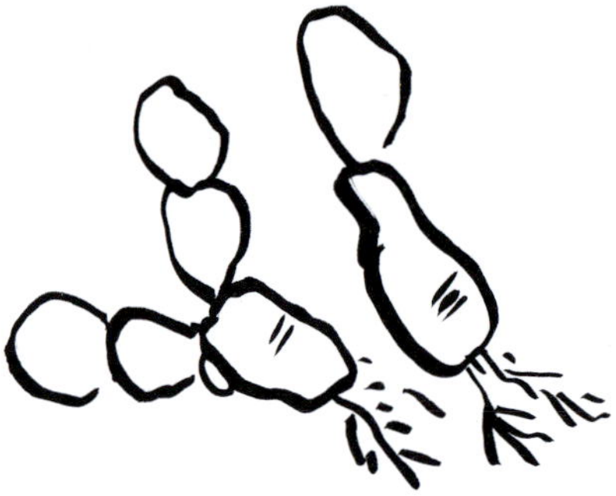

## Ingwer

### DAS STECKT DRIN

Phytonährstoffe

### HIER PROFITIERT DER KÖRPER

Antioxidantien, entzündungshemmende Wirkungen, Immunfunktion, lindert Übelkeit

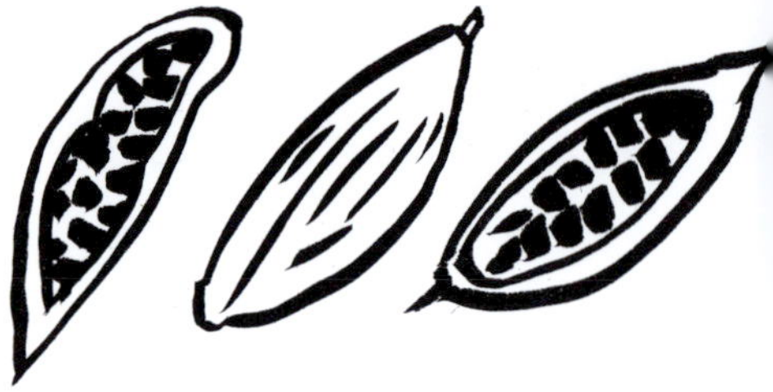

## Kakao

### DAS STECKT DRIN

Magnesium, Flavonoide

### HIER PROFITIERT DER KÖRPER

Muskelentspannung, Funktion des Nervensystems, Antioxidantien, Herz

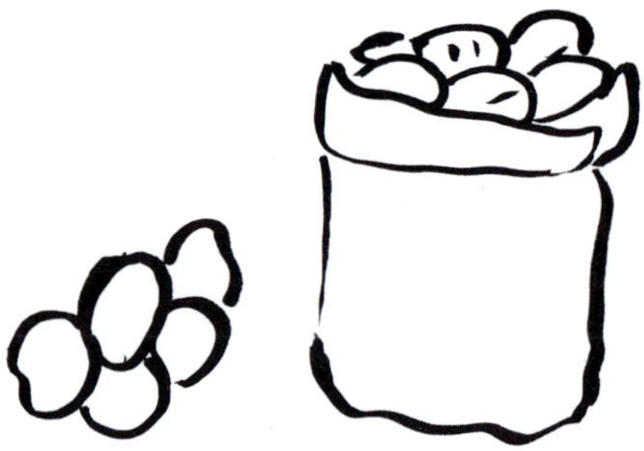

## Kartoffeln

### DAS STECKT DRIN

Vitamin C, Kalium

### HIER PROFITIERT DER KÖRPER

Antioxidantien, Wasser- und Elektrolythaushalt

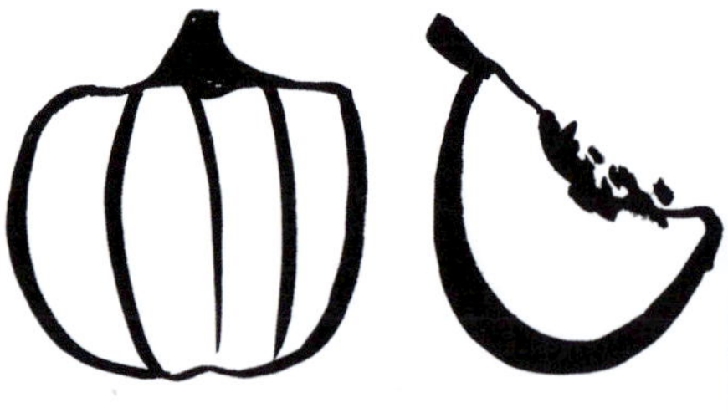

## Kürbis

### DAS STECKT DRIN

Betacarotin (Vitamin A), Lutein, Zeaxanthin, B-Vitamine

### HIER PROFITIERT DER KÖRPER

Augen, Energie, Antioxidantien

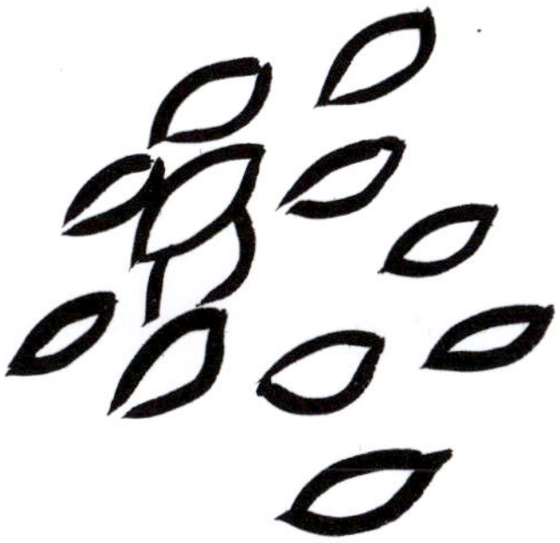

## Kürbiskerne

### DAS STECKT DRIN

Zink, hochwertige Fette, Magnesium

### HIER PROFITIERT DER KÖRPER

Haut, Produktion der Sexualhormone, Funktion des Nervensystems

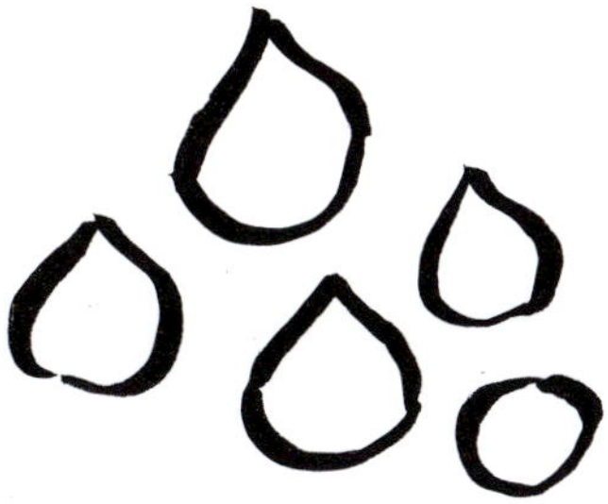

## Makadamianüsse

### DAS STECKT DRIN

Einfach ungesättigte Fette, Vitamin E, Magnesium

### HIER PROFITIERT DER KÖRPER

Haut, Herz, Antioxidantien

## Mandeln

### DAS STECKT DRIN

Vitamin E, Kalzium, Magnesium, B-Vitamine

### HIER PROFITIERT DER KÖRPER

Antioxidantien, Haut, Knochen, Herz, Energie

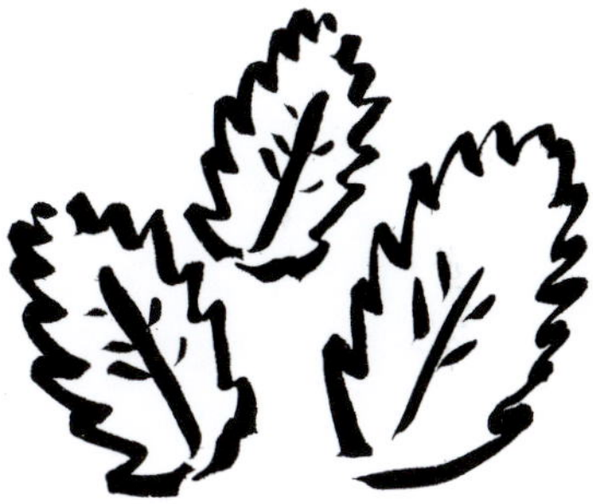

## Minze

### DAS STECKT DRIN

Vitamin C, Carotinoide, Flavonoide

### HIER PROFITIERT DER KÖRPER

Antioxidantien, hilft bei Verdauungsbeschwerden

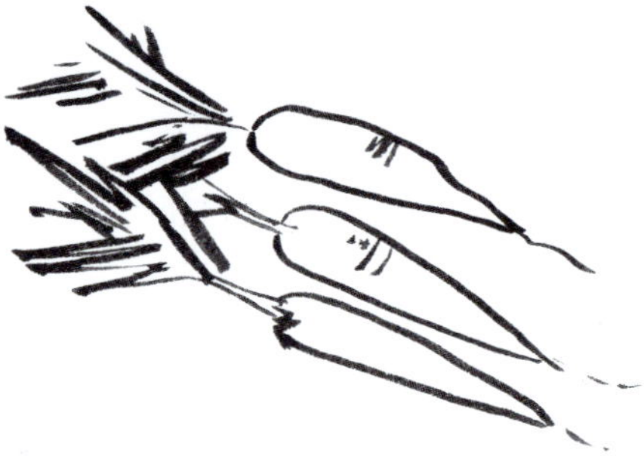

## Möhren

### DAS STECKT DRIN

Betacarotin (Vitamin A), Kalium

### HIER PROFITIERT DER KÖRPER

Augen, Antioxidantien, Elektrolythaushalt

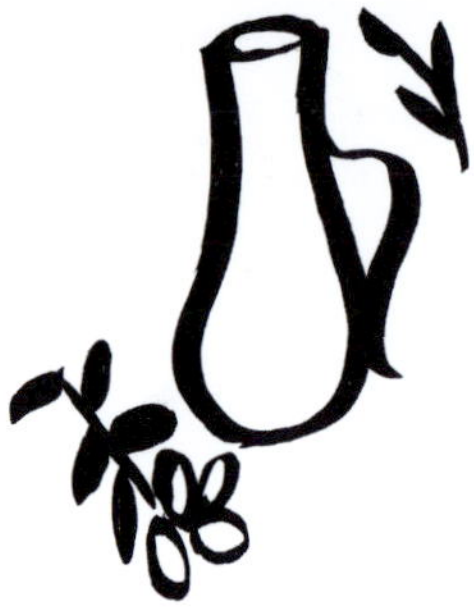

## Olivenöl, extra vergine

### DAS STECKT DRIN

Vitamin E, hochwertige Fette, Phytonährstoffe

### HIER PROFITIERT DER KÖRPER

Antioxidantien, entzündungshemmende Wirkungen, Herz, Haut, bessere Aufnahme fettlöslicher Vitamine

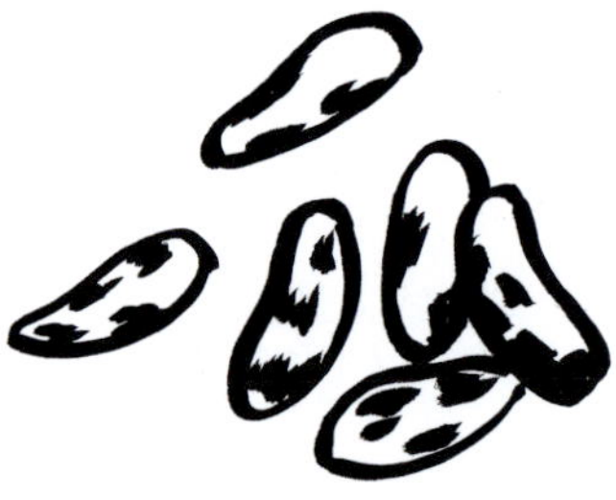

## Paranüsse

### DAS STECKT DRIN

Selen, hochwertige Fette

### HIER PROFITIERT DER KÖRPER

Gesunde Schilddrüsenfunktion, Antioxidantien, Immunfunktion

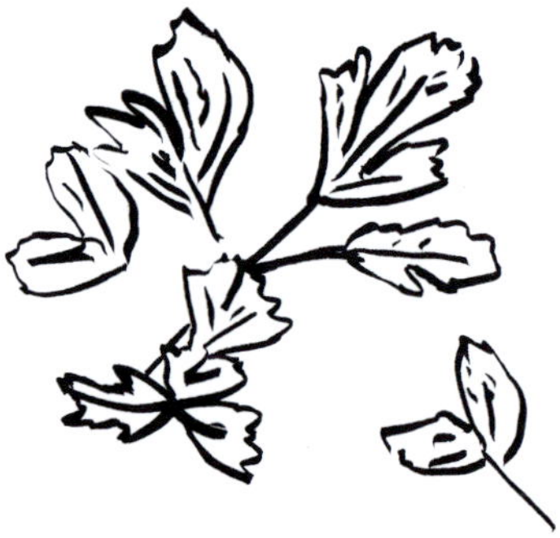

## Petersilie

### DAS STECKT DRIN

Vitamin C, Eisen, Carotinoide, Vitamin

### HIER PROFITIERT DER KÖRPER

Antioxidantien, entzündungshemmend Wirkungen, Sauerstoffgehalt des Blutes, Augen, Blutgerinnung

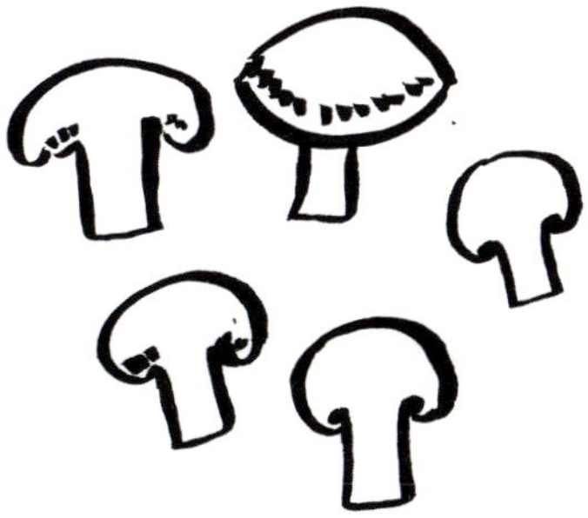

## Pilze

DAS STECKT DRIN

Vitamin D (bei Sonneneinstrahlung), B-Vitamine

HIER PROFITIERT DER KÖRPER

Immunfunktion, Knochen, Energie

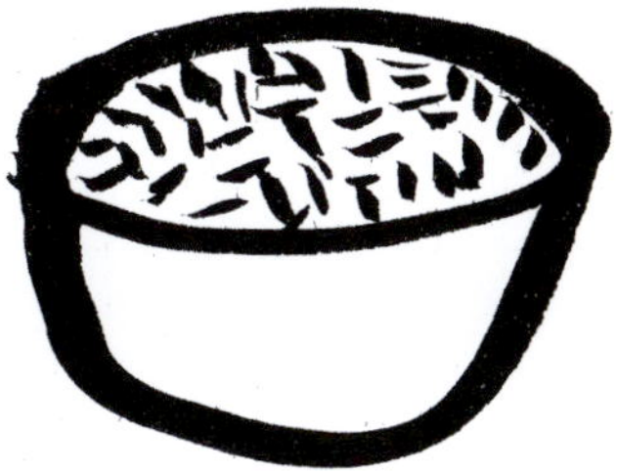

## Quinoa

DAS STECKT DRIN

B-Vitamine, hochwertiges pflanzliches Protein, Ballaststoffe

HIER PROFITIERT DER KÖRPER

Energie, Darm

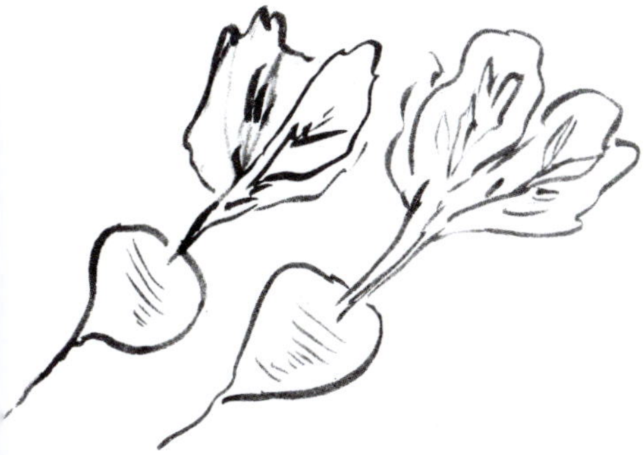

## Rote Bete

DAS STECKT DRIN

Nitrate, Folsäure, Phytonährstoffe (Betalaine)

HIER PROFITIERT DER KÖRPER

Bessere körperliche Leistung, iedrigerer Blutdruck, Antioxidantien, gesunde Zellproduktion

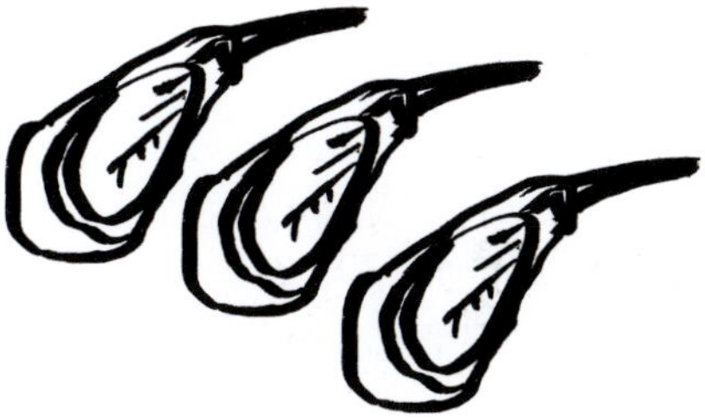

## Rotes Fleisch

DAS STECKT DRIN

Eisen, Zink, Vitamin $B_{12}$, Protein

HIER PROFITIERT DER KÖRPER

Sauerstoffgehalt des Blutes, Fruchtbarkeit, Erhaltung der Muskulatur

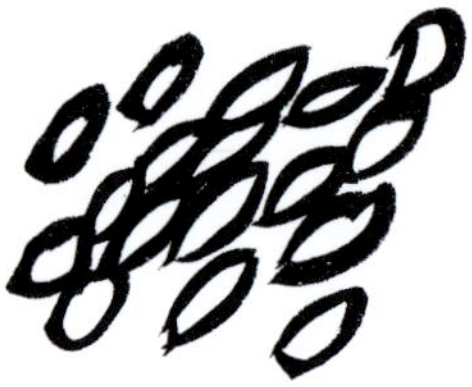

## Sonnenblumenkerne

### DAS STECKT DRIN

Vitamin E, Zink, Magnesium

### HIER PROFITIERT DER KÖRPER

Hautschutz, Antioxidantien, Elektrolythaushalt, Immunfunktion, Wundheilung

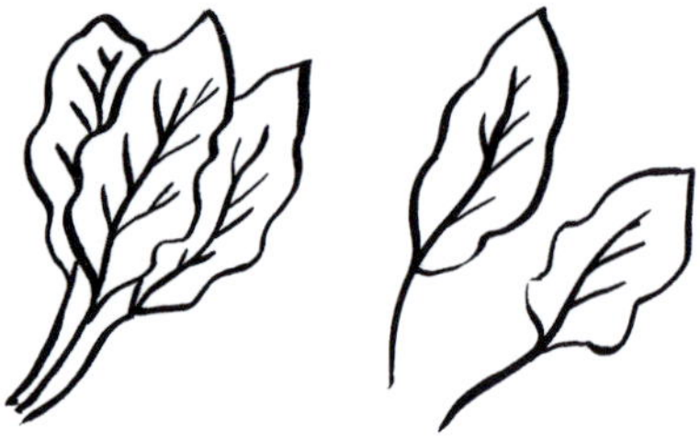

## Spinat

### DAS STECKT DRIN

Folsäure, Kalzium, Magnesium, Phosphor, Vitamin C, Carotinoide (Vitamin A), B-Vitamine

### HIER PROFITIERT DER KÖRPER

Antioxidantien, Schutz der Gene, Energie, Knochen, Augen

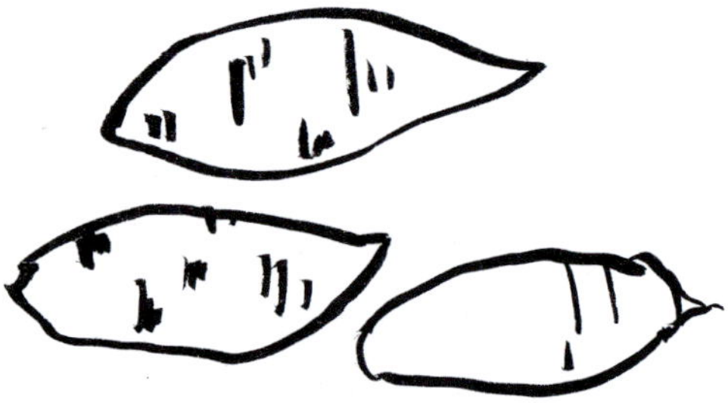

## Süßkartoffeln

### DAS STECKT DRIN

Betacarotin (Vitamin A), Vitamin C, Kalium

### HIER PROFITIERT DER KÖRPER

Antioxidantien, Augen, Elektrolythaushalt

## Tomaten

### DAS STECKT DRIN

Lycopin, Carotinoide (Vitamin A), Vitamin C

### HIER PROFITIERT DER KÖRPER

Antioxidantien, Herz, Haut

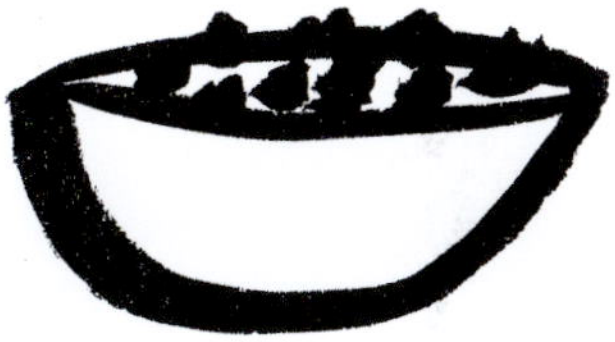

## Vollkornreis

**DAS STECKT DRIN**

B-Vitamine, Magnesium, Vitamin E

**HIER PROFITIERT DER KÖRPER**

Energie, Elektrolythaushalt, Antioxidantien

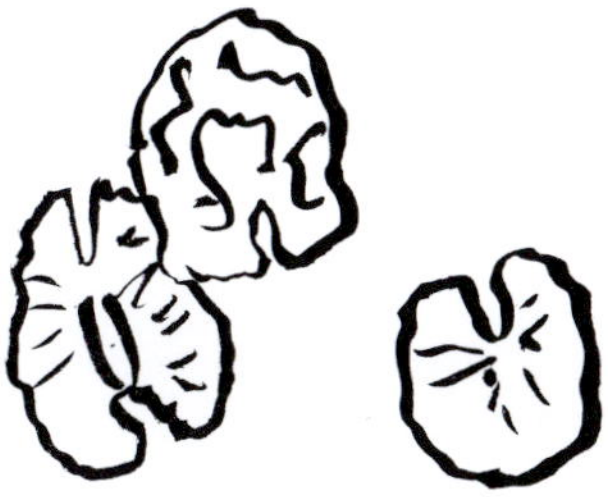

## Walnüsse

**DAS STECKT DRIN**

Omega-3-Fettsäuren, Vitamin E, Magnesium, B-Vitamine

**HIER PROFITIERT DER KÖRPER**

Entzündungshemmende Wirkungen, Antioxidantien, Herz, Funktion des Nervensystems, Energie

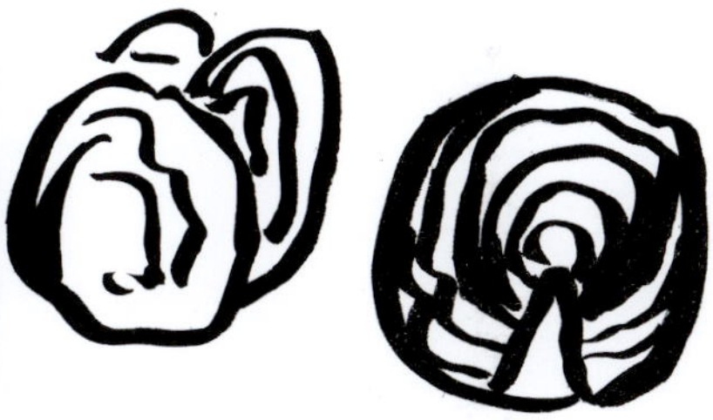

## Weißkohl

**DAS STECKT DRIN**

Sulforaphan, Vitamin C, Vitamin K, Carotinoide

**HIER PROFITIERT DER KÖRPER**

giftung in der Leber, Antioxidantien, Blutgerinnung

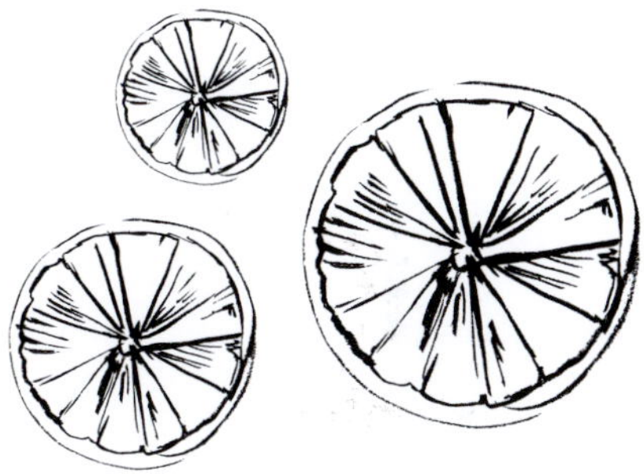

## Zitronen

**DAS STECKT DRIN**

Vitamin C, Zitronensäure

**HIER PROFITIERT DER KÖRPER**

Antioxidantien, verbesserte Eisenaufnahme, Magensäureproduktion

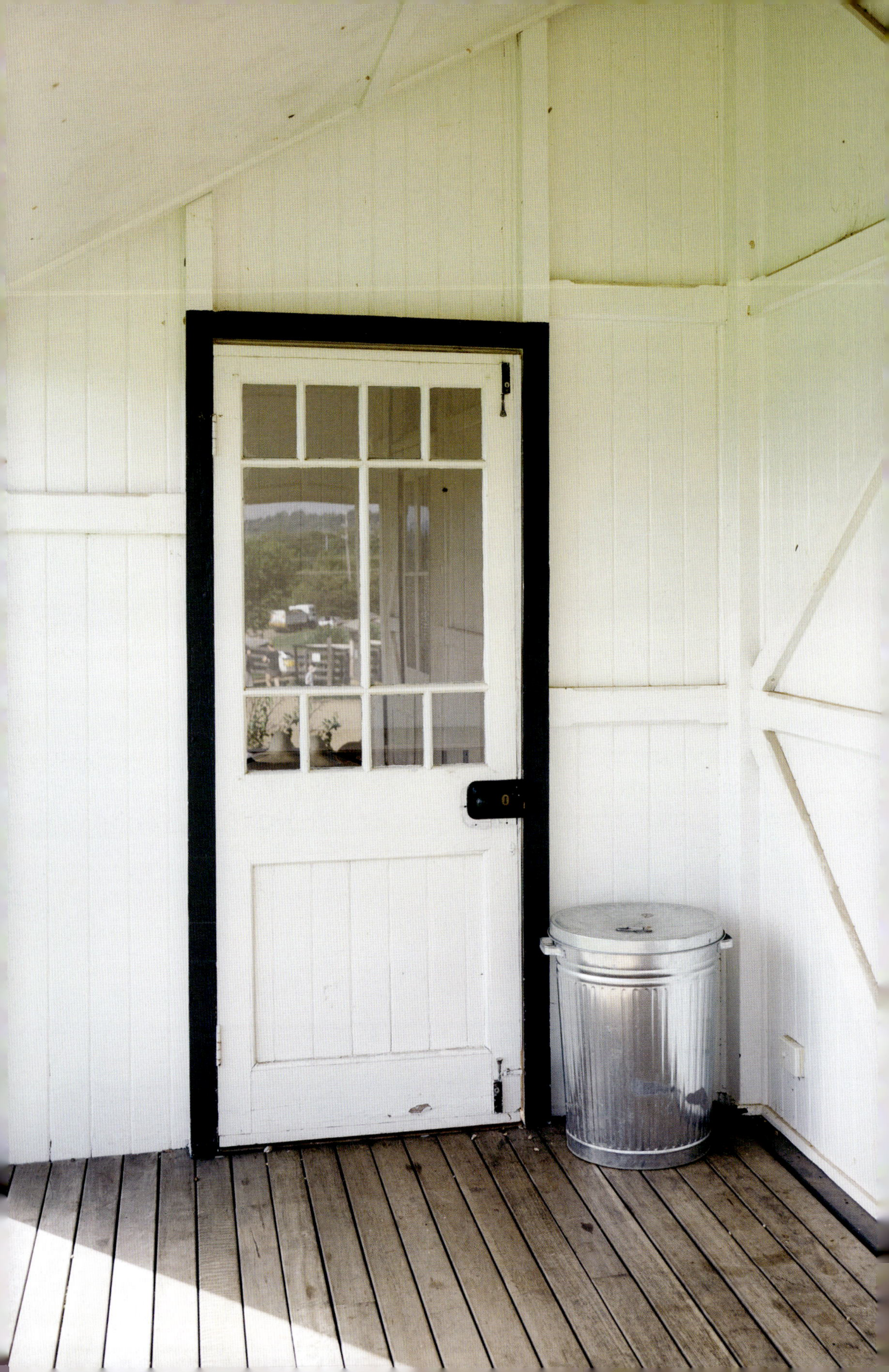

# Lassen Sie sich nicht irreführen!

## FALSCHE VERSPRECHUNGEN DURCHSCHAUEN

Um Ratsuchenden zu einer bewussteren Steuerung ihres Essverhaltens zu verhelfen, konzentriere ich mich stets auf das, wovon sie mehr essen sollten: echte, unverfälschte Nahrung. Solange das Konzept »Nährwert« noch unscharf ist, hilft dabei auch eine Liste der Zutaten (die ich wohlgemerkt nicht als »Lebensmittel« bezeichne), die Sie möglichst zurückschrauben sollten. Das ist keine Verbotsliste und keine rote Linie, sondern sie soll lediglich auf bestimmte weniger wertvolle Dinge aufmerksam machen, die vielleicht in unseren Vorratsschrank geraten, aber am besten nur selten verzehrt werden sollten.

Auf der Liste der Inhaltsstoffe oder Zutaten steht die höchste Konzentration stets ganz vorne. Danach folgen die Zutaten in absteigender Menge.

Am besten essen Sie frische, natürliche Produkte. Im Einzelfall können abgepackte Lebensmittel jedoch besser oder gar nahrhafter sein. Hummus zum Beispiel enthält häufig Konservierungsstoffe. Manche Marken jedoch kommen ohne diese Stoffe aus – hier können Sie bedenkenlos zugreifen.

Oder denken Sie, dass Lebensmittel mit Konservierungsstoffen versetzt werden, um Ihre Gesundheit zu fördern? Nein. Diese Stoffe sollen die Haltbarkeit verlängern. Und zwar, indem sie das Wachstum von Bakterien verhindern.

Allerdings trägt jeder Erwachsene drei bis vier Kilogramm Darmbakterien mit sich herum, die für uns in jeglicher Hinsicht unverzichtbar sind, ob für die Immunfunktion, die Psyche, den Schlaf oder die Verdauung. Da wir keine Ahnung haben, wie sich Konservierungsstoffe aus Lebensmitteln langfristig auf unsere Darmflora auswirken, sollten wir lieber darauf verzichten.

# Zuckerzusätze beschränken

Agavennektar
Agavensirup
Ahornsirup*
Brauner Zucker
Buttersirup
Carobsirup
Dattelzucker
Demerara-Zucker
Dextrin
Dextrose
Fruchtnektar
Fruchtsaft
Fruchtsaftkonzentrat
Fruchtzucker
Fruktose
Gerstenmalz
Glukose
Goldsaft
HFCS (High Fructose Corn Sirup)

Honig*
Invertzucker
Kandis
Karamell
Kokoszucker*
Kristallisierter Maissirup
Kristallzucker
Laktose
Maissirup
Maissüße

Maltodextrin
Maltose
Maltol
Mannose
Malzsirup
Milchzucker
Muscovado
Palmsirup*
Palmzucker
Panocha
Puderzucker

Rohrohrzucker
Rohrzucker
Rohrzuckersaft
Rohzucker
Rübensirup
Saccharose
Sirup
Sorghumhirsesirup
Sorghumsirup
Sukrose
Traubenzucker
Turbinado
Vollkornreiszucker
Vollrohrzucker
Weißer Zucker
Würfelzucker
Zucker
Zuckerguss
Zuckerrohrsaft
Zuckerrübensirup*

**Diese Produkte enthalten gewisse Nährstoffe und sind im Zweifelsfall die bessere Wahl. Auch davon sollten Sie jedoch möglichst wenig zu sich nehmen.*

# Diese Inhaltsstoffe beschränken

~~950~~ ~~220~~ ~~212~~ ~~952~~ ~~682~~

- hydrolysiertes Sojaprotein, Sojaisolate
- hydrolysiertes Molkeprotein
- Palmöl
- Nitrite
- Rapsöl (oder Canolaöl)
- Verdickungsmittel
- Fruchtsaftkonzentrat
- Pestizide
- Transfette (zum Beispiel in industriell gefertigten Backwaren, Keksen, Müsliriegeln oder Fastfood)
- Konservierungsstoffe (viele davon haben eine 200er E-Nummer)
- sonstige Zusatzstoffe
- Natriumglutamat (E 621)
- Speisesalz schlechter Qualität
- Tomaten aus der Dose (weil die Säure der Tomaten die Kunststoff-Innenbeschichtung der Dose angreift) – besser sind passierte oder eingelegte Tomaten im Glas
- künstliche Süßungsmittel
- unspezifische »pflanzliche« Fette und Öle

## WEITERE BEISPIELE FÜR DAS, WAS SIE EINSCHRÄNKEN SOLLTEN:

- alles, was Sie unmöglich aussprechen können
- E-Nummern allgemein
- Lebensmittel, die sehr lange haltbar gemacht sind
- Lebensmittel, nach deren Verzehr Sie sich körperlich unwohl fühlen
- zu viel Obst: Sie sind kein Flughund. Wenn Sie verstärkt Appetit auf Früchte haben, sollten Sie prüfen, worum es Ihnen wirklich geht – um bestimmte Nährstoffe oder um Zucker?
- kalte, rohe Speisen im Winter
- einseitige Diäten, bei denen nur eine Handvoll Lebensmittel erlaubt ist
- Lebensmittel, die in Kunststoff erhitzt wurden
- Süßigkeiten
- alles, wovon Sie eigentlich genau wissen, dass es Ihnen nicht guttut
- essen, was Sie essen »sollten« (egal wann)
- immer das Gleiche (egal wie nahrhaft es ist)
- Lebensmittel, die gerade nicht reif sind
- alles, was lange Wege hinter sich hat: Beachten Sie den ökologischen Fußabdruck sowie den Reifegrad bei der Ernte, der den Nährstoffgehalt beeinflusst
- Fleisch unklarer Herkunft (Futter, Haltungsbedingungen)

## EINSEITIGE ERNÄHRUNGSFORMEN

Grundsätzlich sollte jeder wenig Fertigprodukte zu sich nehmen, weil sie in der Regel wenig Nährstoffe liefern und stattdessen bestimmte Substanzen enthalten, die wir gar nicht abbauen können (oder die bei regelmäßigem Verzehr auf lange Sicht schädlich sein können). Manche Menschen müssen jedoch bestimmte vollwertige Lebensmittel meiden oder aber bestimmte Stoffe, die in manchen Lebensmitteln von Natur aus vorliegen. Phenolverbindungen (mit viel Schwefel) und Amine (häufig in lang gereiften Lebensmitteln wie Käse und geräucherten Produkten oder auch nach deren Verderb) beispielsweise gehören zu solchen natürlichen Substanzen.

## LOW-FODMAP-DIÄT

Untersuchungen zufolge profitieren Personen mit Reizdarmbeschwerden von einer sogenannten Low-FODMAP-Diät, bei der sie weniger (»low«) Stoffe zu sich nehmen, die im Darm zur Gärung neigen. »FODMAP«steht für fermentierbare Oligosaccharide (wie Fruktane), Disaccharide (Laktose), Monosaccharide (wie Fruktose) und Polyole (Zuckeralkohole wie Xylitol). Nicht jeder Mensch kann all diese Stoffe leicht aufnehmen und so können bestimmte Reizdarmsymptome entstehen. Meiner Erfahrung nach müssen manche mit allen Lebensmitteln aus dieser Gruppe sparsam umgehen, andere nur mit einigen (also zum Beispiel mit Zwiebeln, Knoblauch und Äpfeln). Nehmen Sie bitte im Zweifelsfall eine individuelle, professionelle Ernährungsberatung in Anspruch.

## ZUCKER

Kristallzucker (auch Haushaltszucker genannt) wird aus Zuckerrüben oder Zuckerrohr hergestellt. Bis er auf dem Tisch steht oder sich in Lebensmitteln wiederfindet, durchläuft er 14 Verarbeitungsschritte, bei denen dem Ausgangsprodukt sämtliche ursprünglichen Nährstoffe (wie zum Beispiel B-Vitamine oder Magnesium) entzogen werden, bis nur noch der reine weiße Zucker übrig ist.

Raffinierter Zucker hat gesundheitlich keinerlei Vorteile. Wenn Sie nicht ohnehin schon wenig Zucker zu sich nehmen, sollten Sie sich ab jetzt darum bemühen. Das tut jedem System Ihres Körpers gut.

## GLUTEN UND MILCHPRODUKTE

Manchen Menschen geht es ohne glutenhaltiges Getreide (oder ganz ohne jegliches Getreide) besser. Anderen geht es ohne Milchprodukte besser. Mitunter kommt beides zusammen. Was bedeutet das?

Nach zwanzig Jahren in der persönlichen Ernährungsberatung habe ich bei diesem Thema folgenden Ansatz:

**In folgenden Fällen könnte es sinnvoll sein, probeweise vier bis acht Wochen vollständig auf Gluten zu verzichten:**

- Sie haben eine Autoimmunerkrankung oder vermehrt Autoantikörper.
- Sie haben irischstämmige Vorfahren.
- Sie haben Darmprobleme oder eine Darmkrankheit.
- Sie fühlen sich ständig müde, haben trockene Haut, Haare und Nägel und neigen zu Verstopfung.

**In folgenden Fällen könnte es sinnvoll sein, probeweise vier bis acht Wochen vollständig auf Milchprodukte zu verzichten:**

- Sie haben oder hatten wiederholt Streptokokkeninfektionen, zum Beispiel Streptokokkenangina, Mittelohrentzündung, Bronchitis oder eine Lungenentzündung.
- Sie neigen (oder neigten) zu Ekzemen.
- Sie haben chronische Nebenhöhlenbeschwerden.
- Sie müssen sich ständig räuspern.
- Sie neigen zu starken, übelriechenden Winden.
- Sie atmen meistens durch den Mund.

Möchten Sie angesichts dieser Vorgaben ausprobieren, wie es Ihnen mit einem solchen Selbstversuch ergeht und wie Ihr Körper darauf reagiert?

Bitte beachten Sie, dass die Umstellung nur probeweise erfolgt – vier bis acht Wochen Ihres ganzen langen Lebens, in denen Sie viel über Ihre Gesundheit lernen können (oder auch nicht). Wenn Sie anschließend mit dieser Ernährungsform fortfahren möchten, sollten Sie unbedingt mit einer erfahrenen Ernährungsberaterin sprechen, um sicherzustellen, dass Ihr Nährstoffbedarf langfristig gedeckt bleibt.

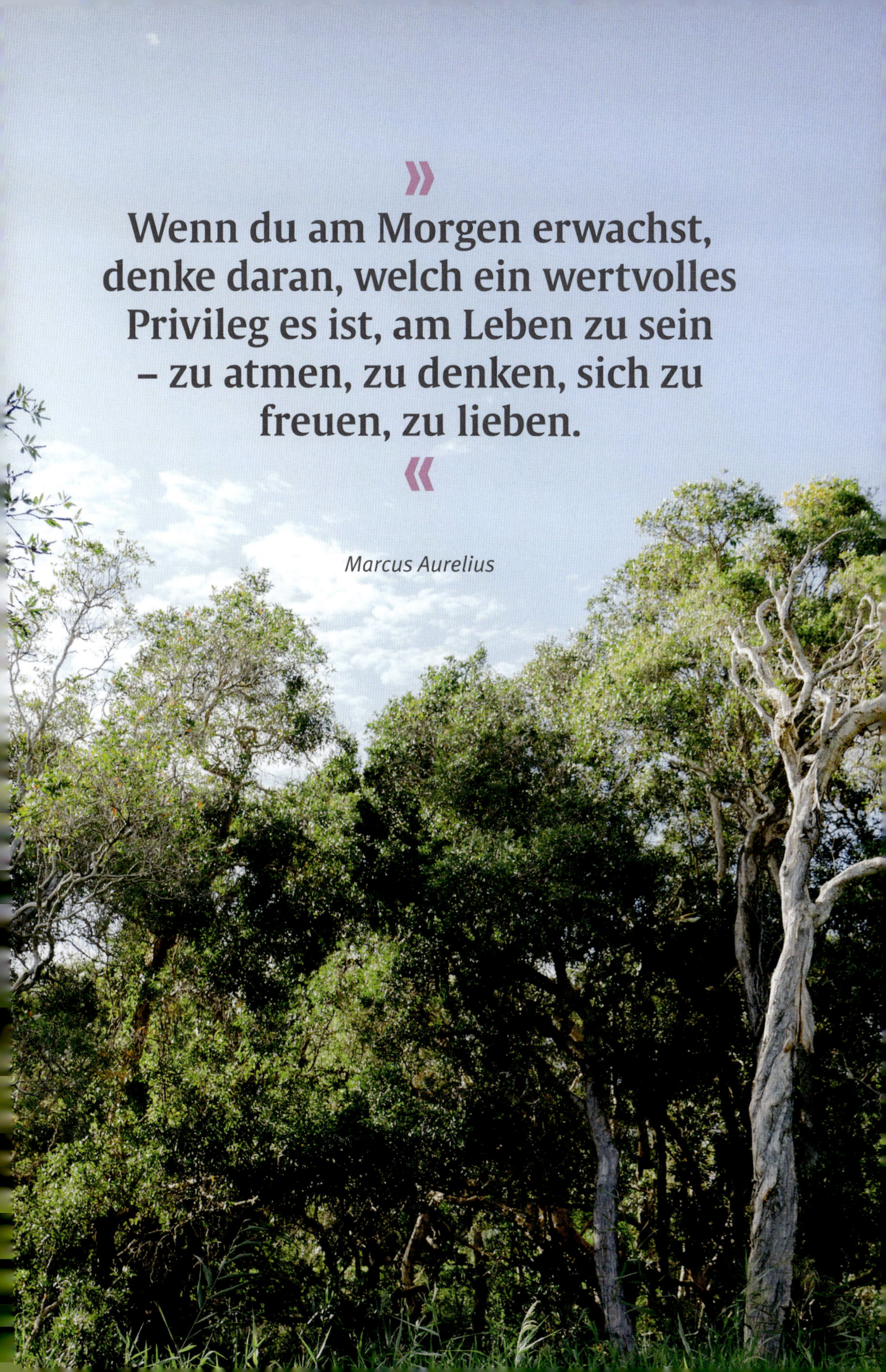

»Wenn du am Morgen erwachst, denke daran, welch ein wertvolles Privileg es ist, am Leben zu sein – zu atmen, zu denken, sich zu freuen, zu lieben.«

*Marcus Aurelius*

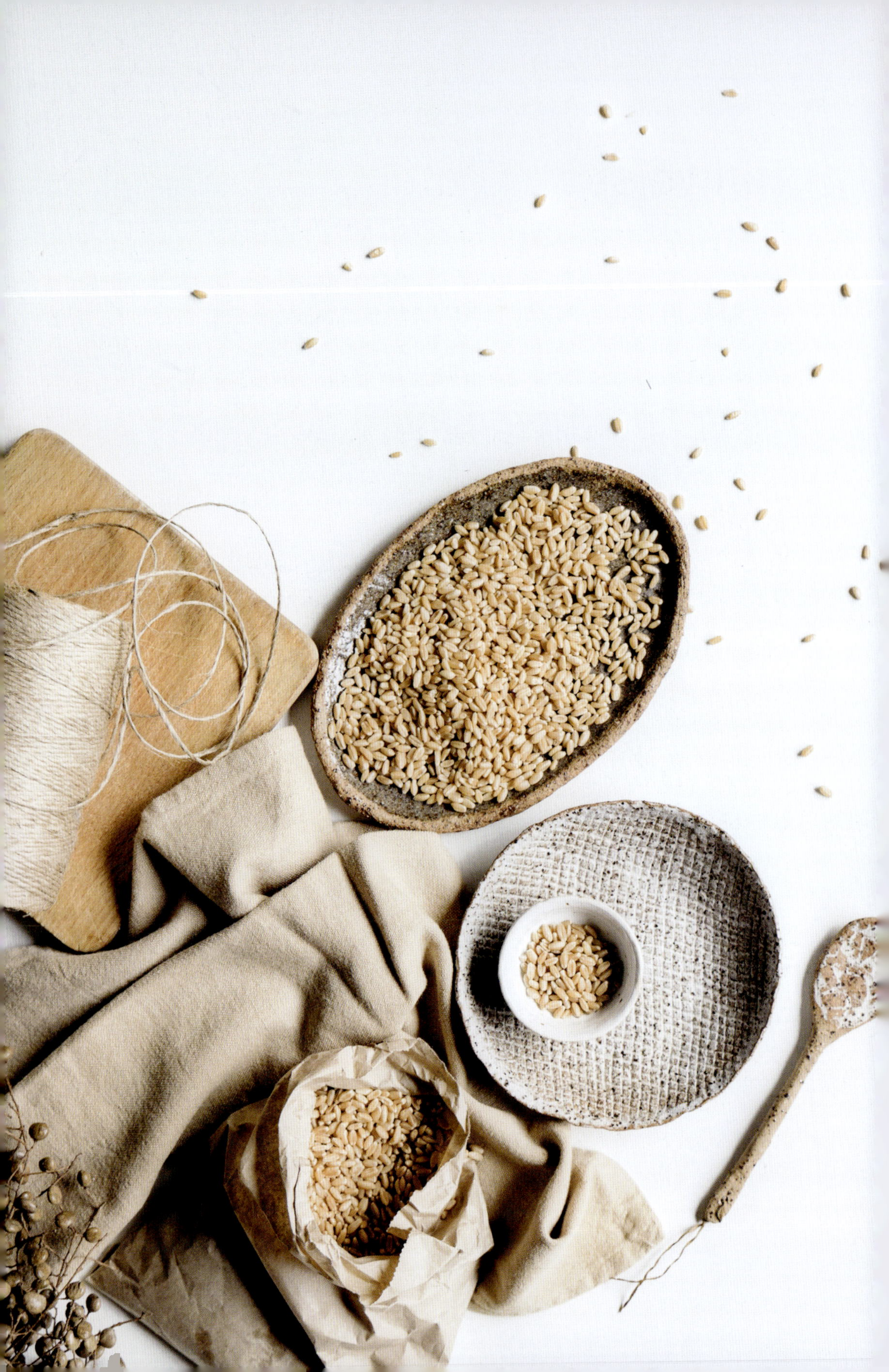

# Hinweise zu Gluten

## GETREIDE – EIN ÜBERBLICK

Bei der Darmkrankheit Zöliakie können glutenhaltige Speisen nicht verdaut werden. Es gibt jedoch auch Menschen ohne Zöliakie, bei denen durch die Umstellung auf glutenfreie Ernährung diverse Beschwerden verschwinden. Ich gehe davon aus, dass dieses Thema wissenschaftlich noch nicht abschließend geklärt ist. Reagiert der menschliche Körper womöglich über fünfzig weitere Mechanismen auf Gluten, und Zöliakie ist lediglich der einzige, den wir bisher kennen? Im Rahmen dieses Kapitels bezeichne ich all die übrigen vereinfachend als »Glutenintoleranz«.

Gluten ist das Klebereiweiß, das in Weizen, Roggen, Gerste und Hafer vorkommt und Menschen mit Zöliakie krank macht.

**Gluten umfasst bestimmte Getreideproteine, darunter:**

- Gliadin aus Weizen
- Hordein aus Gerste
- Secalin aus Roggen
- Avenin aus Hafer

Mit »Glutentests« lassen sich aktuell Gliadin, Hordein und Secalin nachweisen, nicht jedoch Avenin. So wie Gliadin ein essenzieller Bestandteil von Weizen ist, ist Avenin ein essenzieller Bestandteil von Hafer. Daher ist Hafer niemals glutenfrei im Sinne von avenin-frei, selbst wenn er nach gängigen Testverfahren als »glutenfrei« eingestuft wird.

Manche Menschen mit Zöliakie sowie Betroffene mit Glutenintoleranz vertragen Hafer, andere nicht. Statistiken der Selbsthilfeorganisation »Coeliac Australia« besagen, dass etwa 20 Prozent aller Zöliakie-Patienten auch auf reine, nicht kontaminierte Haferflocken reagieren, also auf das Avenin selbst. Es wäre somit unklug, Hafer als Alternative zu empfehlen. Da derzeit nicht feststellbar ist, wer zu diesen 20 Prozent gehört, und da wir wissen, dass es auch bei

Symptomfreiheit zu Gesundheitsschäden kommen kann, sollte man bei Zöliakie sicherheitshalber keinen Hafer essen, bevor man eine Biopsie vor und während des Verzehrs durchgeführt hat.

So ein Test könnte sich trotz der Schwierigkeit lohnen. Wichtig ist, dass zwar von glutenfreiem Hafer die Rede ist (und auch Labors die Glutenfreiheit bestätigen), dass jedoch die korrekte Aussage lauten sollte, dass Haferflocken kein Gliadin, Hordein oder Secalin enthalten, also keine Kontaminierung messbar ist. Avenin ist trotzdem vorhanden.

## WELCHE LEBENSMITTEL ENTHALTEN GLUTEN?

Falls Sie sich nach allen bisherigen Ausführungen testweise vier bis acht Wochen glutenfrei ernähren möchten, vermittelt die nachfolgende Tabelle einen Überblick über glutenhaltige und glutenfreie Lebensmittel. Die meisten glutenhaltigen Lebensmittel sind stark verarbeitet und ohnehin keine nahrhafte Wahl.

*Wenn in der Zutatenliste das Wort »Verdickungsmittel« auftaucht, steht in der Regel dahinter, was genau verwendet wurde. Sofern Sie den Glutengehalt nicht einschätzen können, gilt: Im Zweifel weglassen. Hersteller verändern mitunter die Inhaltsstoffe, sodass man die Angaben auch bei regelmäßig gekauften Produkten immer wieder lesen sollte.*

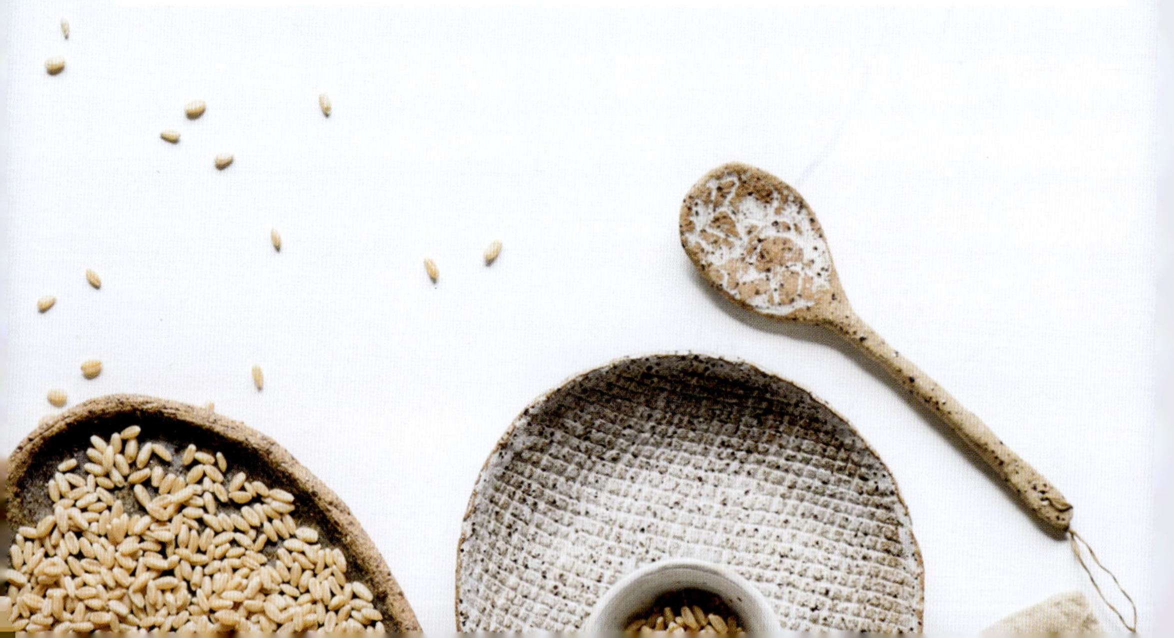

**Lebensmittel mit und ohne Gluten**

| GLUTENHALTIG | | GLUTENFREI |
|---|---|---|
| • Weizen | • Sojasauce | • Reis |
| • Roggen | • Maltodextrin* | • Sago |
| • Gerste | • Dextrin* | • Tapioka |
| • Hafer | • Vorgelierte Stärke* | • Hirse |
| • Grieß | • Brühe* | • Buchweizen |
| • Couscous | • Verdickungsmittel (aus der Gruppe der E 1400er)* | • Sorghum |
| • Triticale (Weizen-Roggen-Kreuzung) | • Kaffeeweißer | • Pfeilwurzelstärke |
| • Pasta | • Hydrolysiertes Pflanzenprotein | • Quinoa |
| • Nudeln | • Weizenstärke | • Amaranth |
| • Semmelbrösel | • Maisstärke* | • Kichererbsen |
| • Weckmehl | • Malz | • Dhal |
| • Mehl | • Malzextrakt | • Samen und Kerne |
| • Bulgur | • Stärke* | • Flohsamen (Psyllium) |
| • Dinkel | • Malzessig | • Mais und Maisgrieß |
| • Durum (Hartweizen) | | • Apfelessig |
| • Hydrolysierte Pflanzenstärke (Getreide) | | • Weinessig |

**Diese Zutaten lassen sich aus Weizen gewinnen und können unter Umständen Spuren von Gluten enthalten.*

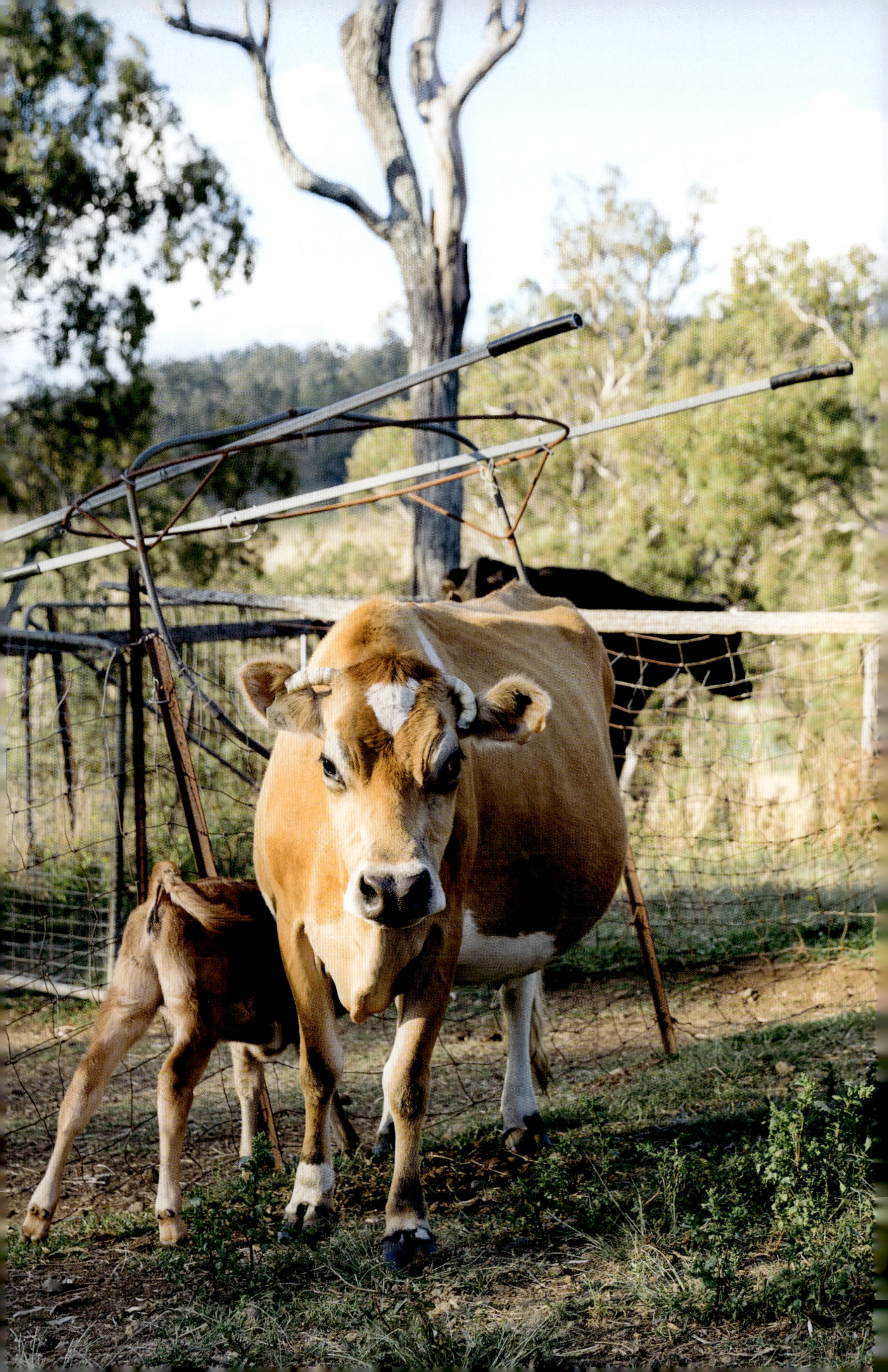

# Die Kuhmilch-Frage

## SIND MILCHPRODUKTE GUT FÜR DEN MENSCHEN?

Milchprodukte liefern mit Protein, Fett und Kohlenhydraten alle drei Makronährstoffe. Wenn jemand keine tierische Milch verträgt, liegt dies entweder an den Kohlenhydraten (Laktose) oder an den Proteinen. Die diversen Proteine aus Kuhmilch lassen sich in zwei Hauptkategorien unterteilen: Kaseine und Molkeproteine. Zu den Kaseinen zählen beispielsweise Beta-A1-Kasein und Beta-A2-Kasein, zu den Molkeproteinen gehören Alpha-Lactalbumin und Beta-Lactoglobulin. Die Fette sind in der Regel gut verträglich.

Wenn jemand also herausfinden möchte, ob bestimmte körperliche Beschwerden auf Milchprodukte zurückzuführen sind, müssen anfangs die Proteine und die Kohlenhydrate gestrichen werden. Butter besteht weitgehend aus Milchfett, enthält aber auch Spuren von Milchprotein, sodass sie bei Milchunverträglichkeit für manche Menschen geeignet ist, aber nicht für alle. Sicherheitshalber sollten Sie im Testzeitraum auch auf Butter verzichten.

Wenn Sie mit diesem Wissensstand probeweise für vier bis acht Wochen auf Milchprodukte verzichten möchten, können die nachfolgenden Informationen Sie dabei unterstützen. Falls Sie diese Ernährungsweise anschließend dauerhaft fortsetzen, sollten Sie unbedingt eine professionelle Ernährungsberatung in Anspruch nehmen, damit Ihnen auf Dauer keine wichtigen Nährstoffe fehlen.

**Vier bis acht Wochen probehalber ohne Milchprodukte:**

- Im Testzeitraum keine Ausnahmen machen.
- Alle Produkte berücksichtigen, in denen sich »Milch« verstecken kann (siehe Liste).
- Anschließend aufmerksam das eigenen Befinden prüfen.

Es geht nicht bloß um den Verzicht auf Milch, Käse, Quark und Joghurt. Auch in vielen anderen Produkten sind Milchbestandteile enthalten.

**Diese Angaben deuten auf Milchprodukte hin:**

- enthält Kuhmilch
- Milch, Milchpulver, Milchprotein, Milchtrockenmasse, fettfreie Milchtrockenmasse
- Magermilchpulver, Magermilchtrockenmasse, Magermilchprotein
- Kasein, Casein, Natriumcaseinat
- Molkeprotein, Molkepulver
- Käse, Käsepulver
- Jogurt
- Sahne
- saure Sahne
- Speiseeis
- Butter, Margarine
- Schokolade
- Laktose (Milchzucker)
- Kaffeeweißer

## MILCHERSATZPRODUKTE

Die folgenden Milchalternativen sind sowohl für Erwachsene als auch für Kinder geeignet.

**Milch- und Milchersatzprodukte**

| MILCHPRODUKT | ALTERNATIVE |
|---|---|
| Milch | Getränke aus Reis, Macadamianüssen, Mandeln, Quinoa oder Kokos (ungesüßte Produkte oder selbstgemacht) |
| Joghurt | Jogurt auf pflanzlicher Basis, zum Beispiel Kokosjogurt |
| Speiseeis | Eis aus pflanzlichen Grundstoffen (ohne raffinierten Zucker) |
| Margarine | Avocado, Tahini, Olivenöl, Kokosöl |
| Käse | Cashewkäse (gekauft oder selbstgemacht) |

Nach dem Testzeitraum können Sie überlegen, ob Sie bestimmte Lebensmittel probeweise wieder einführen. Beobachten Sie, wie es Ihnen dabei geht, und fangen Sie mit Biobutter an. Danach können Sie es zunächst mit Ziegen- oder Schafskäse versuchen oder ungesüßten Vollfettjogurt von Ziegen oder Schafen ausprobieren.

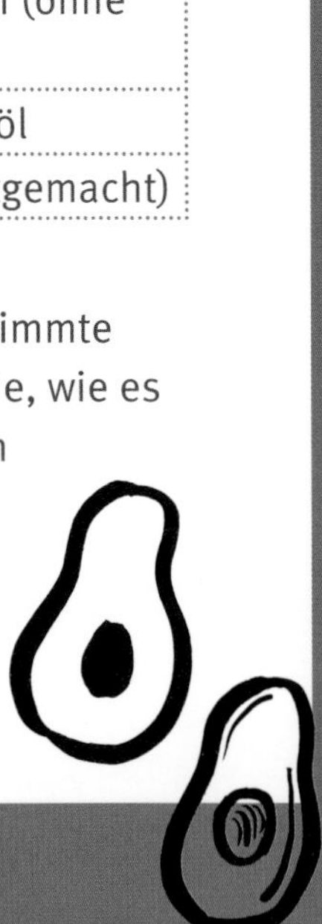

»
**Schau dir die Natur gründlich an, dann wirst du alles besser verstehen.**
«

*Albert Einstein*

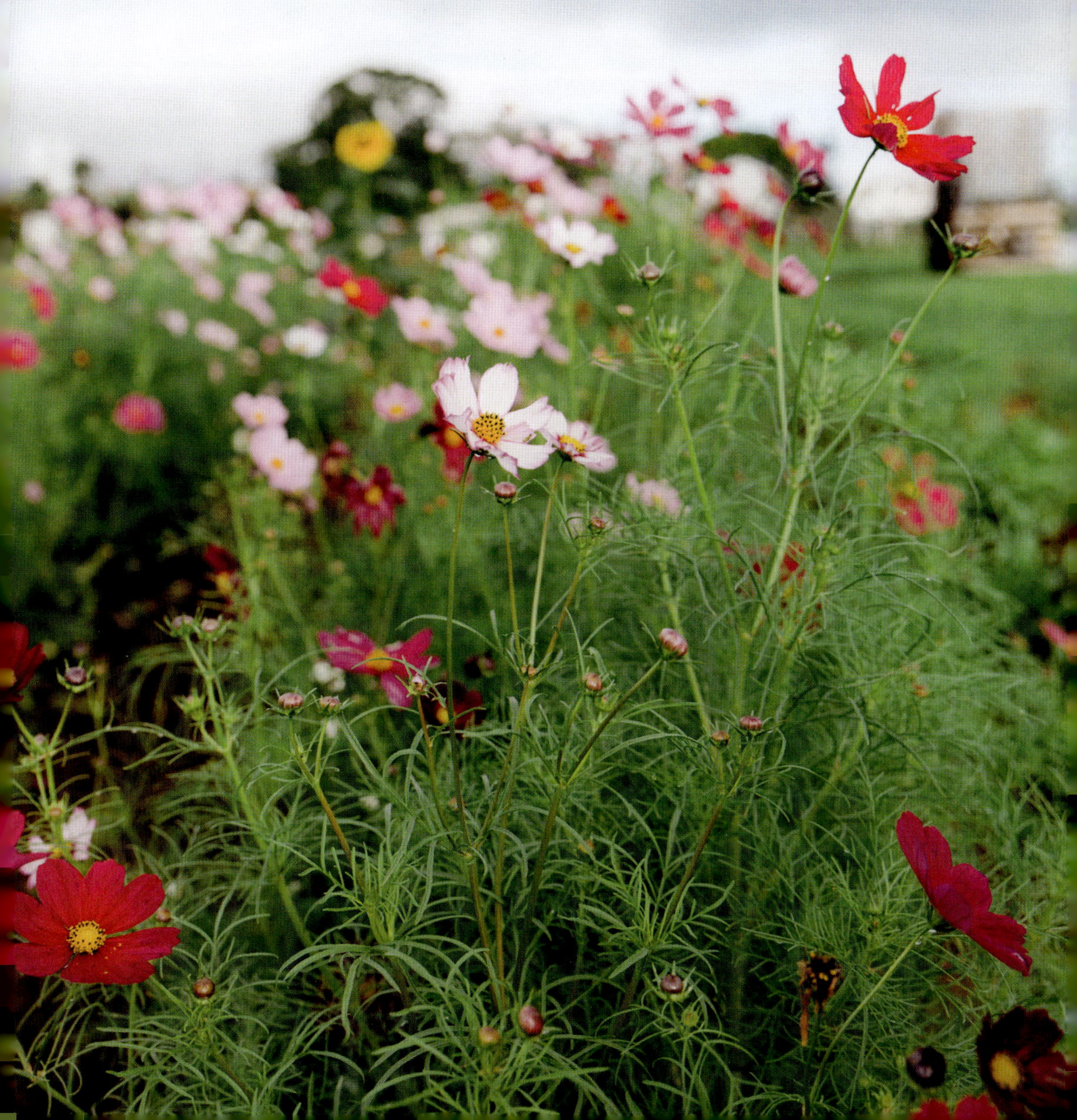

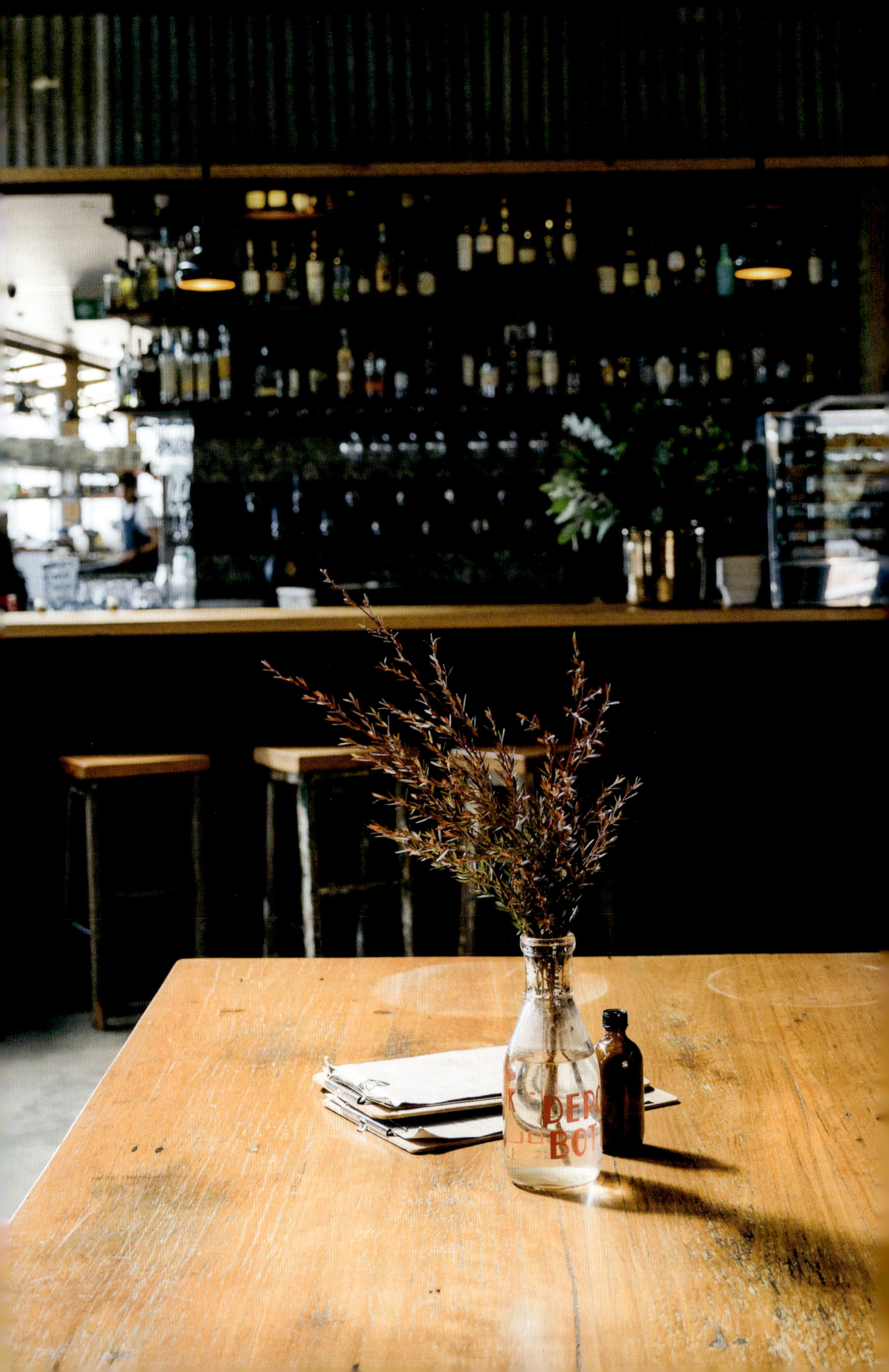

# Zu viel des Guten

## WAS SIND ANTINÄHRSTOFFE?

Nahrung enthält nicht nur Nährstoffe, sondern im Einzelfall auch sogenannte Antinährstoffe, die uns bei zu hohem Verzehr nicht guttun. In diese Kategorie fallen beispielsweise Phytinsäure, Oxalate und Lektine, aber auch Alkohol und Koffein.

## PHYTINSÄURE

Phytinsäure steckt in Vollkorngetreide, Nüssen, Samen und Bohnen und kann im Einzelfall die Nährstoffresorption stören. Pflanzen speichern Phosphor in vielen Gewebearten, besonders dem Kleieanteil von Getreide und Samen, bevorzugt in Form von Phytinsäure.

Das Mineral Phosphor ist in dieser fest gebundenen Form für den Menschen schwer zugänglich. Das Phytinsäuremolekül blockiert jedoch nicht nur die Verfügbarkeit von Phosphor, sondern bindet an anderen Stellen auch gern andere Mineralien wie Kalzium, Magnesium, Eisen und Zink, mit denen es einen Komplex bildet, den der Körper nicht aufnehmen kann.

Phytate (Phytinsäureverbindungen) gelten als Antinährstoffe, liegen jedoch von Natur aus in Pflanzen vor. Für die Pflanze erfüllen sie viele wichtige Funktionen: Sie bieten Schutz vor Insekten, erhalten die Samen keimfähig und schützen vor Schimmel und Fäulnis. Um den Phytinsäuregehalt von Getreide, Bohnen und Nüssen zu senken, sollte man diese über Nacht einweichen. So können Enzyme, Laktobazillen und andere hilfreiche Organismen mit dem Abbau der Phytinsäure beginnen und einen Großteil davon neutralisieren. Einweichen in warmem Wasser leitet zudem die Neutralisierung der Enzyminhibitoren ein, die in allen Samen vorhanden sind, und fördert die Produktion zahlreicher hilfreicher Enzyme.

## OXALATE

Oxalate sind natürliche Substanzen aus der Gruppe der organischen Säuren, die in Pflanzen, Tieren und Menschen vorliegen und auch regelmäßig erzeugt werden. Der menschliche Körper enthält immer Oxalate, und unsere Zellen wandeln regelmäßig andere Stoffe in Oxalate um. Vitamin C gehört zu den Substanzen, die routinemäßig von den Zellen in Oxalate umgebaut werden. Ergänzend nimmt der Körper Oxalate aus bestimmten Lebensmitteln auf.

Ob grünes Blattgemüse, Nüsse, Samen, die meisten Beeren, bestimmte andere Früchte, Soja und Sojaprodukte, Fleisch oder Milchprodukte – überall sind kleine Mengen Oxalat enthalten. Große Mengen Oxalsäure sind schädlich, stecken jedoch normalerweise in Pflanzenteilen, die wir nicht essen, zum Beispiel in Rhabarberblättern.

Bei Oxalsäure aus der Nahrung stellt sich immer wieder die Frage, ob sie zur Entstehung von Nierensteinen beiträgt. Etwa 80 Prozent aller Nierensteine bestehen aus Kalziumoxalat. Oxalsäure verbindet sich mit anderen Mineralien (wie Kalzium) und bildet unter bestimmten Bedingungen ein Salz, das als Oxalat bezeichnet wird. Wegen dieser Bindungsbereitschaft kann Oxalsäure auch die Kalziumaufnahme aus der Nahrung behindern, weil sie das Kalzium binden und für den Körper unverwertbar machen kann. Manche Menschen haben mehr Probleme mit Oxalaten als andere.

> *Alles, was wir im Übermaß essen, kann schädlich sein. Bei Durchsicht der Fachliteratur wird jedoch deutlich, dass die meisten Menschen nicht genug Gemüse, insbesondere grünes Blattgemüse, essen.*

Säfte und Smoothies enthalten zwar ausgesprochen viele Nährstoffe, sind jedoch nicht für jeden geeignet. Mitunter geht es nur darum, wie oft man sie zu sich nimmt. Menschen sind sehr unterschiedlich. Einerseits beobachte ich, dass es manch einem gesundheitlich besser geht, wenn er solche Getränke zu sich nimmt. Andererseits werden manche Menschen davon nicht satt, oder ihnen wird beim Genuss unabhängig vom Wetter richtig kalt. Zudem fehlt bei Säften das Kauen und damit die nötige Stimulation der Magensäurebildung. Sie kennen Ihren Körper am besten: Wenn Smoothies oder Säfte nichts für Sie sind, rate ich stattdessen zu Suppen oder Gemüsepfannen. Oder Sie geben ein bisschen Grünzeug zu schonend zubereiteten Schmorgerichten und können auch so von den Vorzügen einer pflanzenreichen Ernährung profitieren.

## LEKTINE

Lektine sind tierische und pflanzliche Proteine, die vor allem in Getreide, Hülsenfrüchten (speziell Soja), Nüssen und Samen vorkommen. Im menschlichen Körper übernehmen sie viele schützende Funktionen, von der Erkennung von Krankheitserregern bis hin zur Regulierung des Proteinspiegels im Blut. Allerdings können Lektine bei bestimmten Menschen auch das Immunsystem verwirren, das daraufhin Antikörper erzeugt.

> *»Alles, was wir im Übermaß essen, kann schädlich sein.«*

Dummerweise sind manche Lektine anderen Proteinen im Blut zum Verwechseln ähnlich. Antikörper gegen bestimmte Lektine aus der Nahrung sind nichts Ungewöhnliches. Das bedeutet, dass die individuelle Reaktion auf lektinhaltige Lebensmittel von Mensch zu Mensch ganz unterschiedlich ausfallen kann. Wenn der Darm aufgrund einer Immunreaktion oder aus anderen Gründen geschädigt ist, können bestimmte Nahrungsmittel zu Unverträglichkeitssymptomen führen (Lebensmittelintoleranz). Die Immunreaktion kann auch durch das Vorhandensein bestimmter Lektine befeuert werden, womit die Dysfunktion von Immun- und Verdauungssystem sich selbst in Gang hält.

Bei Menschen mit Colitis ulcerosa, Morbus Crohn oder mitunter auch bei einem Reizdarm kann die Darmschleimhaut empfindlicher auf Lektine reagieren. Welche Mechanismen dafür verantwortlich sind, ist noch nicht vollständig geklärt. Unter Umständen steckt die kurze Lebensdauer der Epithelzellen im Dünndarm dahinter, derentwegen ständig viele unreife Darmzellen vorliegen. Eine unreife Zelle bietet den Lektinen mehr Stellen, an denen sie sich anheften können, was zu den Symptomen aufgrund von lektinhaltigen Speisen führen könnte.

Lektine können auch die Darmwände schädigen und damit die Ausbildung eines »Leaky Gut« (übersetzt: »löchriger Darm«, Anm. d. Übers.) vorantreiben, wodurch dann andere große Partikel die Darmschranke passieren, ins Blut übergehen und weitere Immunkaskaden auslösen können.

Die Wirkung von Lektinen aus der Nahrung lässt sich am besten eindämmen, indem man sich abwechslungsreich ernährt und nicht jeden Tag große Mengen einzelner Lebensmittel verzehrt. Manchen Menschen tut es auch gut, mehr fermentierte Speisen wie Sauerkraut oder Kombucha zu sich zu nehmen. Um die Lektine zu vermindern, sollte man Getreide oder Hülsenfrüchte kochen, keimen lassen oder einweichen. Bei Nüssen und Samen ist Einweichen oder Keimen immer sinnvoll.

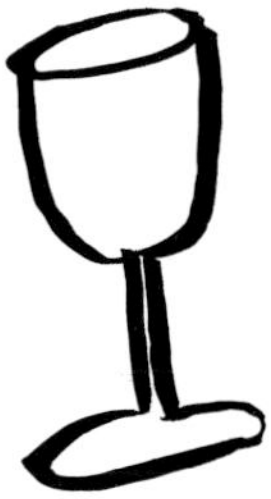

## ALKOHOL

Alkohol liefert Kalorien und zählt insofern zu den Makronährstoffen. Leider liefert er keine Mikronährstoffe und hat in vielerlei Hinsicht Einfluss auf die Nährstoffaufnahme. Zum Beispiel stört er die normale Verdauung, weil er Zellen in der Magen- und Darmschleimhaut schädigt und die Ausschüttung wichtiger Verdauungsenzyme beeinträchtigt. Außerdem wirkt Alkohol entwässernd, was die Ausleitung gespeicherter Mineralstoffe wie Kalzium, Magnesium und B-Vitaminen forciert. Schon moderater Alkoholgenuss senkt nachweislich den Vitamin-$B_{12}$-Spiegel. Bei regelmäßigem, übermäßigem Alkoholkonsum sinkt auch der Vitamin-$B_1$-Spiegel, was persönlichkeitsverändernde Effekte im Gehirn auslösen kann. Überlegen Sie bitte ganz aufrichtig, welchen Einfluss Alkohol auf Sie und Ihre Mitmenschen hat.

Man braucht weder einen Arzt noch eine Gesundheitsberatung, um zu erkennen, ob man zu viel trinkt. Das wissen die meisten Menschen sehr genau. Wenn es auf Sie zutrifft, fragen Sie sich am besten neugierig (ohne Wertung!), warum Sie dennoch auf eine Weise trinken, dass es Ihnen schadet. Dabei geht es letztlich nie um den Alkohol.

Falls nötig, kann ein Psychologe Ihnen helfen, sich detaillierter mit den eigentlichen Gründen auseinanderzusetzen, besonders wenn eine Verhaltensänderung Ihnen überwältigend schwer erscheint. In jedem Fall sollte Alkoholgenuss weder für Sie noch für andere schädlich sein.

## KOFFEIN

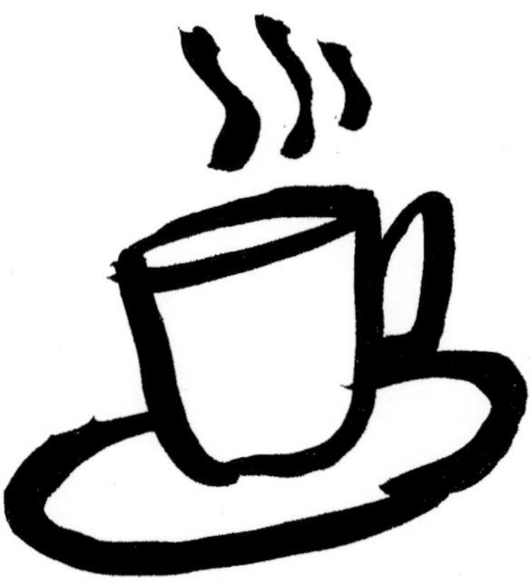

Ähnlich wie Alkohol kann auch Koffein die Entwässerung ankurbeln und damit zum Verlust von Vitaminen und Mineralstoffen führen, besonders Kalzium und Magnesium aus den Knochen. Umgekehrt blockiert Koffein die Aufnahme von Kalzium aus der Milch, die Sie vielleicht in Ihren Kaffee oder Tee geben. In sehr hoher Konzentration können auch Tannine (bestimmte pflanzliche Bestandteile), die in vielen koffeinhaltigen Getränken vorkommen, die Aufnahme von Kalzium, Eisen, Magnesium und B-Vitaminen hemmen.

Koffein führt im Körper zu einer vermehrten Ausschüttung von Adrenalin – dem Hormon, das für die meisten Angstgefühle verantwortlich ist. Da der Körper zur Erzeugung von Adrenalin insbesondere B-Vitamine und Magnesium benötigt, steigt hier der Bedarf bei Koffeingenuss weiter an. Wer die Koffeinzufuhr deutlich einschränkt (oder ganz darauf verzichtet), unterstützt unmittelbar die eigene Verdauung sowie die Aufnahme und Verfügbarkeit von Nährstoffen.

# Traditionelle Chinesische Medizin

## ÜBERLIEFERTE WEISHEITEN FÜR DIE WELT VON HEUTE

In der Traditionellen Chinesischen Medizin (TCM) beruhen Ernährungsempfehlungen auf Energieprinzipien, die auf das Gleichgewicht und einen gesunden, gut funktionierenden Körper mit viel Energie abzielen. Eine gute Ernährungstherapie gemäß TCM-Kriterien identifiziert und behandelt über ein komplexes, ganzheitliches System Grundmuster, bei denen ein Ungleichgewicht besteht, welches bestimmte Symptome hervorruft. Grundsätzlich jedoch haben alle Menschen bestimmte körperliche Grundbedürfnisse, bei denen die chinesische Ernährungstherapie zuerst ansetzt.

## FEUCHTIGKEITSERZEUGENDE NAHRUNGSMITTEL

Dass man die eigene Balance durch die Ernährung erhalten kann, haben die Menschen der westlichen Welt erst in jüngerer Zeit begriffen. Bei den Chinesen ist das Prinzip des »Gleichgewichts« seit Jahrtausenden Teil ihrer Lebensweise und prägt entscheidend, was wann gegessen wird. Die Zutaten werden nicht nur nach Geschmack und Nährwert gewählt, sondern auch nach ihren medizinischen Eigenschaften. Zum Beispiel wissen die Chinesen schon lange, dass Ingwer die Verdauung unterstützt, und Gerste gilt in der TCM als etwas, das Feuchtigkeit ausleitet.

### Feuchtigkeit

In der TCM gilt Feuchtigkeit als das Ergebnis des Verzehrs von Nahrung, die den Energiefluss im Körper stört. Zu den üblichen Übeltätern gehören beliebte Zutaten wie Zucker und Weißmehl, aber auch Lebensmittel wie Käse oder Jogurt. Das Hauptproblem an Feuchtigkeit ist, dass sie Stagnation erzeugt, was im Körper wiede-

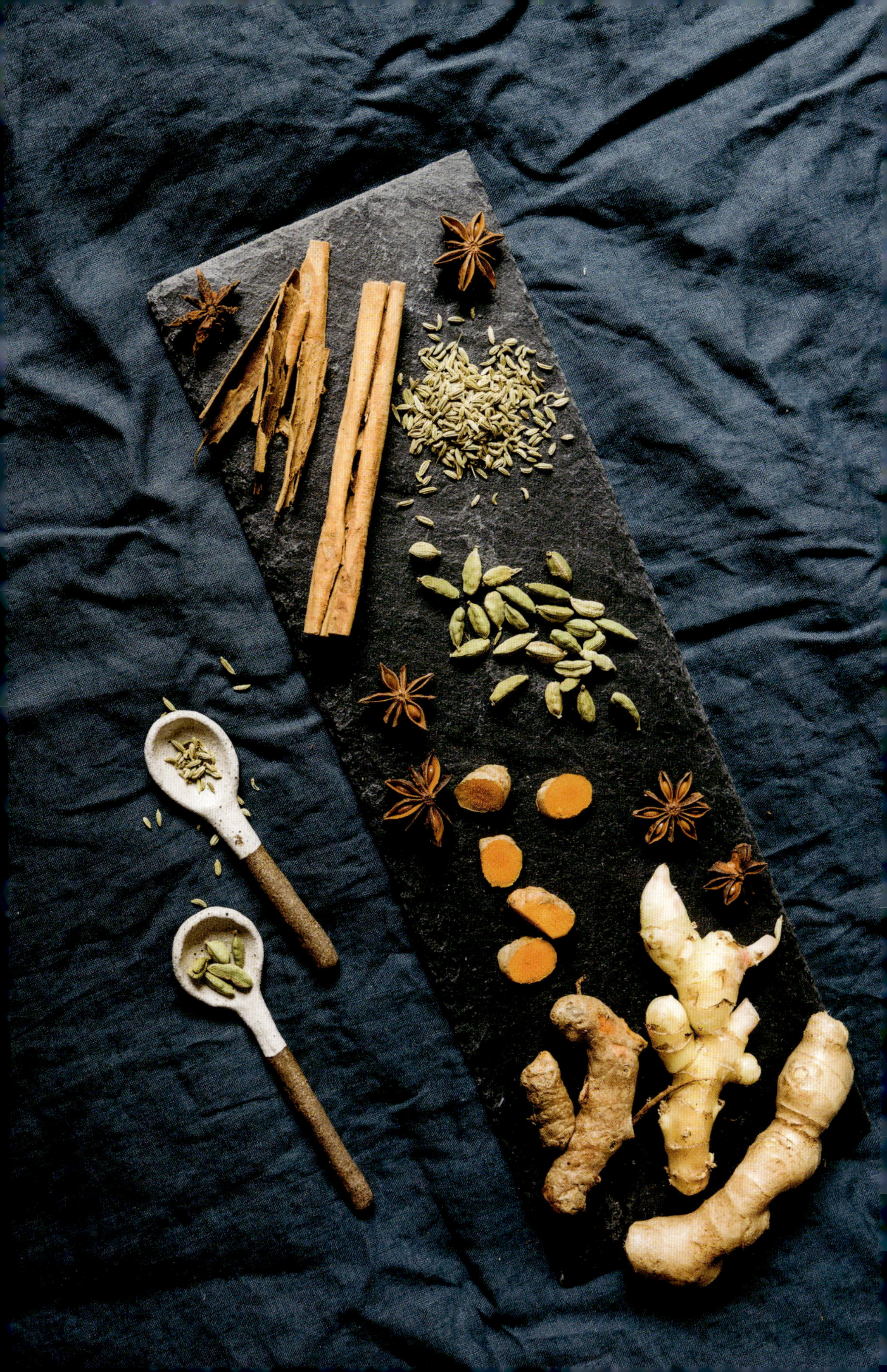

rum zu Blockaden führt. So können bestimmte Prozesse zusammenbrechen und Schmerzen und Krankheit nach sich ziehen.

Wenn sich im Körper Feuchtigkeit ansammelt, zeigt sich das an Symptomen wie geschwollenen Gelenken, Übergewicht, Schleim in der Nase oder Lunge und Verdauungsproblemen wie breiigem Stuhl und Verstopfung. Arthritis und bestimmte chronische Allergien gehören zu den verbreiteten westlichen Erkrankungen im Zusammenhang mit Feuchtigkeit.

## DAS VERDAUUNGSSYSTEM IN DER TCM

Im Rahmen der TCM sammeln die Chinesen seit über 2000 Jahren Daten und Erfahrungen zum Verdauungssystem und haben eine gute Verdauung zu einem Schlüsselelement ausgezeichneter Gesundheit erklärt. Nach diesen Prinzipien beginnt die Ansammlung von Feuchtigkeit im Verdauungstrakt.

Nach dem Schluckvorgang gelangt das Essen in den Magen und von dort aus in den Darm. Der Nahrung werden Nährstoffe entzogen und Abfallprodukte über den Dickdarm ausgeschieden. Die Nährstoffe sind die »Energie« der Nahrung. Sie werden zu Lebensenergie, wenn wir sie in den richtigen Treibstoff umwandeln. Verdauung sollte eigentlich unauffällig ablaufen, im Idealfall wie selbstverständlich. Wenn das Verdauungssystem jedoch stagniert, kann es der Nahrung nicht angemessen Energie entziehen, und obwohl man vielleicht immer noch Verdauungsprodukte ausscheidet, bleiben an verschiedenen Stellen im Körper Rückstände zurück (in der TCM als Feuchtigkeit und Schleim bezeichnet), die je nach Ort unterschiedliche Funktionen beeinträchtigen.

*»Arthritis und bestimmte chronische Allergien gehören zu den verbreiteten westlichen Erkrankungen im Zusammenhang mit Feuchtigkeit.«*

Stagnierende Feuchtigkeit im Verdauungstrakt kann die Ausscheidung beeinflussen und Magenbeschwerden hervorrufen. Sammelt sie sich in der Lunge, so kommt es zu Erkrankungen wie Asthma. Unbehandelt führt Feuchtigkeit auf Dauer zu entzündlich bedingten Erkrankungen, beispielsweise einem hohen Cholesterinspiegel, Typ-2-Diabetes oder Bluthochdruck. Das Verständnis und die Behandlung von Feuchtigkeit ist ein zentrales Anliegen einer TCM-Therapie. Da angesammelte Feuchtigkeit viel schwerer auszuleiten ist, kommt es darauf an, dass wir der Entstehung rechtzeitig entgegenwirken.

## ERNÄHRUNGSPRINZIPIEN DER TCM

### Warme und gekochte Speisen

Gemäß der TCM kostet das Verdauen kalter und roher Speisen den Körper zusätzliche Energie. Diese erschwerte Verarbeitung bedeutet, dass dabei Feuchtigkeit entsteht. Erst wenn der Körper die Nahrung ungefähr auf Körpertemperatur erwärmt hat, kann er mit der Zerlegung beginnen und den Lebensmitteln Energie entziehen. Damit setzen kalte Speisen, die der Körper zunächst erhitzen muss, die energetischen Ressourcen unter Druck, was auf die Dauer das Energiesystem schwächen kann. Im Optimalfall sollten alle Getreidesorten (wie Reis) gut gekocht und Gemüse zumindest leicht gekocht sein, damit das Verdauungssystem sofort an die Energie gelangen kann. Beim Kochen gehen zwar einige Enzyme und Nährstoffe verloren, aber dieser Verlust gilt als verschmerzbar im Vergleich zu dem, was der Körper verliert, wenn er die Nahrung erst innerlich erwärmen muss, während er gleichzeitig versucht, an ihre Energie zu kommen.

### Gemüse

Gemüse ist vollgepackt mit lebenswichtigen Nährstoffen und spielt bei der Ausleitung von Feuchtigkeit eine wichtige Rolle. Mit einer Vielzahl von Farben liefern die zahlreichen Sorten eine breite Palette an Nährstoffen und Antioxidantien für mehr Gesundheit und Vitalität. Konsistenz und Geschmack von Gemüse tragen stark zur Appetitregulierung bei. Im Idealfall füllen Sie den halben Teller zuerst mit einer großen Portion schonend gegartem Gemüse. Eine vielfältige

Zusammensetzung macht angenehm satt, wobei Sie stets auch das ausgleichende, nährstoffreiche grüne Blattgemüse berücksichtigen sollten.

### Reis

In der TCM gilt Reis als leicht verdauliches, ausgewogenes Lebensmittel, das dem Körper auf sanfte Weise Feuchtigkeit entzieht. Ob Vollkornreis oder polierter, weißer Reis, spielt keine Rolle. Es hängt davon ab, wie gut man das eine oder andere individuell verdaut. Ein typischer TCM-Teller wäre zu einem Viertel mit Reis gefüllt.

### Eiweiß

Zur Ernährung nach TCM-Regeln gehört eine kleine Menge tierischer Proteine oder Bohnen. Tierische Proteine, die als »aufbauend« gelten, erfordern mehr Verdauungsenergie, sodass es wirklich um kleine Portionen geht – die Portionsgröße liegt bei 60 bis 120 Gramm, drei bis vier Mal pro Woche. Bohnen resorbieren Feuchtigkeit, liefern neben Eiweiß auch Ballaststoffe und können daher regelmäßiger verzehrt werden. Das Protein Ihrer Wahl füllt das letzte Viertel des Tellers.

### Zucker

Laut TCM-Vorstellungen entsteht Feuchtigkeit recht prompt nach dem Genuss von Süßigkeiten wie Limonade, Lutschern, Keksen oder Speiseeis. Therapeutisch gilt die Geschmacksrichtung »süß« als nährend, und die meisten Lebensmittel der chinesischen Ernährungsweise in erster Linie als süß. Darunter verstehen die Chinesen allerdings Reis und das meiste Gemüse. Wenn schon Gemüse als »süß« eingestuft ist, können Sie sich sicher vorstellen, wie überwältigend süß eine Handvoll Bonbons in diesem System wäre. Konzentrierte Süßigkeiten erschweren dem Körper die Umwandlung der Nahrung in Energie und Ausscheidungsprodukte, wohingegen der süßliche Geschmack von Reis und Gemüse den Verdauungsorganen guttut. Solche teilweise transformierten Lebensmittel erzeugen Feuchtigkeit, die sich mit der Zeit ansammeln kann. So zumindest betrachtet die TCM bestimmte Nahrungsmittel, die wir auch im Westen üblicherweise als ohne jeden Nährwert einstufen.

In der TCM werden alle Lebensmittel in die fünf Geschmacksrichtungen süß, sauer, scharf, bitter und salzig eingestuft. Diese Geschmacksrichtungen dem individuellen Körpertyp, den Krankheitsbildern und der Jahreszeit anzupassen, ist Teil der TCM-Therapie.

### Keine Milchprodukte

Käse, Butter oder Milch kommen in der TCM-Ernährung nicht vor, weil diese Nahrung tendenziell Feuchtigkeit verursacht. Milchprodukte sind von ihrer energetischen Natur her auch dann »kalt«, wenn sie erhitzt auf den Tisch kommen. Gemäß den TCM-Prinzipien behindert dies ihre Verdauung. Da sie dennoch »aufbauend« sind, eignen sie sich im Zweifelsfall für unterernährte Menschen, nicht jedoch für gut genährte Personen.

### Saisonale und regionale Lebensmittel wählen

In der TCM gibt es bei Auswahl und Zubereitung der Nahrung gewisse saisonale Anpassungen. Im Winter haben Menschen von Natur aus das Bedürfnis nach mehr wärmenden Speisen wie Eintöpfen und Suppen. Umgekehrt tendieren wir im Sommer vermehrt zu leichteren, kühleren Gerichten wie gedämpftem Gemüse. Wer seine Ernährung der Jahreszeit anpasst, hilft dem Körper, mit seiner natürlichen Umgebung besser zurechtzukommen. Berücksichtigen Sie also das Wetter (warmes Essen bei Kälte, kühleres Essen bei Hitze), um rund ums Jahr gesund zu bleiben.

Auch Lebensmittel, die in der Region gewachsen sind, wo Sie leben, tragen dazu bei, dass der Körper im Gleichgewicht bleibt. Das bedeutet, dass man gemäß TCM zum Beispiel keine tropischen Früchte essen sollte, wenn man in kühleren Klimazonen lebt – auch wenn sie in fast jedem Supermarkt eingeflo-

gen erhältlich sind. Im Grunde genommen heißt es nur, dass man sich rund um den Äquator, wo es praktisch ständig warm ist, anders ernährt als Menschen in kälteren Klimazonen.

Auch wenn dies – die Feuchtigkeit – nur ein Aspekt der TCM-Ernährungsprinzipien ist, erkennen Sie die Parallelen zu einem allgemeingültigen gesunden Ernährungsansatz: Essen Sie viel Gemüse, kleine Mengen Proteine und komplexe Kohlenhydrate sowie wenig bis gar keine industriell erzeugten Lebensmittel wie raffinierten Zucker oder Weißmehl. Denken Sie außerdem an schlichte Grundregeln wie saisonale und regionale Auswahl von Lebensmitteln. Im Winter ist ein Salat in Deutschland vielleicht nicht das passende Hauptgericht.

*»Denken Sie an schlichte Grundregeln wie Essen gemäß der Saison und aus der eigenen Region.«*

Überlegen Sie selbst. Wenn Sie im Winter nur einen Salat zum Mittagessen bekommen, macht das vermutlich nicht richtig satt. Ein Rest Auflauf vom Vorabend stellt Sie wahrscheinlich eher bis zum Abendessen zufrieden. Beim Gedanken an winterliches Essen kommen mir Worte wie »warm«, »langsam« und »gekocht« in den Sinn.

Natürlich ist das System der TCM für Symptome und Krankheiten sehr ausgefeilt. Wenn Sie sich davon angesprochen fühlen, kann es sinnvoll sein, einen entsprechenden Experten aufzusuchen, sich beraten zu lassen, es auszuprobieren und dann genau zu beobachten, wie es Ihnen mit den Veränderungen ergeht.

Das weiß Ihr Körper am allerbesten.

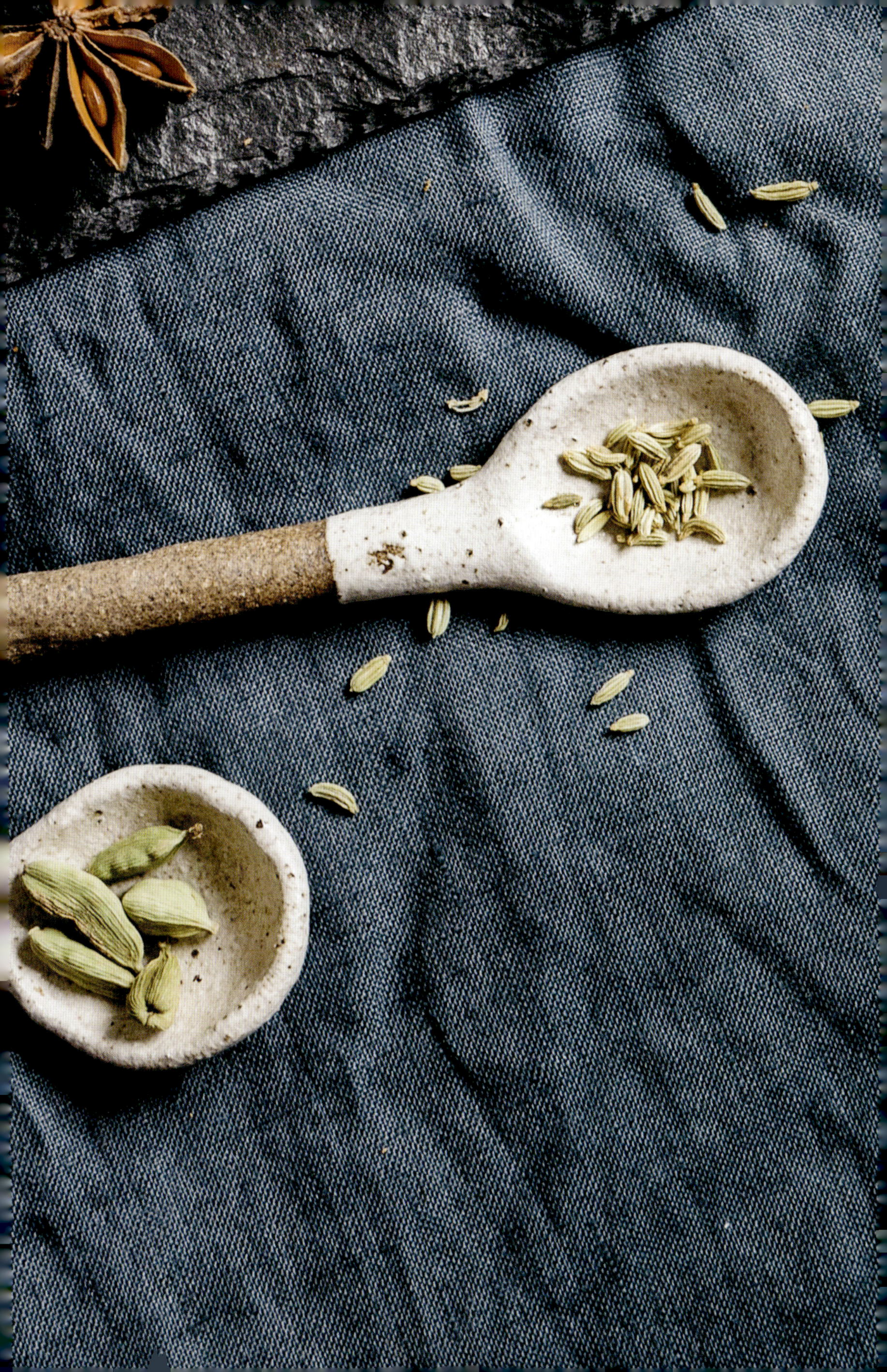

# Frisst der Stress Sie auf?

## WAS VERPASSEN SIE GERADE?

Viele Menschen leiden unter Verdauungsproblemen wie Reizdarm, Magenbeschwerden und Sodbrennen, die teilweise ernährungsbedingt sind, häufig aber auch mit Stress zusammenhängen. Solche Probleme entstehen quasi als Nebenprodukt unserer biochemischen Reaktion auf einen ständigen »Kampf-oder-Flucht«-Zustand.

In meinen anderen Büchern bin ich detailliert auf dieses Thema eingegangen. Zusammengefasst geht es darum, dass das Stresshormon Adrenalin die Durchblutung des Magen-Darm-Trakts herunterregelt, was die Verdauung und die Aufnahme der Makro- und Mikronährstoffe einschränken kann.

Wenn der Körper Adrenalin ausschüttet, wähnt er sich automatisch in Lebensgefahr und passt seine Prozesse so an, dass man kämpfen oder fliehen kann. Aus diesem Grund ist es so wichtig, in stressbeladenen Situationen das zu ändern, was Sie können, und das zu akzeptieren, was Sie gerade nicht ändern können. Es ist jedoch auch eine große Hilfe, weniger Koffein zu sich zu nehmen und die persönliche Wahrnehmung von Druck und Dringlichkeit zu überprüfen, denn auch diese Faktoren führen zur Ausschüttung von Stresshormonen.

*»In Ruhe zu essen, erhöht die Nährstoffaufnahme.«*

Zwerchfellatmung (Bauchatmung) kann die Stresshormone rasch zurückdrängen und ist eine wunderbare Methode, mit der wir uns eine maximale Nährstoffaufnahme sichern und auch insgesamt gesundheitlich profitieren.

# Übung

Schreiben Sie alle Punkte in Ihrem Leben auf, die Ihnen Stress bereiten. Machen Sie so lange weiter, bis Ihnen nichts mehr einfällt.

Umkringeln Sie nun die fünf wichtigsten Stressfaktoren der vorherigen Seite und ordnen Sie diese so, dass der größte Stressfaktor die Nummer 1 bildet.

1 ______________________ 4 ______________________

2 ______________________ 5 ______________________

3 ______________________

Nehmen Sie Stressfaktor Nummer 5 und schreiben Sie ihn in den folgenden Satz.

Ich erkenne an, dass ______________________ mir gerade erheblichen Stress bereitet.

Lösen Sie den Blick vom Arbeitsblatt.

Sehen Sie aus dem Fenster oder denken Sie an etwas, das Sie zum Lächeln bringt. Schreiben Sie es hier auf: Ich stelle fest, dass ______________________ ein Lächeln auf mein Gesicht zaubert.

Und nun vervollständigen Sie diesen Satz.

Ich erkenne an, dass ______________________ mir gerade erheblichen Stress bereitet, und ich kann auch sehen, dass (der Gedanke/das, was draußen ist) ______________________ mich zum Lächeln bringt.

Einerseits ist es wichtig, dass wir erkennen, was uns im Leben stresst. Andererseits hilft es, wenn wir uns bewusst machen, dass es häufig noch etwas anderes gibt, außerhalb dieser Situation. Wir lassen uns sehr leicht von unseren Stressfaktoren einnehmen, und das erzeugt im Körper eine unablässige Flut schädlicher biochemischer Reaktionen. Mit einer veränderten Wahrnehmung lässt sich die Situation nicht unbedingt lösen, aber sie trägt dazu bei, dass Sie sich besser gewappnet fühlen.

Wiederholen Sie diese Übung mit den übrigen Stressfaktoren auf einem separaten Blatt und versuchen Sie, jedes Mal etwas anderes zu entdecken, was Ihnen ein Lächeln ins Gesicht zaubert.

## So essen Sie sich angenehm müde

Proteine liefern Substanzen, die der Körper in Schlafhormone umwandelt.

Kein Koffein. Schokolade, Kaffee, Cola, Schwarztee und Energy-Drinks halten wach.

Eine kleine Mahlzeit vor dem Schlafengehen.

Abends nichts scha Gewürztes essen.

Regelmäßige Mahlzeiten halten den Blutzuckerspiegel stabil. Bei niedrigem Blutzuckerspiegel wird das Stresshormon Adrenalin ausgeschüttet, das Zucker ins Blut schleust und den Schlaf stört.

Kichererbsen (oder Hummus) enthalten eine Substanz, die der Körper in das Schlafhormon Tryptophan umwandelt. Gut für alle, die von Kichererbsen keine Blähungen bekommen.

Regelmäßig magnesiumreich essen, also viel grünes Blattgemüse und Nüsse.

Eier und Mandeln können helfen. Sie enthalten viel Vitamin $B_6$, einen wichtigen Nährstoff für die Erzeugung von Schlafhormonen.

Kalziumreiche Lebensmittel unterstützen die Entspannungsreaktion: grünes Blattgemüse, Tahini, Nüsse, Samen (besonders Sesamsamen), Feigen, Lachs mit essbaren Gräten.

Essen Sie möglichst vor 18:30 zu Abend. Unmittelbar nach dem Abendessen ist das Einschlafen und Durchschlafen erschwert.

Kamillentee enthält entspannungsfördernde Substanzen.

*Hinweis: Das sind nur grundsätzliche Tipps. Wenn Sie beispielsweise FODMAP-arm essen sollten, müssen Sie mit manchen dieser Vorschläge vorsichtig sein. Es gibt kein Patentrezept.*

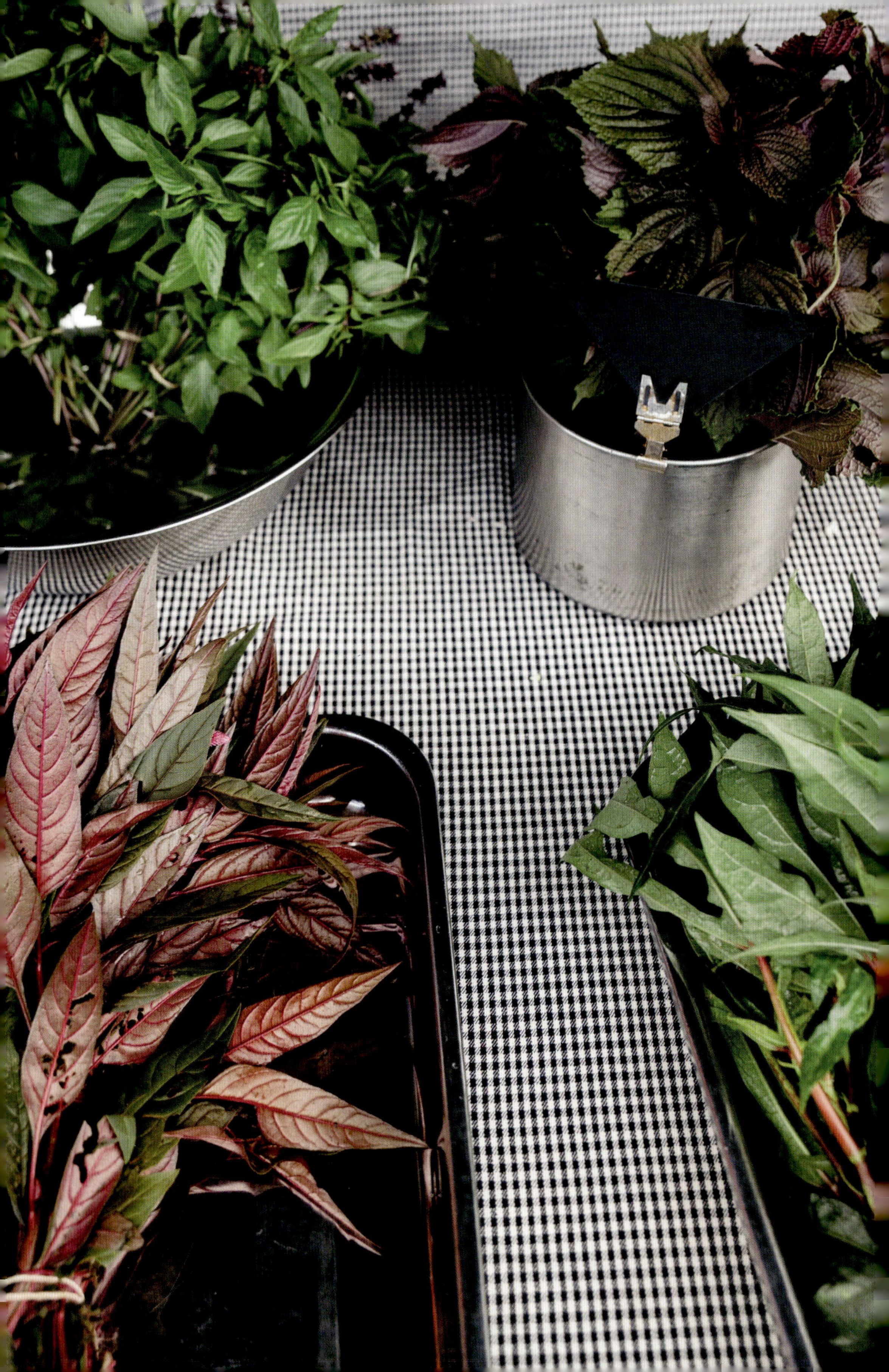

# Mythen, Marotten, Modeerscheinungen

## DER ZYKLUS DER ERNÄHRUNGSTRENDS

Als ich studierte, lautete die öffentliche Botschaft, dass eine fettarme, kohlenhydratreiche Ernährung der richtige Weg zu stabilem Gewicht und blühender Gesundheit sei. Die Lebensmittelindustrie reagierte darauf, indem sie dem Verbraucher ihre üblichen, verpackten Fertigprodukte in fettarmen Varianten anbot.

Neben dem üblichen Apfelkuchen lockte in der Tiefkühltruhe nun also ein fettarmer Apfelkuchen. Gesundheitsbewusste Verbraucher, die auf sich oder auch ihre Familie achteten, kauften prompt diese neue Variante. Doch wenn ein Lebensmittelkonzern Fertigprodukten das Fett entzieht, bleibt eine klaffende Lücke. Und womit wird diese gefüllt? Mit raffiniertem Zucker. Man war jedoch den altbewährten Apfelkuchen gewöhnt, sodass die fettarme Variante nun im Vergleich zum alten Produkt extrem übersüßt geschmeckt hätte. Das hätte jeder gemerkt. Doch gegen Süße hilft Salz, sodass die Konzerne prompt den Salzgehalt erhöhten. Wer sich damals also fettarm ernähren wollte und dafür auf Industrieprodukte setzte, nahm vermutlich mehr Zucker und Salz zu sich als je zuvor in der Geschichte der Menschheit.

*»Wer sich damals fettarm ernähren wollte und dafür auf Industrieprodukte setzte, nahm vermutlich mehr Zucker und Salz zu sich als je zuvor in der Geschichte der Menschheit.«*

Genau in diesem Zeitraum wurden die Menschen in der westlichen Welt dicker und dicker.

Inzwischen gab es Fastfood an jeder zweiten Ecke, und die Familienstrukturen veränderten sich. Aus zahllosen Gründen arbeiteten häufig beide Eltern, womit weniger Zeit blieb, alles selbst zu kochen. Neben der erhöhten Menge an raffiniertem Zucker und Stärke, die in Fertigprodukten leicht verfügbar waren, ist das jedoch nur einer von vielen Faktoren, die die rapide Gewichtszunahme der Bevölkerung erklären.

Daraufhin erklärten einflussreiche Stimmen die Kohlenhydrate zum wahren Feind, denn die hatte man Menschen in der Low-Fat-Periode schließlich ans Herz gelegt. Und so kehrte der alte Trend der kohlenhydratarmen, proteinreichen Ernährung zurück, dessen bekannte Vertreter bereits in den 1970er Jahren aufgekommen waren. Wer alt genug ist, wird feststellen, dass Trends zu Ernährungsinformationen etwa alle 30 Jahre umschwenken. Während dieses Zeitraums fühlt sich alles ganz real und richtig an, als müsse es eben so sein. Doch irgendwann ändert sich die Informationslage.

Um sich nicht in Gesundheitsmythen zu verstricken, sollte man sich stets vor Augen führen, dass die Natur es in Sachen Ernährung richtig macht. Erst die menschlichen Sonderwege führen in die Irre.

Selbstverständlich kann es auch bei vollwertigen, unverfälschten Produkten Dinge geben, die einzelne Menschen nicht vertragen. Zum Beispiel haben manche Menschen mit Arthritis stärkere Gelenkschmerzen, wenn sie Gemüse aus der Familie der Nachtschattengewächse essen, zu der Kartoffeln, Auberginen, Tomaten, Paprika und Chilis zählen. In diesem Fall sollten Sie einen Arzt oder einen qualifizierten Ernährungsberater hinzuziehen.

»
**Dein Leben wird nicht so sehr von dem bestimmt, was das Leben so bringt, sondern von der Einstellung, die du mitbringst, nicht so sehr von dem, was dir geschieht, sondern von der Art und Weise, wie dein Verstand das Geschehen einstuft.**
«

*Kahlil Gibran*

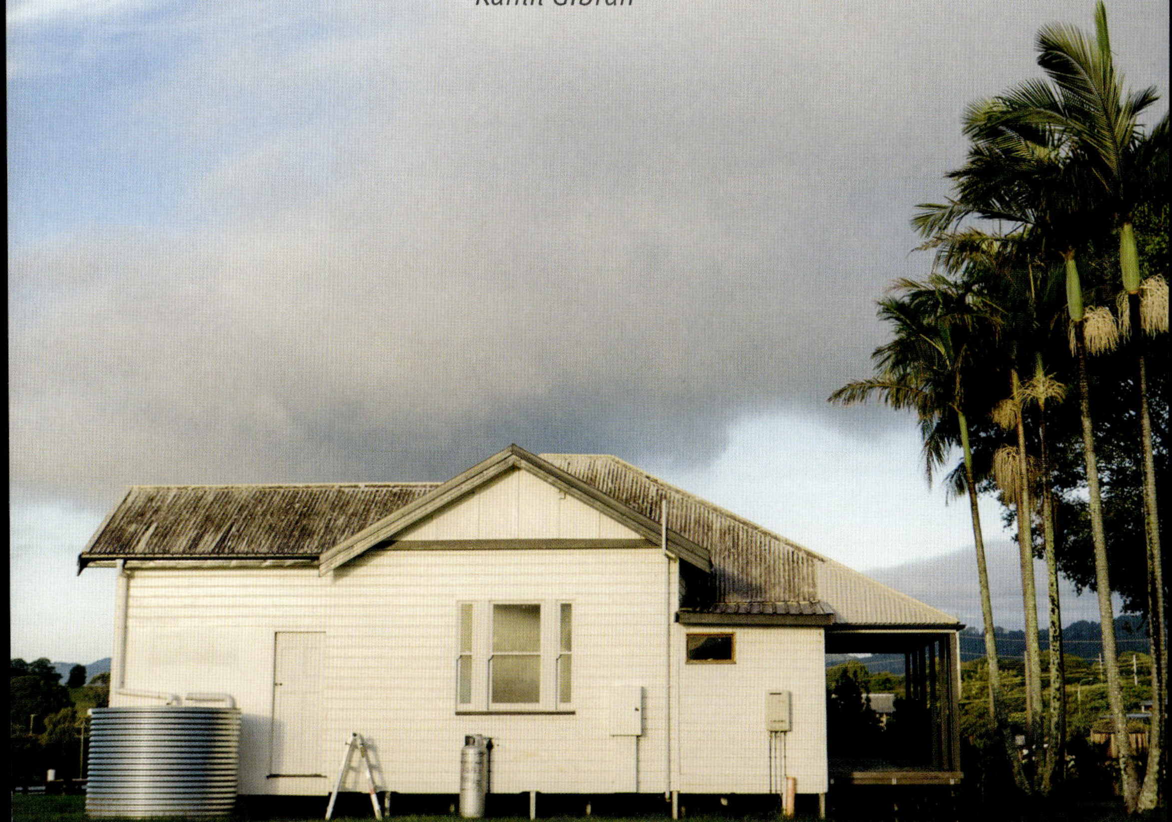

# Ich esse gar nicht so schlecht

## ZUCKER IST OMNIPRÄSENT

Den Satz »Ich esse eigentlich gar nicht so schlecht«, habe ich in den letzten zwanzig Jahren immer wieder gehört. Meistens folgt danach eine Frage wie: »Aber warum habe ich dann ... [Gesundheitsprobleme oder Problemzonen oder oder oder]?«

Menschen möchten gesund sein, und sie möchten sich und ihre Familien vernünftig ernähren. Dummerweise läuft das viel zu oft schief. Damit will ich ausdrücklich niemanden verurteilen. Ich sage es, weil sich dieses »nicht so schlecht essen« in einer Welt voller abgepackter Produkte, die sich alle als »gesund« präsentieren (was nicht »nährstoffreich« bedeutet), zur neuen Norm entwickelt. Die Allgegenwart von Zucker, selbst in Lebensmitteln, die noch nicht einmal süß schmecken, spielt dabei eine große Rolle.

Das Schaubild auf der nächsten Seite zeigt, wie viel Zucker man (vielleicht auch unbemerkt) im Tagesverlauf zu sich nimmt und wie wenig Zucker echte Lebensmittel enthalten.

In diesem Beispiel kommt man auf 65 Teelöffel Zucker pro Tag, trotz eines vernünftigen Abendessens. Softdrinks sind dabei noch nicht einmal einberechnet. Das vollwertige Abendessen habe ich vor allem einbezogen, um zu zeigen, wie wenig Zucker in echter Nahrung steckt, selbst wenn Kartoffeln dabei sind. Viele Menschen wundern sich, warum ich nicht von Kartoffeln abrate, doch ich empfehle lieber den Verzicht auf Dosen- und Tütenfutter.

Einbezogen habe ich auch nährstoffreiche Lebensmittel, die von Natur aus zuckerreich sind, darunter Obst. An Früchten scheiden sich heutzutage die Geister. Die einen meiden sie wegen des Zuckergehalts ganz, die anderen essen möglichst viel davon, weil Obst »gesund« ist. Ja, Früchte liefern Nährstoffe, aber wir sind keine Flughunde, die nur davon leben. Zwei Portionen Obst pro Tag sind kein Problem (wenn Ihre Verdauung dies zulässt).

**ZUM WACHWERDEN**
1 Tasse Kaffee mit Milch
15g ZUCKER
4 TL

**FRÜHSTÜCK**
Açai-Püree mit frischen Früchten und Müsliflocken
55g ZUCKER
13 1/2 TL

**IM BÜRO**
1 Tasse Kaffee mit Milch
15g ZUCKER
4 TL

**2. FRÜHSTÜCK**
200g Fruchtjoghurt
25g ZUCKER
6 TL

**SNACK**
40g Sultaninen
26g ZUCKER
6 1/2 TL

**MITTAGESSEN**
Sandwich mit Ei, Salat und Mayonnaise
7g ZUCKER
Bananensmoothie
40g ZUCKER
12 TL

**DESSERT**
3 Kugeln Eis
33g ZUCKER
8 TL

**ABENDESSEN**
Huhn und Gemüse mit einer kleinen Kartoffel
2,5g ZUCKER
1/2 TL

**GETRÄNK**
2 Gläser Weißwein, je 200ml
42g ZUCKER
10 1/2 TL

**GESAMTMENGE**
**65 TEELÖFFEL ZUCKER**
**260,5 GRAMM**

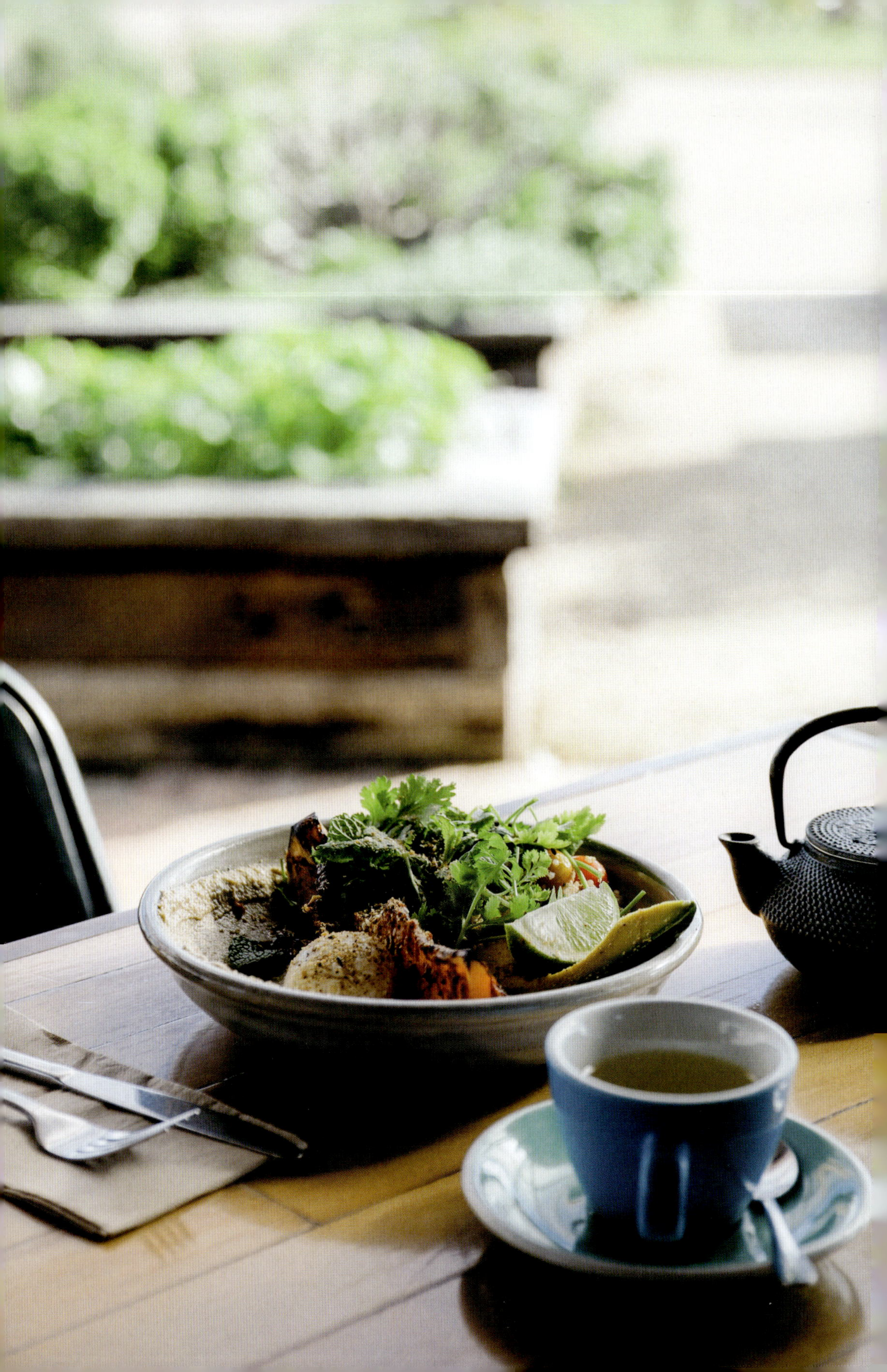

# Auswärts essen

## BLEIBEN SIE SICH TREU

Jeder geht gerne mal aus. Nicht selbst kochen und aufräumen müssen, nette Gesellschaft oder einfach der praktische Aspekt – Argumente gibt es viele. Leider rebelliert danach manchmal der Magen, die Augen schwellen an, oder es kommt gar zu einer allergischen Reaktion. Worauf müssen Sie also achten, um einen »Essenskater« zu vermeiden?

Damit Sie tatsächlich zwischen nahrhaften Alternativen entscheiden können, sollten Sie bei der Auswahl des Restaurants beginnen. Unterstützen Sie Gastwirte, die auf frische, hochwertige Zutaten setzen. Stimmen Sie mit Ihrem Geldbeutel ab; das Angebot wird darauf reagieren. Gerade im Gastgewerbe hat der Kunde mehr Macht, als man denkt. Ich finde es ermutigend, wie viele Menschen in diesem Bereich bewusste Entscheidungen treffen, indem sie bei ihrem Angebot biologisch erzeugte Produkte aus der Region und eine tierfreundliche Haltung berücksichtigen, offen angeben, welche Fette oder Süßungsmittel sie einsetzen und wer sie beliefert. Auf diese Weise beziehen sie uns Kunden in ihre Entscheidungen ein.

Es hilft auch, vor dem Besuch einen Blick auf die Speisekarte zu werfen. So können Sie nicht nur feststellen, ob Sie überhaupt dort essen möchten, sondern brauchen auch nicht aus lauter Verzweiflung irgendetwas zu wählen, nur weil Sie das Gefühl haben, alle anderen aufzuhalten.

Scheuen Sie sich nicht vor Fragen zur Art der Zubereitung, zur Herkunft der Zutaten, zu Inhaltsstoffen der Saucen oder Dressings oder ob die Sauce separat gebracht werden kann, damit Sie nach Bedarf dosieren können. Häufig möchte man die Zubereitung nicht hinterfragen, um niemanden zu verärgern. Es kann aber durchaus sein, dass die Bedienung gut Bescheid weiß und diese Frage öfter hört. Außerdem ist das Personal dazu da, Ihre Bedürfnisse zu erfüllen, damit Sie einen angenehmen Abend verbringen.

Kunden sind heutzutage in Ernährungsfragen definitiv kritischer als früher. Bedenken Sie auch, dass mehr Fragen auf die Dauer mehr Bewusstsein erzeugen und der Gastronomiebranche ermöglichen, passende Angebote für ihre Kunden zu entwickeln.

Die Chancen auf eine kluge Wahl im Restaurant stehen extrem schlecht, wenn Sie schon beim Eintreffen am liebsten über alles Essbare herfallen würden, ob Brot oder Knabberstangen oder den Gruß aus der Küche. Wer schon beim Losgehen unbändig hungrig ist, sollte vorher einen nahrhaften Snack zu sich nehmen, zum Beispiel eine Handvoll Nüsse, ein paar Stücke Gemüse mit einem Dip oder hochwertige Cracker mit Hummus. Das bewahrt Sie zugleich davor, später das zu bestellen, was am meisten »füllt«, anstelle von dem, was die besten Nährstoffe liefert und womit Sie sich anschließend angenehm satt und gut fühlen. Es geht Ihnen vorrangig um feine Aromen und Abwechslung? Dann bestellen Sie doch zwei Vorspeisen anstelle eines Hauptgerichts. Das kann kulinarisch sehr zufriedenstellend sein.

Damit Sie wirklich genug Gemüse bekommen, sollten Sie vorab eine Suppe oder einen Salat bestellen oder eine Gemüsebeilage wählen. Ich staune immer wieder über das regelmäßige Angebot gemüsefreier Mahlzeiten. Nehmen Sie sich Zeit und essen Sie mit Bedacht, besonders wenn Sie zum Hinunterschlingen neigen. Am besten legen Sie zwischen den einzelnen Bissen die Gabel ab.

Es klingt vielleicht altmodisch, aber ein »Mitbringessen« ist eine wunderbare Alternative zum Ausgehen. So sehen Sie nicht nur Ihre Freundinnen, sondern können es sich dabei auch zu Hause gemütlich machen und dort besondere nährstoffreiche Gerichte vorbereiten. Vielleicht macht das sogar noch mehr Spaß als das gemeinsame Ausgehen ins Restaurant.

Falls Sie nur hin und wieder ein Restaurant aufsuchen, kann dies der Seele natürlich richtig guttun, solange es vor allem um die gute Gesellschaft geht. Dann tritt der körperliche Nährwert in den Hintergrund. Lesen Sie hierzu bitte auch meine Anmerkungen auf Seite 136.

## ESSEN AUF REISEN

In Bezug auf Gesundheit und Wohlbefinden haben viele Menschen feste Gewohnheiten, die wir problemlos in den Alltag integrieren. Wie aber bleiben wir gesund, wenn der gewohnte Tagesablauf über den Haufen geworfen wird und wir nicht selber kochen können? Reisen sind häufig sehr aufregend, aber nach einigen Tagen ohne gute Ernährung und ausreichend Bewegung folgt oft eine gewisse Ernüchterung. Immer wieder höre ich, dass die Leute sich nach einigen Wochen unterwegs richtig darauf freuen, endlich wieder selber kochen zu können, weil sie es leid sind, keine frischen, nahrhaften Gerichte zu bekommen. Reisen kann eine Herausforderung darstellen, doch es gibt Möglichkeiten, wie man auch fern der Heimat die eigene Gesundheit in den Vordergrund stellen kann.

*»Ich kann Ihnen nur raten, dann zu essen, wenn Sie Hunger haben, und sonstige Mahlzeiten höflich abzulehnen.«*

### Im Flugzeug kein Alkohol und kein sinnloses Futtern

Essen Sie auf Langstreckenflügen leicht, trinken Sie ausreichend Wasser und verzichten Sie auf Kaffee oder Alkohol. Beides verstärkt die Dehydrierung und erschwert das Einschlafen. Im Flugzeug neigt man leicht zu überflüssigen Mahlzeiten, weil Essen zumindest Beschäftigung verschafft. Viele Menschen sind noch mit dem Grundsatz »Du isst, was du bekommst« aufgewachsen – dann fällt es schwer, eine angebotene Mahlzeit auszuschlagen. Ich kann Ihnen nur raten, dann zu essen, wenn Sie wirklich Hunger haben, und sonstige Mahlzeiten links liegen zu lassen.

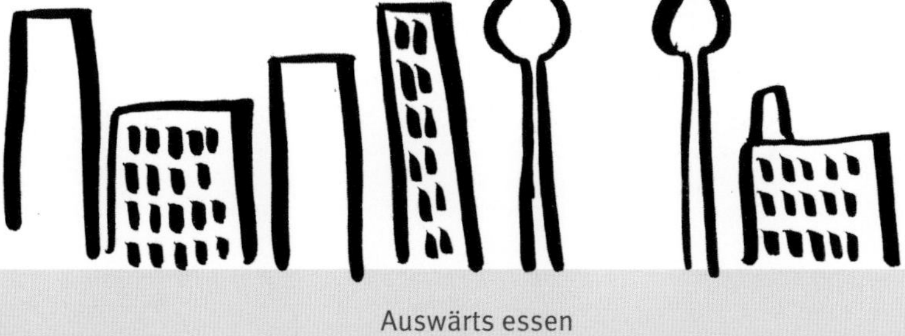

### Vorausplanen

Mir selbst ist eine ausgewogene Ernährung so wichtig, dass ich im Urlaub meine Unterkunft danach auswähle, wie gut ich von dort aus nahrhafte Angebote vorfinde. Wenn ich in Hotels übernachte und aus Zeitgründen dort essen muss, bestelle ich mir grundsätzlich eine Extraportion Gemüse als Beilage. Oder ich wähle ein kleines Apartment mit Küchenzeile. Auch wenn ich nicht die Zeit habe, richtig einzukaufen und zu kochen, kann ich auf diese Weise einfache Mahlzeiten wie das Frühstück nach eigenem Geschmack zubereiten. Sehen Sie sich gleich nach der Ankunft nach dem nächsten Bioladen oder Gemüsehändler um und kaufen Sie dort ein paar nahrhafte Lebensmittel für die Situationen, in denen Sie Hunger bekommen könnten und dann womöglich alles essen, was Ihnen gerade in die Finger kommt.

### Gemüsesäfte und Smoothies

Ein nahrhafter Gemüsesaft ist nach dem Eintreffen am Zielort eine hervorragende Gelegenheit, dem Körper die nötigen Nährstoffe zu liefern. Manchen Säften werden auch Vitamin-C-reiche Früchte zugesetzt, zum Beispiel Ananas. Im Flugzeug kommt man über die Klimaanlage mit Keimen aus aller Welt in Kontakt. Deshalb ist es sinnvoll, dem Immunsystem nach der Landung schnellstmöglich Unterstützung zukommen zu lassen – und Vitamin C trägt dazu bei. Natürlich können Sie für die Stärkung Ihres Immunsystems auch ein Präparat mit Zink und Vitamin C oder zur Abrundung der Nährstoffzufuhr ein Pulver aus Biogemüse mitnehmen.

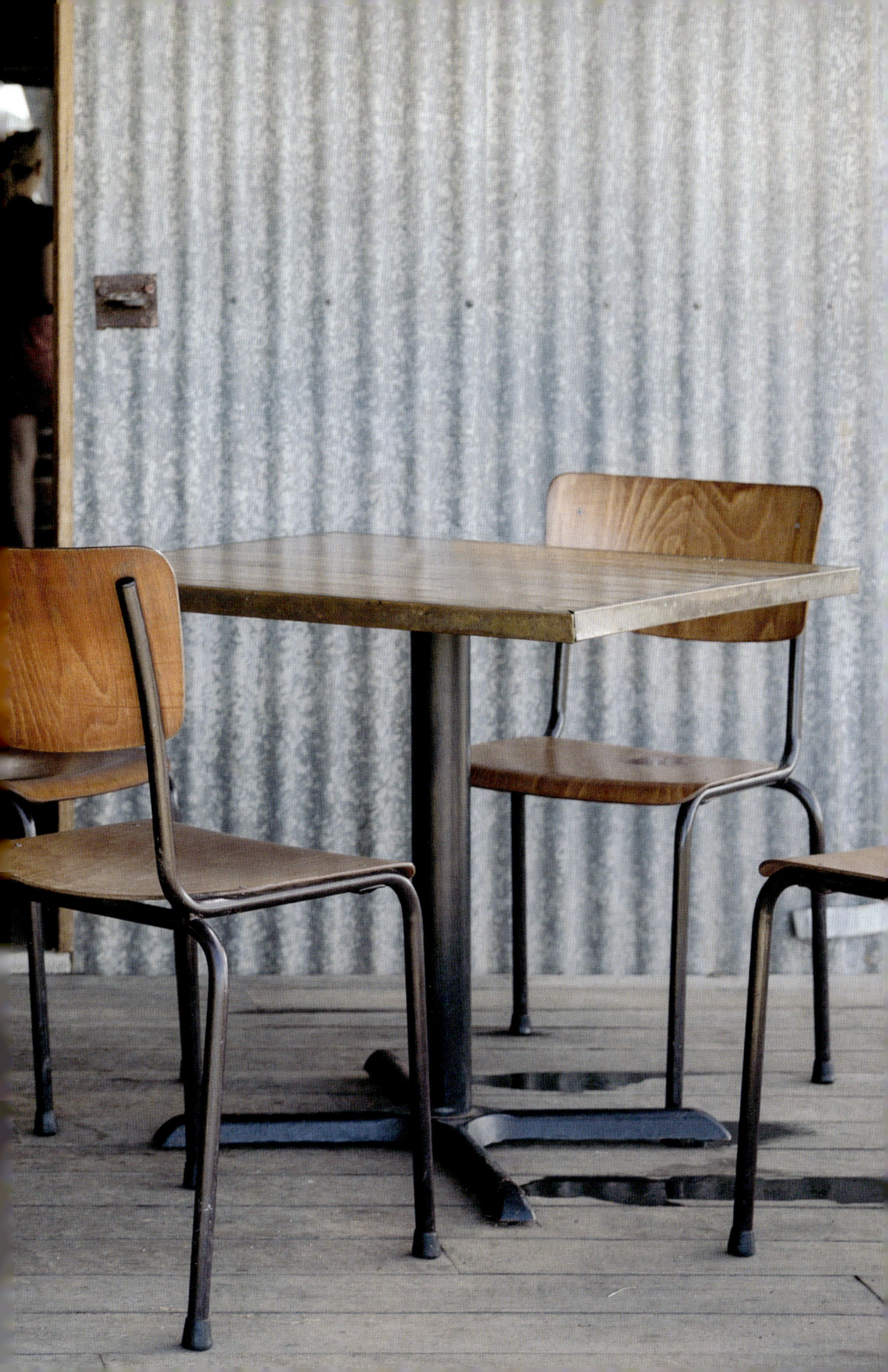

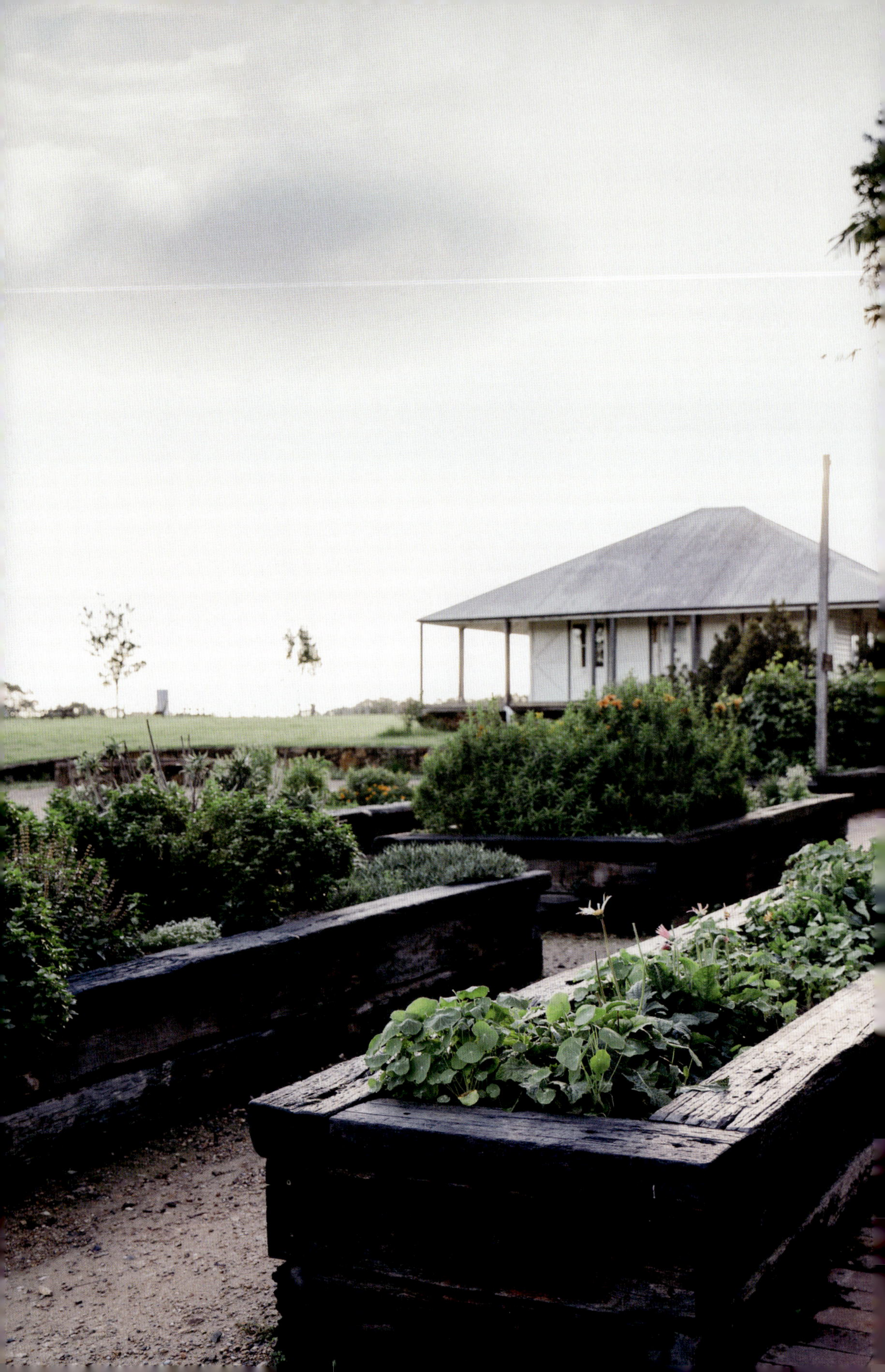

# Frisch aus dem Garten

## VON DER ERNTE IN DIE KÜCHE

Stellen Sie sich vor, Sie würden nur das essen, was gerade im Garten reif ist, und Sie könnten jede Menge Petersilie und Basilikum über Ihre Gerichte streuen, weil beides gleich hinter dem Haus wächst. Gemüse und Kräuter aus dem eigenen Garten stärken das Gefühl der Unabhängigkeit, aber auch die Verbindung zur Erde und sind zugleich ein wunderbares Hobby.

Je mehr die Menschen in die Städte ziehen, desto mehr verlieren wir den Glauben daran, dass wir unsere Nahrung auch selbst erzeugen können. Und diejenigen, die noch ausreichen Platz dazu haben, verlieren den Sinn für die Wichtigkeit, das Vergnügen und das befriedigende Gefühl, sich von der eigenen Ernte zu ernähren.

Viel Platz ist dafür überhaupt nicht erforderlich. Mitunter reichen schon Blumenkästen am Fenster oder ein Kübel auf dem Balkon, Hochbeete oder Minitreibhäuser, um Zitronen und Kräuter zu ziehen. Wo wir leben, ist keine Ausrede mehr dafür, nichts wachsen zu lassen.

Eigene Lebensmittel zu erzeugen, tut nicht nur der Umwelt gut, sondern bietet auch dem Körper einen hohen Nährwert. Bei Eigenanbau ernten wir meist erst kurz vor dem Verzehr, womit die Vitamine und der Geschmack optimal erhalten bleiben. Vergleichen Sie den Geschmack einer frisch gepflückten Kirschtomate mit dem von Tomaten, die drei Monate im Kühlhaus gelagert wurden.

Gemüse, das man nicht regelmäßig auf dem Markt oder direkt ab Hof holt, wurde wahrscheinlich eine ganze Weile gekühlt. Auch ein Apfel aus dem Supermarkt hat wahrscheinlich monatelang im Kalten gelegen, ehe er in der »Frischetheke« landet.

Hinzu kommt der Nährstoffrückgang bei Obst und Gemüse, das bereits um die halbe Welt transportiert wurde. Die Suche nach regionalen Produkten hat durchaus einen Sinn, und am nächsten dran ist der eigene Garten.

Dazu brauchen Sie keinen Lehrgang im Gartenbauverein (auch wenn das hilft). Fangen Sie klein an, zum Beispiel mit Salat und Kräutern. Sobald Sie Ihren grünen Daumen entdeckt haben, können Sie sich weiter vortasten. Beziehen Sie beim Unkrautrupfen, Gießen und Beobachten des Gartens auch Ihre Kinder oder Enkel ein. Oder geben Sie ihnen ein eigenes Eckchen, damit sie von klein auf lernen, wie wunderbar es ist, seine Nahrung selbst zu erzeugen. Vor einer Weile konnte ich miterleben, wie eine Gruppe Kinder zwischen fünf und zwölf Jahren mit ihren Eltern Kartoffeln ausbuddelte. Für die Kinder war das ein großes Spiel. Ich denke auch daran, wie ich mal als Gast bei Freunden miterlebte, dass ein kleiner Junge das grüne Gemüse nicht essen wollte. Nachdem er erfuhr, dass es aus seinem eigenen Garten kam, hellte sich seine Miene auf, und er aß. Eigenanbau kann in vielerlei Hinsicht hilfreich sein.

Fragen Sie die eigenen Eltern, Großeltern, Freunde, Kollegen oder Nachbarn um Rat und zapfen sie deren lange Gärtnererfahrung an. Fragen Sie nach Tipps, wenn Sie auf dem Markt oder im Gartencenter Setzlinge erstehen – Sie werden staunen, wie einfach es in Wirklichkeit ist.

Ein zusätzlicher Beweggrund für Gemüse und Kräuter aus dem eigenen Garten bzw. vom Balkon liegt mir sehr am Herzen, denn wir haben damit mehr Einfluss darauf, was wir tatsächlich essen. Hier können wir tatsächlich chemiefrei arbeiten und Ungeziefer mit vertretbaren Methoden beseitigen. Zu wissen, was während der Wachstumsphasen eingesetzt (oder nicht eingesetzt!) wurde, ist allein schon Grund genug, sich selbst als Gärtner zu betätigen. Zudem wird einem dabei bewusst, wie wertvoll Nahrung wirklich ist, und wir geben dann vielleicht bereitwilliger etwas mehr Geld für biologisch und ethisch angebaute Produkte aus.

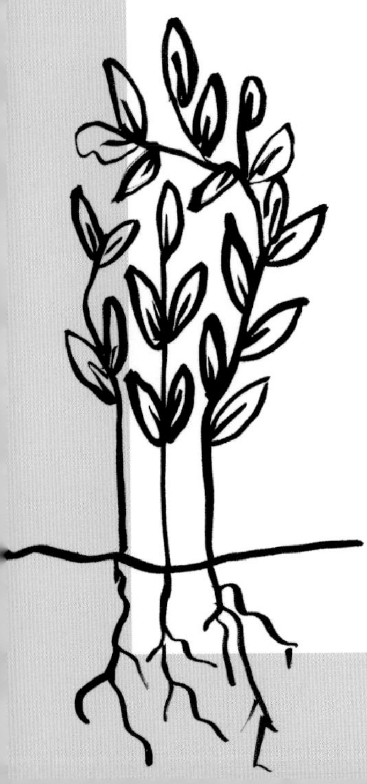

Erstaunlich viele Menschen legen großen Wert darauf, ihr Essen selbst zu ziehen, und stecken andere damit an. Wer weiß, am Ende inspirieren Sie womöglich selbst

Ihre Freunde und Nachbarn, ein Gemüsebeet anzulegen oder ein paar Pflanzkästen auf den Balkon zu stellen.

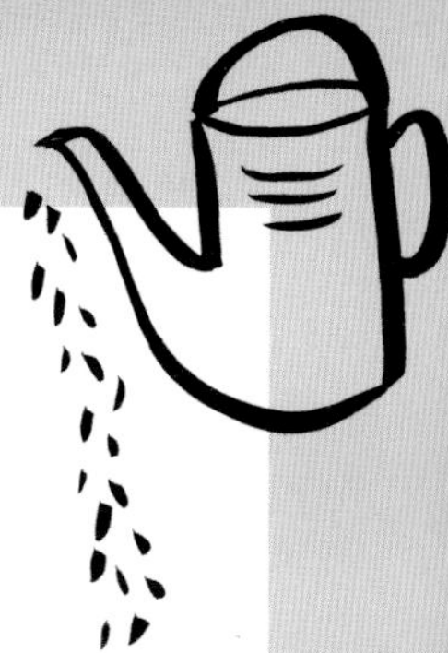

## GEMEINSCHAFTSGÄRTEN

Die Tradition, einen Garten gemeinsam zu bewirtschaften, blüht in jüngerer Zeit wieder auf. Ob hinter dem Haus oder auf gepachtetem Land: In unterschiedlichsten Modellen können Gemeinschaften zusammenarbeiten, ihr Gemüse und Obst selbst anpflanzen und sich neue Fähigkeiten aneignen. Die Teilnehmer profitieren von frischem, häufig biologisch, zumindest aber giftfrei erzeugtem Gemüse und von der körperlichen Bewegung. Hinzu kommen die sozialen Vorteile durch mehr Verbundenheit, Austausch und die Möglichkeit neuer Kontakte. So kommen auch finanziell schwächer gestellte Familien zu frischen Lebensmitteln.

Wer in einer Wohnung lebt oder wenig Freifläche hat, kann in einer Gartenkolonie sein Plätzchen finden. Auch hier bringt die Gemeinschaft viele Vorteile, und Sie kommen für wenig Geld zu einem Stückchen Land, auf dem Sie nach Herzenslust ohne Gift und Kunstdünger werkeln können.

Bei uns in Neuseeland erkennt das Gesundheitswesen mittlerweile den präventiven Wert der Gartenarbeit an – gerade auch gegen das verstärkte Aufkommen vermeidbarer chronischer Erkrankungen in Gegenden oder Familien mit schlechtem Gesundheitszustand. Immer mehr Organisationen sehen den Vorteil von Nutzgärten, von denen letztlich alle profitieren. Auf meinen Reisen fiel mir auf, dass Gärten, die ursprünglich sicher als reine Ziergärten angelegt waren, inzwischen auch Kräuter und mitunter sogar Salate und Blattgemüse beherbergen. Ein beglückender Anblick!

Am besten recherchieren Sie vor Ort, welche Möglichkeiten es in Ihrer Nähe gibt, wie Sie sich einbringen können und welchen Nutzen Sie von der Einrichtung solcher Gemeinschaftsgärten hätten.

# Mehr Gemüse – so leicht geht das!

Inzwischen wissen Sie, wie wichtig es ist, die tägliche Gemüsemenge zu erhöhen. Wissen ist das Eine. Doch damit sich wirklich etwas bewegt, müssen wir darüber nachdenken, wie wir uns verändern können.

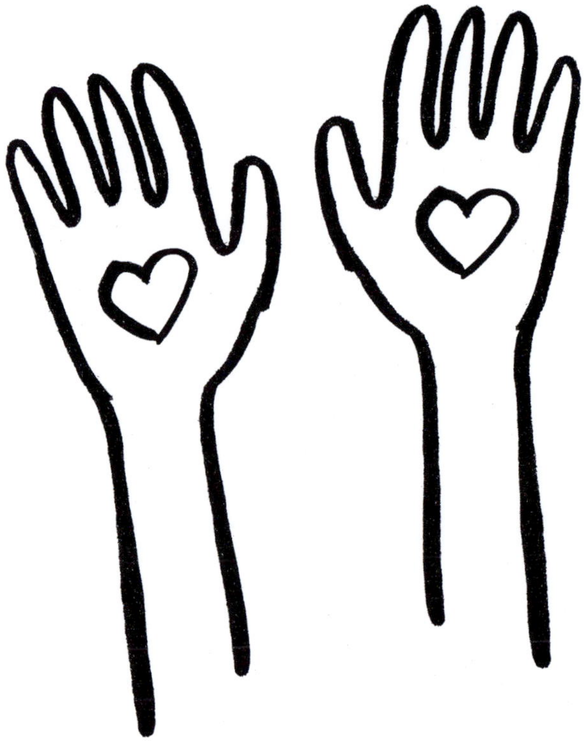

### EINE PORTION GEMÜSE

*Eine Portion ist etwa eine Handvoll gekochtes Gemüse (½ Tasse) oder die doppelte Portion Salat (1 Tasse). Fangen Sie gar nicht erst an zu wiegen, denn das tut dem langfristigen Verhältnis zum Essen in meinen Augen nicht gut. Die eigene Hand ist als Vergleichsmaß völlig ausreichend.*

Im Restaurant zusätzlich immer eine Portion gedämpftes Gemüse bestellen

Statt Keksen rohes Gemüse knabbern

Jeden Tag Biogemüsepulver in Wasser anrühren und trinken

Einen »Frühstückssalat« einführen

Den Nährwertgehalt von Salaten und Gemüsepfannen mit Sprossen aufpeppen

Sauerkraut als Beilage wählen

Als Snack zwischendurch einen grünen Smoothie trinken (Früchte mit Bedacht hinzufügen)

Bei der Essensplanung mit dem Gemüse anfangen, danach Fette, Protein und Kohlenhydrate ergänzen. Das Gemüse sollte den halben Teller einnehmen.

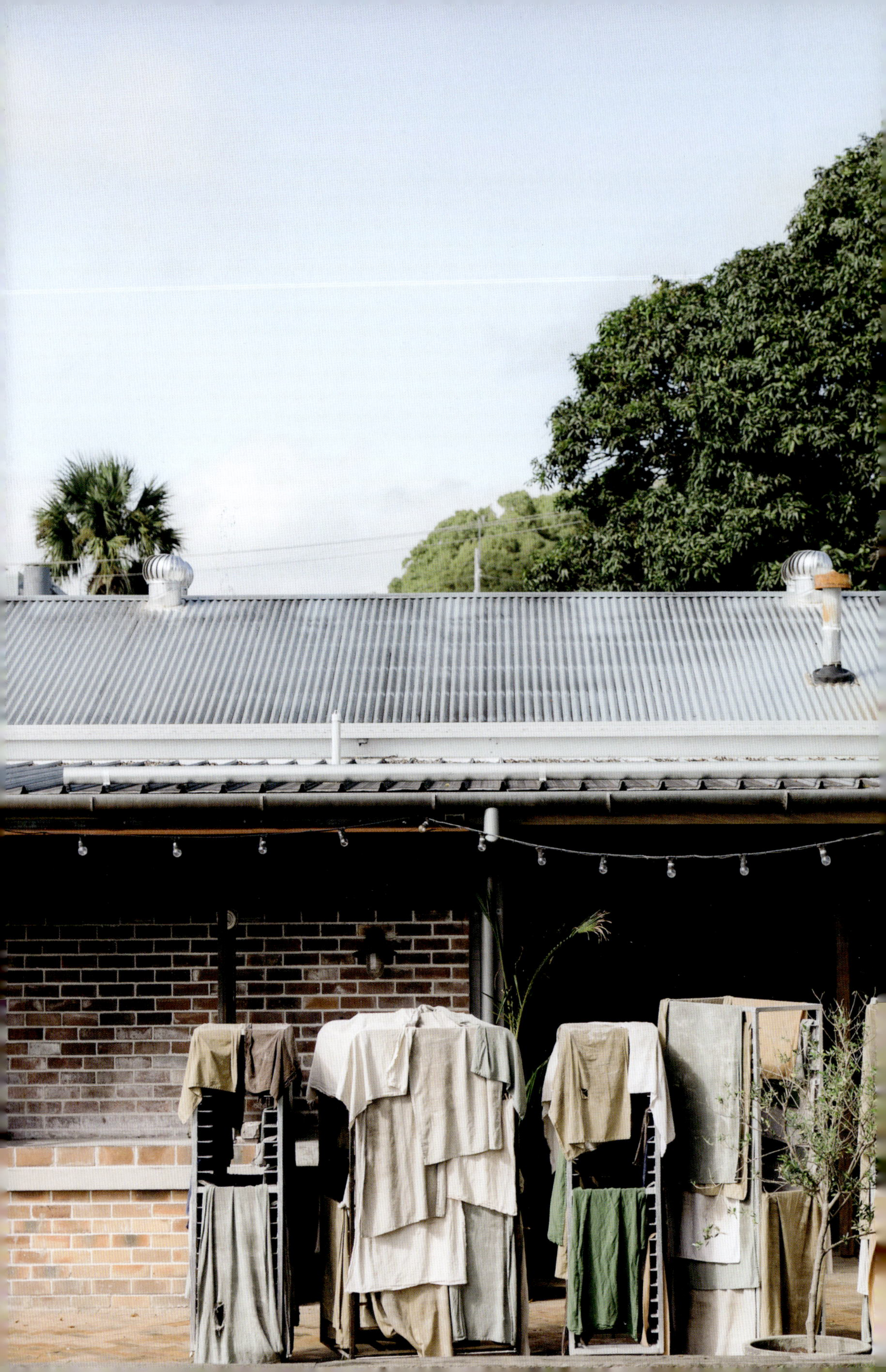

# Widersprüchliche Empfehlungen

## DIE SACHE MIT DEM EISEN

Es gibt Szenarien, bei denen selbst unter Ernährungsexperten Verwirrung herrscht. Die Sache mit dem Eisen steht dabei ganz oben an. Die empfohlene Tageszufuhr liegt für Frauen im gebärfähigen Alter bei 18 Milligramm pro Tag (Frauen nach der Menopause und Männer benötigen acht Milligramm pro Tag). Hier liegt jedoch oft ein Nährstoffmangel vor.

Eisen ist ein unverzichtbarer Mineralstoff, der für den Sauerstofftransport im Körper erforderlich ist. Auch für die gesunde Immunreaktion, die Energieproduktion und die Sauerstoffspeicherung in den Muskeln (derentwegen die Muskeln rot sind) spielt es eine entscheidende Rolle.

**Eisenmangelsymptome:**

- starke Müdigkeit
- Konzentrationsstörungen
- erhöhte Infektanfälligkeit
- Kopfschmerzen
- Blässe
- Schwäche/Schwindel

**Risikogruppen:**

- Frauen in den fruchtbaren Jahren
- kleine Kinder
- Schwangere
- Vegetarier
- Veganer

## WELCHE LEBENSMITTEL SIND EISENHALTIG?

Wir können Eisen in zwei unterschiedlichen Formen über die Nahrung aufnehmen. Eisen aus tierischen Quellen heißt Hämeisen, Eisen pflanzlicher Herkunft wird als Nicht-Hämeisen bezeichnet. Hämeisen kann der menschliche Körper effizienter aufnehmen.

**Tierische Eisenquellen (Angaben pro 100 Gramm):**

- Leber 11 mg
- Rindfleisch 3,5 mg
- Lamm 2,5 mg
- Lachs 1,3 mg
- Schweinefleisch 0,8 mg
- Huhn 0,4 mg
- Schnapper 0,3 mg

**Pflanzliche Eisenquellen (Nicht-Hämeisen)*:**

| | | |
|---|---|---|
| • Kidneybohnen | (gekocht, 1 Tasse) | 3,1 mg |
| • grüne Linsen | (gekocht, 1 Tasse) | 3 mg |
| • Tofu | (100 g) | 2,9 mg |
| • Kichererbsen | (gekocht, 150 g) | 2,7 mg |
| • Cashewnüsse | (30 g = 20 Kerne) | 1,5 mg |
| • Spinat | (1 Tasse, 250 ml) | 1,2 mg |
| • Haferflocken | (30 g) | 1,1 mg |
| • Mandeln | (30 g) | 1,1 mg |
| • Brokkoli | (180 g) | 0,86 mg |
| • Naturreis | (gekocht 140 g; 250 ml) | 0,7 mg |

**Diese Portionsgrößen sind unterschiedlich, was den direkten Vergleich mit den tierischen Quellen erschwert. Die Nährwerte stammen von Nutrition Australia.*

Eine weitere Quelle von Nicht-Hämeisen sind Eier: Ein Ei liefert 0,7 mg Eisen.

Zur Deckung des Eisenbedarfs bräuchte man somit ein halbes Kilogramm Rindfleisch oder sechs große Kellen Linsen pro Tag – wer kann so viel essen?

Krebsforscher führender Institutionen (wie zum Beispiel des World Cancer Research Fund) sind zugleich der Ansicht, dass sich das Risiko für viele Krebsarten, darunter Darmkrebs, senken lässt, wenn der Verzehr von rotem Fleisch unter 500 Gramm pro Woche bleibt.

*»Zur Deckung des Eisenbedarfs bräuchte man ein halbes Kilogramm Rindfleisch oder sechs große Kellen Linsen pro Tag – wer kann so viel essen?«*

Als wäre die Verwirrung nicht bereits groß genug, stellt sich hier die nächste Frage: Beruht das erhöhte Krebsrisiko, das aus wissenschaftlicher Sicht auf dem Verzehr von viel rotem Fleisch beruht, auf gegenwärtigen Mastverfahren? Bis vor nicht allzu langer Zeit fraßen Kühe noch Gras.

Inzwischen werden sie mit Getreide gemästet, in der Regel mit Mais, Soja und Canola (eine Rapszüchtung). Wir wissen, dass dies erheblichen Einfluss auf das Fettsäurenprofil im Fleisch hat. Fleisch von Rindern, die ihr Leben auf Wiesen und Weiden verbringen, enthält entzündungshemmende Omega-3-Fettsäuren. Das Fettprofil von Tieren aus Getreidemast hingegen ist für die menschliche Gesundheit nicht sehr förderlich. Geht das erhöhte Krebsrisiko für den Menschen darauf zurück, was das Tier, das wir essen, gefressen hat?

Doch wie kann ich als Ernährungsberaterin sicherstellen, dass eine Frau über ihre Nahrung ausreichend Eisen aufnimmt? Es ist nahezu unmöglich. Andererseits leidet bei Eisenmangel jedoch leider nicht nur die Frau, sondern gegebenenfalls auch ihr Baby. Das ist ein ernstzunehmendes Problem.

Für mich ist dies ein entscheidender Grund, eine ausgewogene Ernährung zusätzlich mit Nahrungsergänzungsmitteln – hergestellt aus echten Lebensmitteln – anzureichern. Denn ich sehe keine Chance, den Eisenbedarf heutzutage allein über die Ernährung zu decken. Ich wünschte, wir könnten darauf verzichten, doch angesichts der Fakten ist dies leider nicht möglich.

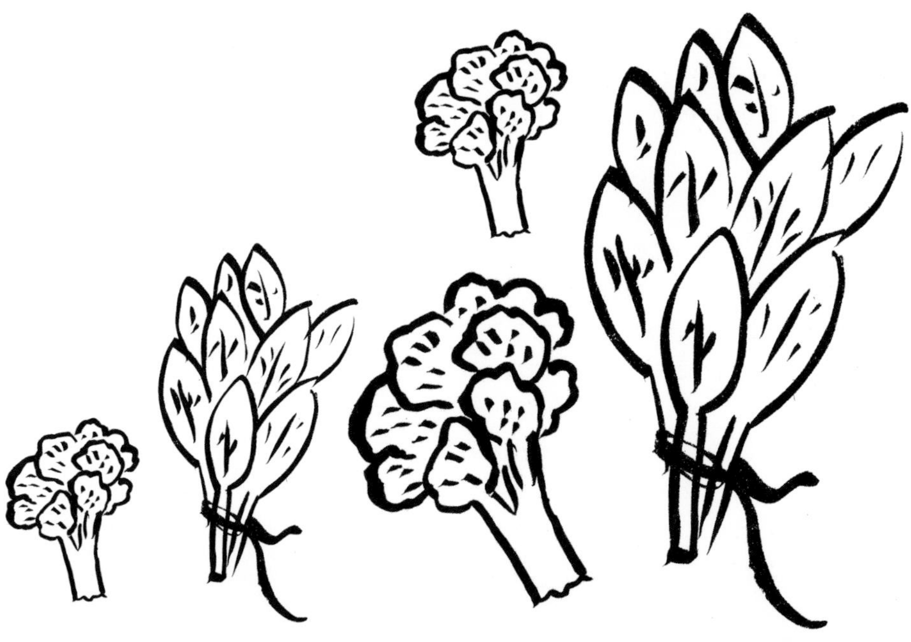

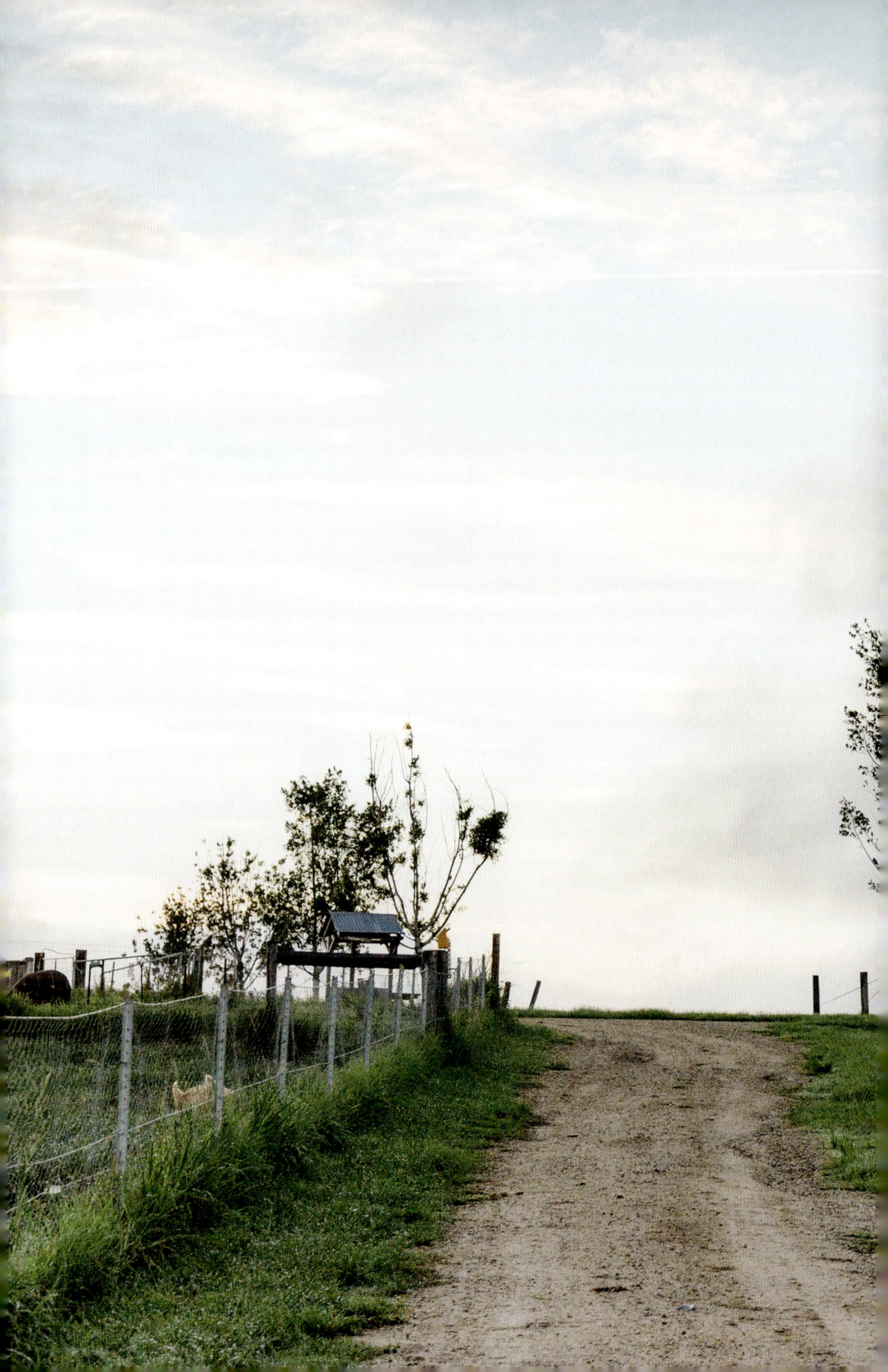

# Vom Guten zu wenig

## NÄHRSTOFFMANGEL – HIER LAUERN DIE BLINDEN FLECKEN

Was Sie essen oder nicht essen, liegt allein bei Ihnen. Da will und kann ich Ihnen nicht hineinreden. Doch je nach Ernährungsphilosophie gibt es bestimmte Nährstoffe, die man aufmerksam im Blick behalten sollte, weil sie unter Umständen nicht ausreichend aufgenommen werden.

Natürlich ist alles machbar, keine Frage. Ich möchte lediglich bestimmte Substanzen ins Bewusstsein rücken, von denen man tendenziell bei bestimmten Kostformen nicht genug bekommt.

In diesem Kapitel nehme ich einige beliebte Ernährungsweisen und ihr Potenzial für Nährstoffmängel unter die Lupe.

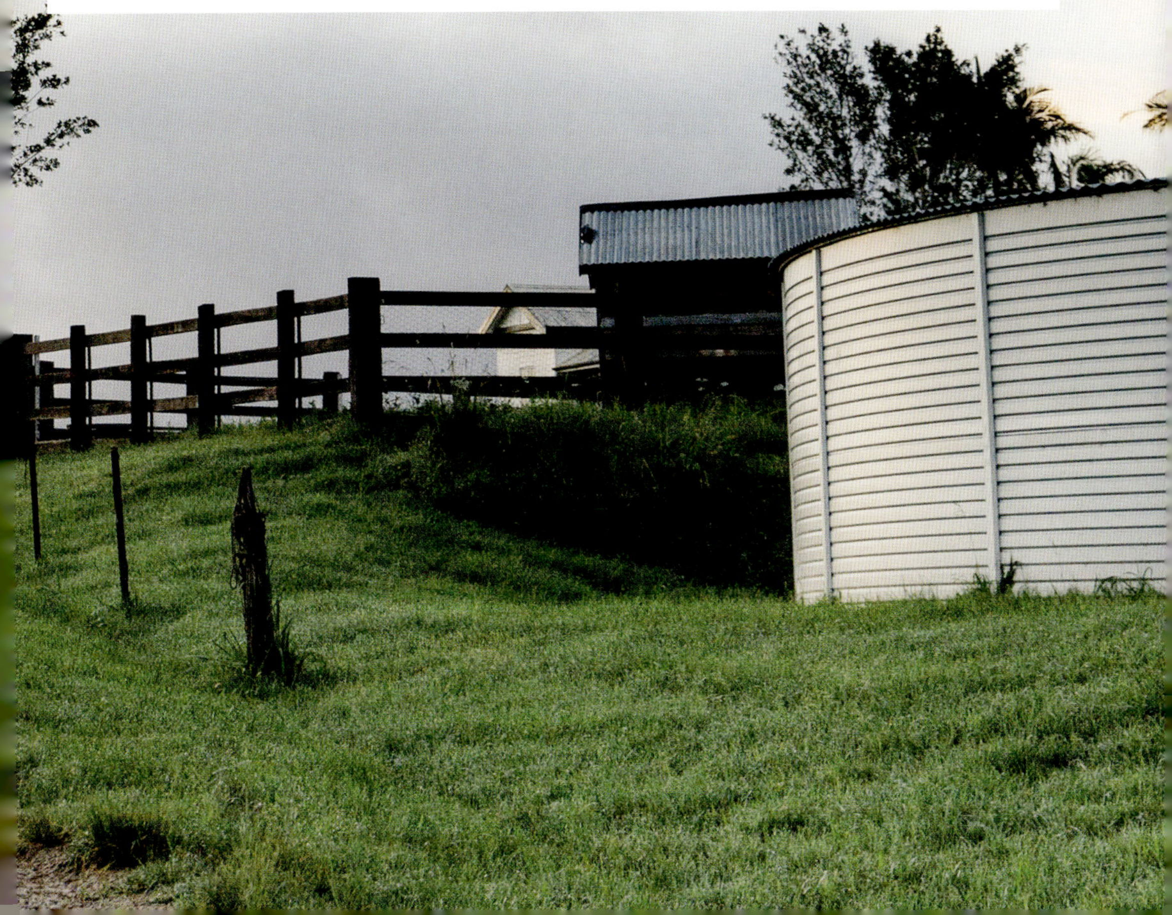

## VEGETARIER

Vegetarier sollten auf die folgenden Nährstoffe achten.

**Eisen (dies gilt besonders für Frauen, die regelmäßig menstruieren):**

Vegetarier können ihr Eisen aus Eiern, grünem Blattgemüse und Datteln beziehen. Allerdings enthalten diese Lebensmittel nicht sehr viel Eisen, und ohne Vitamin C kann der Körper es schlecht aufnehmen. Frauen, die regelmäßig ihre Periode haben, benötigen 18 mg Eisen pro Tag. Wer zu dieser Gruppe gehört, sollte ein ergänzendes Eisenpräparat in Betracht ziehen. Eier sind mit 0,7 mg Eisen pro Tag die beste Eisenquelle für Vegetarier. An diesem Beispiel erkennen Sie, wie leicht Eisenmangel auftreten kann.

**Zink:**

Zink beziehen Vegetarier aus Eiern, Sonnenblumenkernen und Kürbiskernen. Der Tagesbedarf liegt bei 8–14 mg pro Tag, und die Kerne enthalten 0,9 mg Zink pro 100 Gramm. Eier enthalten 1,2 mg Zink pro 100 Gramm, was etwa 0,5 mg Zink pro Ei entspricht. In der Regel ist also eine ergänzende Einnahme dieses Nährstoffs erforderlich.

## VEGANER

Vor allem bei veganer Ernährung müssen Sie sicherstellen, dass Sie bestimmte kritische Nährstoffe ausreichend zu sich nehmen. Neben denen, die auch Vegetariern oft fehlen, zählen hierzu:

**Vitamin $B_{12}$:**

Ab dem Zeitpunkt der Ernährungsumstellung reichen die Vitamin-$B_{12}$-Speicher noch etwa zwei bis fünf Jahre. Danach brauchen Sie ein Nahrungsergänzungsmittel. Oder Sie lassen es gar nicht erst so weit kommen und nehmen von Anfang an Vitamin $B_{12}$ ein.

**Kalzium:**

Wer koffeinhaltige Getränke oder Limonaden trinkt, braucht mehr Kalzium als Menschen, die darauf verzichten. Grünes Blattgemüse, Feigen, Sesamsamen und Tahini sind Beispiele für kalziumhaltige vegane Lebensmittel.

**Omega-3-Fette, besonders DHA:**

Der Körper kann pflanzliche ALA in EPA und DHA umwandeln, die von Natur aus in Algen und Fisch vorkommen. Bei vielen Menschen funktioniert dieser Prozess jedoch nicht uneingeschränkt. ALA-Quellen sind unter anderem Leinsamen, Chiasamen und Walnüsse.

## GLUTENFREIE ERNÄHRUNG

Bitte achten Sie bei glutenfreier Ernährung besonders auf die verschiedenen B-Vitamine: Falls Sie auch keine Innereien essen, ist ein Mangel noch wahrscheinlicher. Bitte lesen Sie den Abschnitt über die B-Vitamine ab Seite 76.

## LOW-CARB-ERNÄHRUNG

Bei einer kohlenhydratarmen Kostform müssen Sie ebenfalls unbedingt die B-Vitamine im Blick behalten.

## LOW-FAT-ERNÄHRUNG

Wer sich fettarm ernährt, muss auf die folgenden Nährstoffe achten:

**Essenzielle Fettsäuren:**

Die essenziellen Omega-3-Fettsäuren stecken in fettem Fisch, Leinsamen, Chiasamen, Walnüssen und Pekannüssen. Essenzielle Omega-6-Fettsäuren hingegen finden sich in Nachtkerzenöl, Borretschöl und in Schwarzen Johannisbeeren.

**Fettlösliche Vitamine:**

Die Vitamine A, D, E und K stecken vermehrt in fetthaltigen Nahrungsmitteln. Lesen Sie hierzu auch Seite 70.

*Wer eine der beschriebenen Ernährungsformen befolgt, muss darauf achten, alle Nährstoffe zuzuführen, die der Körper für optimale Gesundheit und Funktion braucht.*

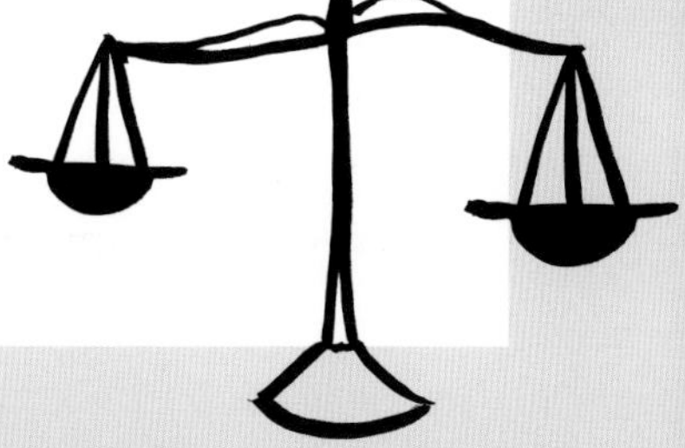

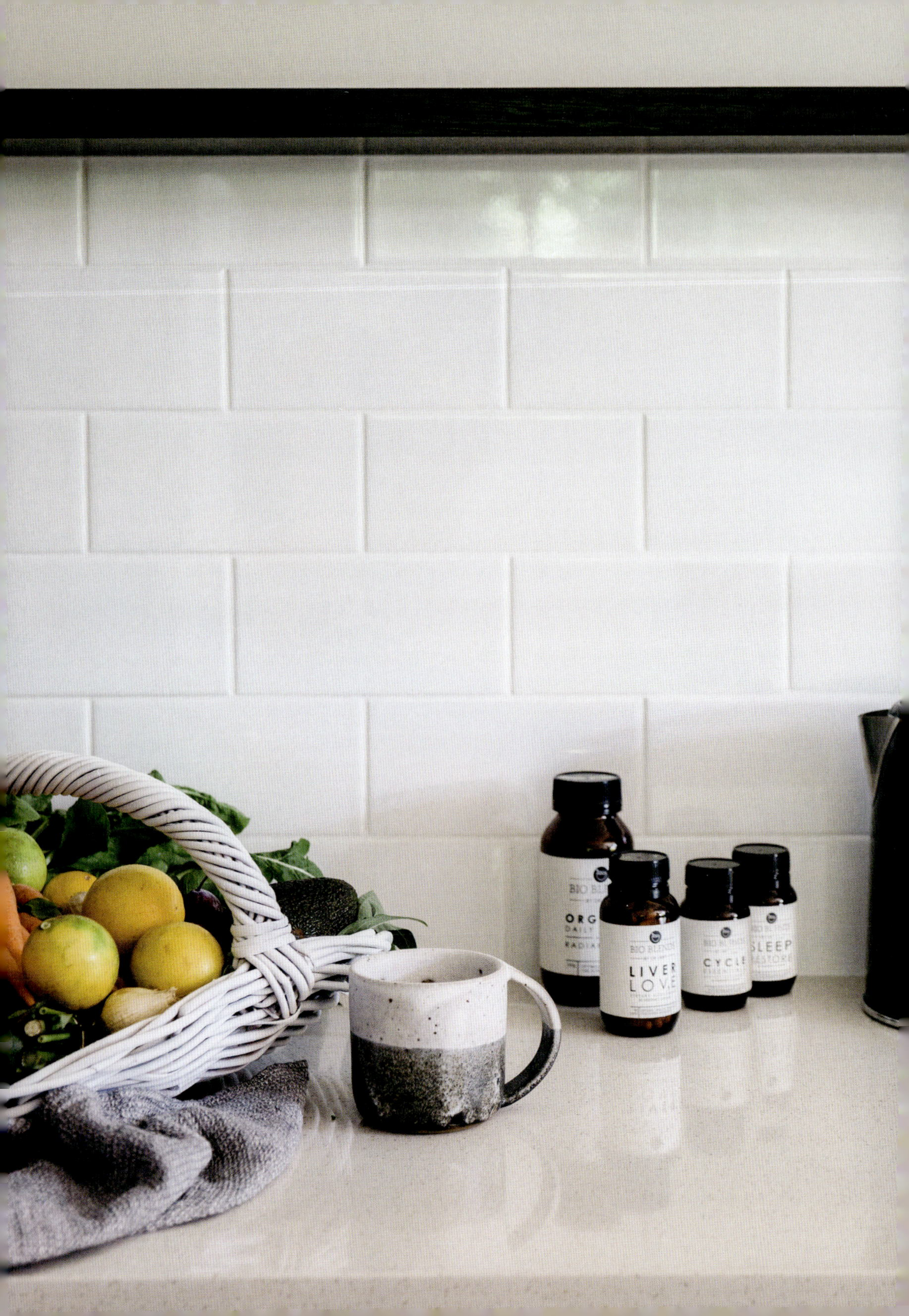
LIVER
LOVE
CYCLE
SLEEP

# Sind Supplemente nötig?

## ODER LIEBER LEBENSMITTEL KLUG KOMBINIEREN?

Beim Thema Nahrungsergänzungsmittel herrscht oft viel Halbwissen. Manche Menschen sagen, das sei unnötig, weil wir alles, was wir brauchen, über die Nahrung aufnähmen. Eine vielseitige und abwechslungsreiche, stark pflanzlich basierte Ernährung ist zwar unabdingbare Voraussetzung für eine stabile Gesundheit, doch meiner Erfahrung nach geht es vielfach nicht ohne Nahrungsergänzungsmittel. Die Bioverfügbarkeit eines solchen Mittels (also seine Verwertbarkeit im Körper) hängt sowohl von der Qualität und Herkunft der enthaltenen Nährstoffe, als auch von der Kombination mit anderen Nährstoffen ab. Daher lohnt es sich, hier genau hinzusehen.

Verordnungspflichtige Nahrungsergänzungsmittel liefern beispielsweise deutlich höhere Nährstoffmengen als alles, was Sie rezeptfrei in der Apotheke oder im Drogeriemarkt erhalten. Darüber entscheidet jedoch Ihr Arzt.

Unabhängig davon sollten Sie im Idealfall ein Produkt wählen, das aus Pflanzen gewonnen wurde und bei dem die Substanzen nicht synthetisch im Labor erzeugt wurden. Solche Präparate enthalten Nährstoffe aus echter Nahrung in stark konzentrierter Form. Unsere Nahrung hat viel zu bieten, aber ihr Nährstoffgehalt hängt ausschließlich davon ab, ob sie auf einem gesunden Boden gewachsen ist.

Die meisten Supplemente sind synthetisch erzeugt und enthalten Nährstoffe aus dem Labor. Hier fällt gern das Argument, Vitamin C sei Vitamin C, ganz gleich woher. Einerseits stimmt das, denn Vitamin C ist Ascorbinsäure, und die kann im Labor erzeugt werden oder in der Natur, zum Beispiel in einer Orange oder Zitrone. Beide Formen verhalten sich im Körper wie Vitamin C. Studien, in denen die quellenabhängige Wirksamkeit von Nährstoffen untersucht wurde (synthetische Versionen oder Nährstoffe aus Nahrung), zeigen allerdings, dass die Varianten aus Nahrung fast immer leichter im Körper aufgenommen werden. Mitunter ist der Unterschied erheblich.

Die hohe Bioverfügbarkeit von Nährstoffen aus echten Lebensmitteln scheint auf bestimmten weiteren Bestandteilen dieser Nahrung zu beruhen. In einer Welt, in der die Böden ausgelaugt sind und unser Nährstoffbedarf höher denn je ist, habe ich beobachtet, wie die Gesundheit erheblich profitierte, wenn Menschen sich gut ernährten und ergänzend Kräuter und Nährstoffe aus vollwertigen Lebensmitteln einnahmen.

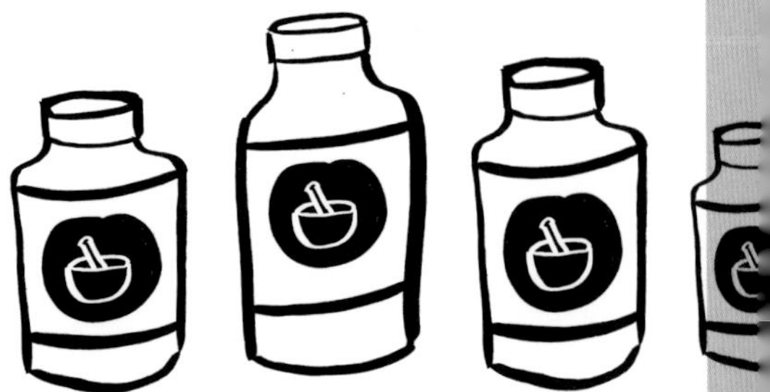

**Es gibt gute Gründe dafür, dass ich auf hochwertige Nahrungsergänzungsmittel setze und sie den meisten Menschen dringend empfehle:**

- Die Nährstoffdichte der Ackerböden ist in den letzten 50 Jahren stark zurückgegangen. Ein Nährstoff, der nicht im Boden steckt, fehlt auch in unserer Nahrung.
- Wenn wir Stresshormone erzeugen (besonders in der heute oft üblichen Menge), verändert sich die Atmung: Sie wird schneller und flacher. Damit steigt der Sauerstoffverbrauch, und es entstehen mehr freie Radikale. Diese schädlichen freien Radikale können durch Oxidierung das Gewebe schädigen. Degeneration beginnt von innen heraus. Der Wirkung von mehr freien Radikalen können wir nur durch erhöhte Aufnahme von Antioxidantien begegnen. Freie Radikale entstehen auch bei Entgiftungsprozessen – je mehr wir Umweltgiften ausgesetzt sind, desto mehr freie Radikale erzeugen wir. Antioxidantien beziehen wir in erster Linie aus farbenfroher pflanzlicher Nahrung, doch auch hier haben durch das Spritzen erhebliche Veränderungen stattgefunden. Wie bereits geschildert, sind Pflanzen in der Lage, sich vor Ungeziefer zu schützen, indem sie bestimmte Abwehrstoffe herstellen, die ihrerseits beim Menschen antioxidativ wirken. Wenn wir Pflanzen mit Unkraut- und Schädlingsbekämpfungsmitteln besprühen, brauchen sie diese Substanzen nicht mehr selbst zu bilden. Dadurch hat der Antioxidantiengehalt unserer Nahrung in jüngerer Zeit dramatisch abgenommen.

- In unserem modernen Leben sind wir einer wachsenden Zahl von Umweltgiften ausgesetzt, die wir über Nahrung und Wasser, über die Atemluft und über Pflegeprodukte aufnehmen. Diese problematischen Substanzen müssen über biochemische Reaktionsketten unschädlich gemacht oder in weniger schädliche Stoffe umgewandelt werden. Wenn wir unsere Entgiftungs- und Ausscheidungsreaktionen also stärker beanspruchen, brauchen wir logischerweise mehr Nährstoffe als früher und nicht weniger. Kombiniert man jedoch die nährstoffärmere Nahrung mit den Veränderungen bei Ernährung und Lebensweise und der gestiegenen Ausschüttung von Stresshormonen, so finden wir uns in einer Situation mit folglich unzureichender Nährstoffversorgung wieder. Da Gesundheit, Energie und Krankheitsprävention in hohem Maße von guter Entgiftung und Ausscheidung abhängig sind und für diese Prozesse bestimmte Nährstoffe benötigt werden, ist es ausgesprochen wichtig, die Nährstoffzufuhr zu erhöhen.

## PFLANZLICHE QUELLEN

Am liebsten ist es mir, wenn wir so viele Nährstoffe wie möglich aus der Nahrung und vor allem aus Pflanzen beziehen. Pflanzen sind diesbezüglich die besten Freunde des Menschen. Hier kommen ein paar echte Superstars.

### Kohlgemüse (Brassica-Arten)

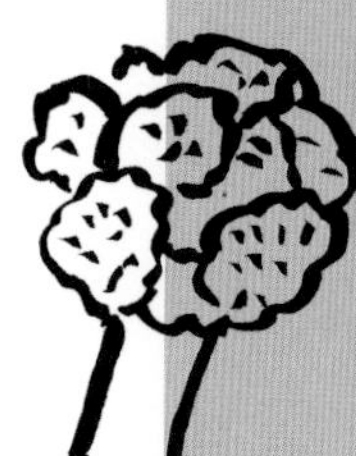

Gemüse aus der Familie Brassica enthält nicht nur Vitamine, Mineralien und Ballaststoffe, sondern auch spezielle Substanzen, die nur im Kohl vorkommen. Einige davon haben wir bereits besprochen. Unter anderem geht es um Indole und Glucoraphanin, das später in den Ultrasuperstar Sulforaphan umgewandelt wird. Sekundäre Pflanzenstoffe aus Kohl unterstützen die optimale Funktion unverzichtbarer biochemischer Abläufe in der Leber, insbesondere für den Abbau von Östrogen und Pestiziden. Beide sind ausgesprochen wichtig.

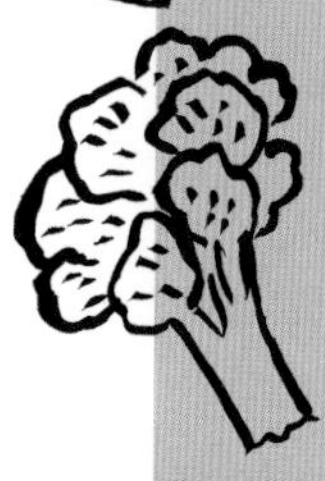

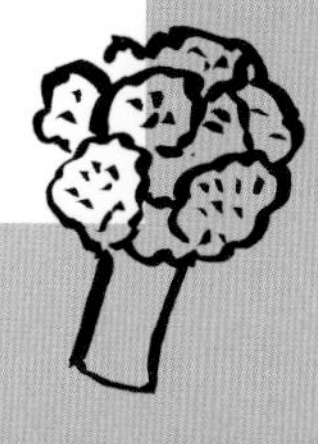

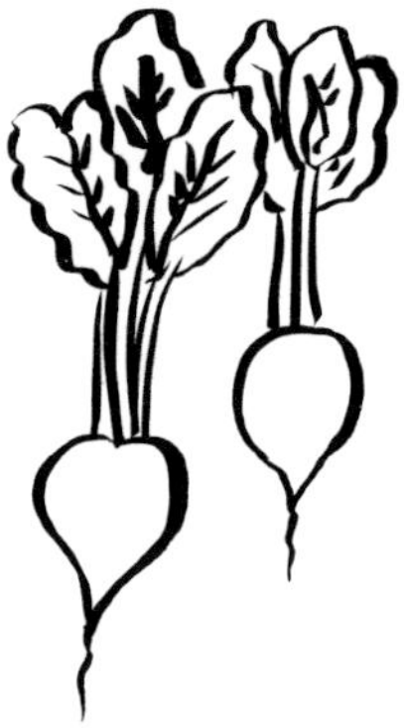

**Rote Bete**

Diese kräftig gefärbte Pflanze enthält neben vielen Nährstoffen auch Nitrate, die in Stickoxide umgebaut werden. Sie tragen zur Regulierung des Blutdrucks bei und verbessern die Sauerstoffversorgung des Gewebes. Auch dies hat großen Einfluss auf das Energieniveau und schützt vor Alterungsprozessen und Krankheiten.

**Schwarze Johannisbeeren, Trauben, andere Beeren**

Solange diese Superstars unter den Früchten ihre Kerne besitzen, enthalten sie viele oligomere Proanthocyanidine (OPC). Hierbei handelt es sich um verschiedene Bioflavonoidkomplexe, die im menschlichen Körper auf die Jagd nach freien Radikalen gehen. OPC entsprechen einem Nährstoff mit Zauberkräften und unterstützen praktisch jedes Stoffwechselsystem im Körper. Untersuchungen haben ergeben, dass eine ausreichende OPC-Versorgung zum Schutz des Herzgefäßsystems beiträgt, bestimmten degenerativen Krankheiten vorbeugt und weitere Vorteile birgt, darunter eine Senkung des LDL-Cholesterinspiegels oder die Hemmung der Plättchenaggregation (damit das Blut nicht übermäßig klebrig wird). OPC machen Blutgefäße kräftiger und elastischer, unterstützen die Selbstreparatur des Kollagens, lassen Wassereinlagerungen und Entzündungen zurückgehen, lindern funktionelle Probleme im Zusammenhang mit Krampfadern, senken das Risiko für diabetische Retinopathie und verbessern die Hautgesundheit. Alles ganz natürlich!

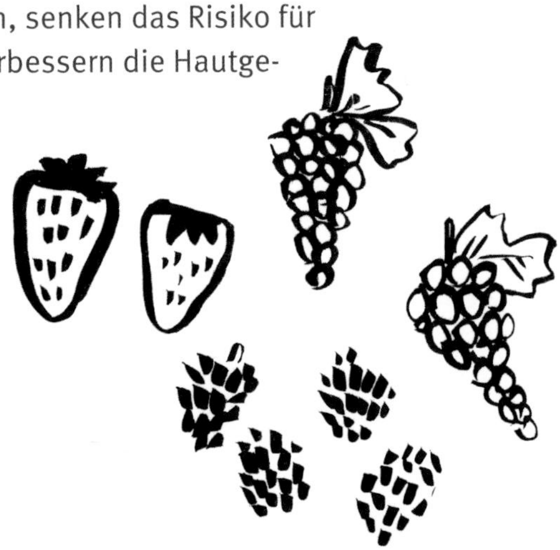

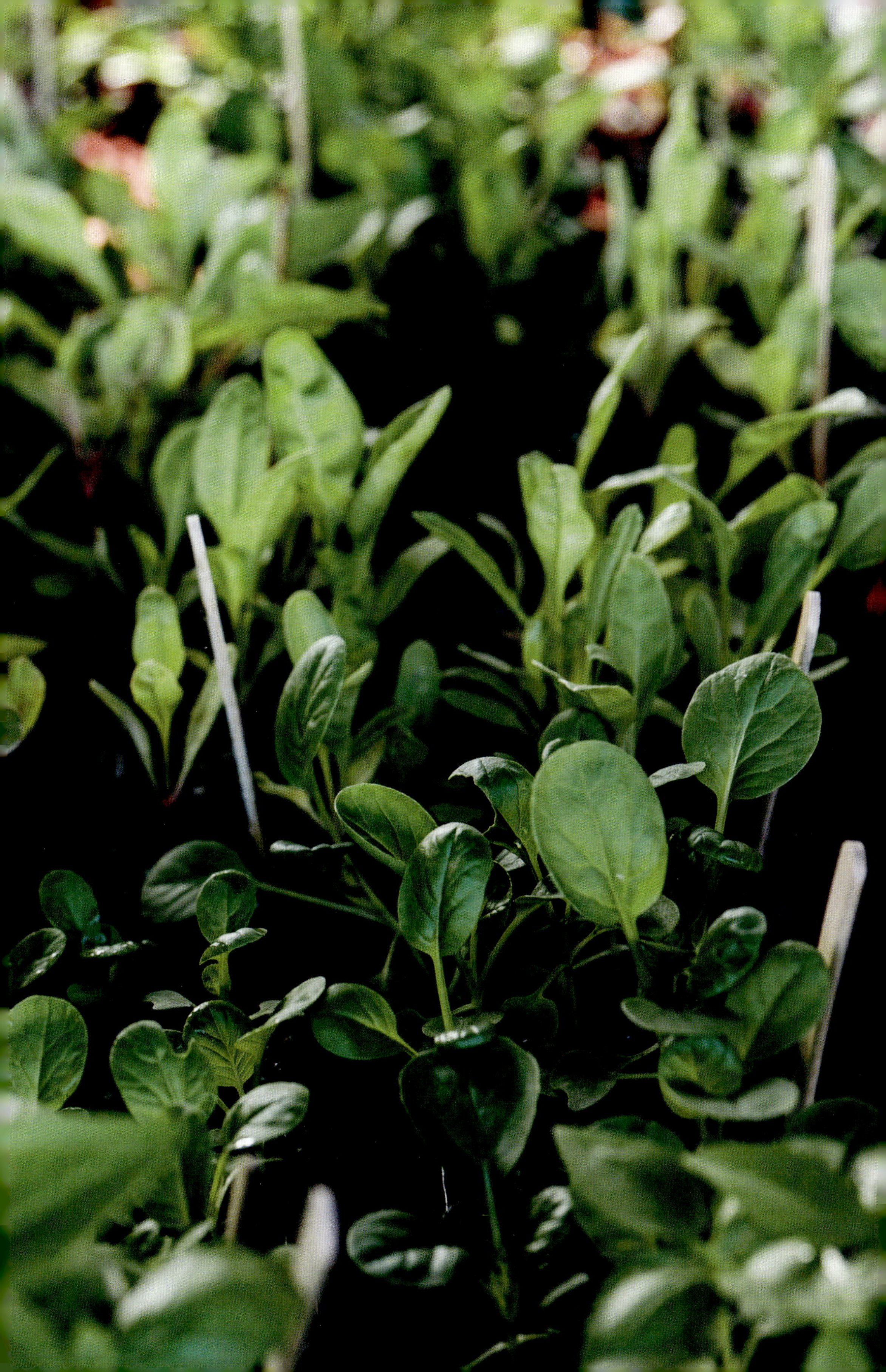

# Wie oft soll ich essen?

## ZUM SINN UND UNSINN VON SNACKS

Für Unklarheiten sorgt heute oft auch die Frage, wie oft wir essen sollten. Sind drei Hauptmahlzeiten sinnvoller oder doch eher fünf bis sechs kleinere Mahlzeiten? Die Antwort ist individuell verschieden.

Überlegen wir zunächst einmal, wieso sich diese Frage überhaupt stellt. Das Konzept von »Snacks«, die ursprünglich als extravagant oder überflüssig galten, ist nämlich noch gar nicht so lange allgemeine Norm und keineswegs notwendig. Erst seit der Ära der fettarmen Ernährung.

Wenn man den Fettanteil zurückschraubt, wird der Mensch hungriger. Zudem erhält der Körper die Botschaft, dass in der Außenwelt nicht ausreichend Fett vorhanden ist und er es deshalb lieber nicht zur Energiegewinnung einsetzen sollte. Also verwertet der Körper bevorzugt Glukose (Traubenzucker, umgangssprachlich und nicht ganz korrekt als »Zucker« bezeichnet). Wenn Glukose die Hauptenergiequelle ist, beginnt der Glukosespiegel oder »Blutzuckerspiegel« regelmäßig zu schwanken. Bei niedrigem Blutzuckerspiegel registriert der Körper, dass er die verbrauchte Menge ersetzen muss, und signalisiert Süßhunger. Solange wir in diesem Rhythmus feststecken, können wir unseren Hunger nicht länger als vier Stunden im Zaum halten und landen besseres Wissen zum Trotz leicht im Teufelskreis einer zu hohen Zuckeraufnahme.

Neben der Kohlenhydratzufuhr beeinflussen auch andere Faktoren die internen Signale, ob wir lieber Glukose als Körperfett verbrennen können. Hierzu gehört alles, was zur Adrenalinproduktion beiträgt, denn dann brauchen wir Glukose, um für die vom Adrenalin verlangte Kampf-oder-Flucht-Reaktion bereit zu sein. Und wodurch (außer Stress) wird Adrenalin ausgeschüttet? Koffein. Und Furcht, ob realistisch oder irreal. Realistisch könnte es beispielsweise sein, nach einer Überflutung um die Stabilität einer Flussböschung zu fürchten. Eine irreale Furcht ist die, die ganzen E-Mails nicht abgearbeitet zu

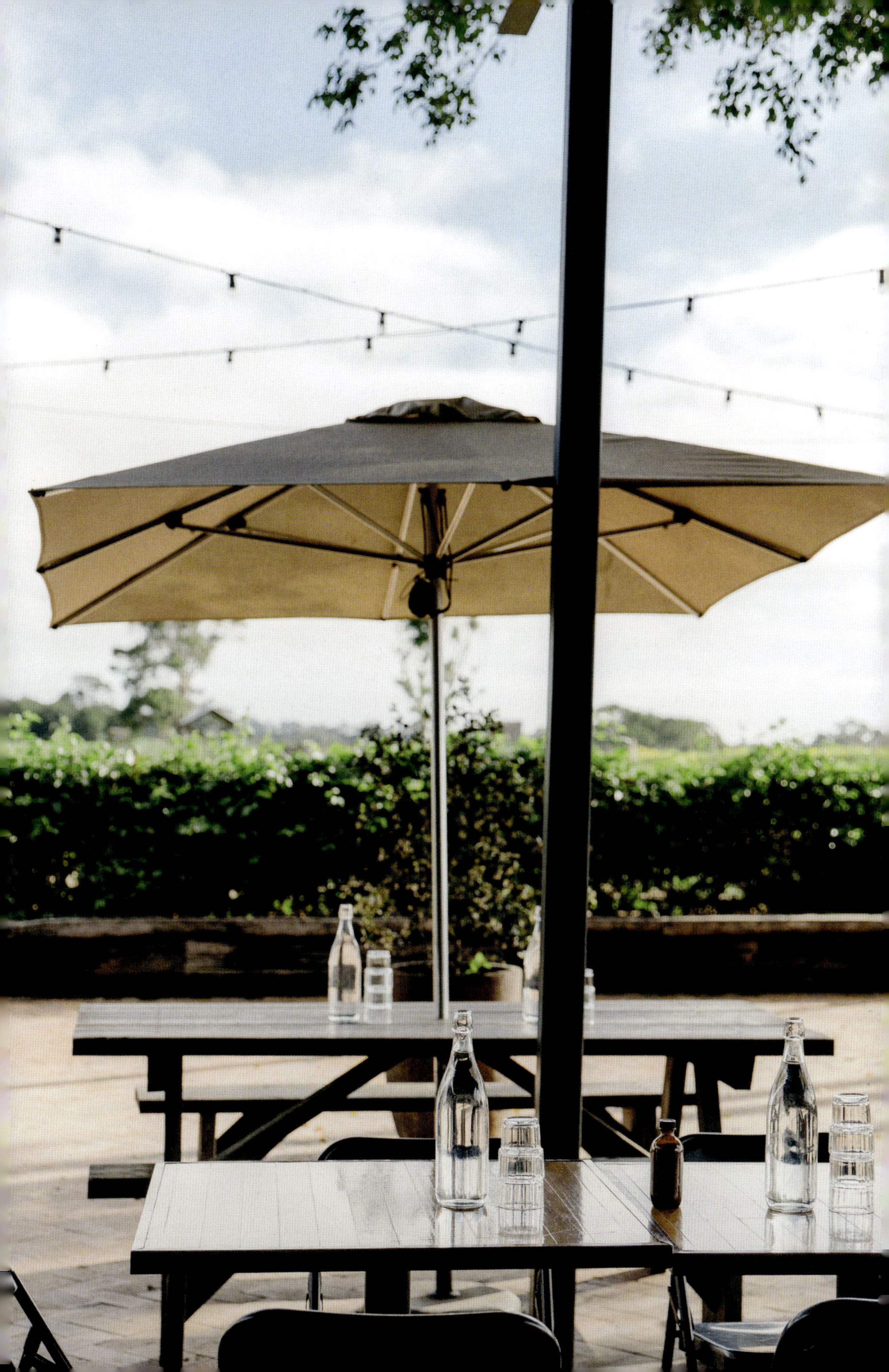

bekommen. Unser Nervensystem unterscheidet nicht zwischen beiden Anlässen, sondern wiegt den Körper bei beidem in der Überzeugung, dass er unbedingt Zucker als Treibstoff braucht. Womit der Wunsch nach einem Snack aufkeimt.

> *»Gute Fettverwerter haben nicht nur den ganzen Tag ausreichend Energie, sondern auch keine Figurprobleme und all die unerwünschten Folgen eines Stoffwechsels, der ganz auf Zuckerverbrennung setzt.«*

Fettverzehr macht angenehm satt. Gleichzeitig erfährt der Körper, dass er bedenkenlos Fett verbrennen darf, weil genug davon zur Verfügung steht. So verbrauchen Sie weniger Blutglukose und gespeicherten Zucker (Glykogen), womit der Blutzuckerspiegel stabiler bleibt. In der Regel ist man dann mit drei (oder auch zwei) Mahlzeiten am Tag zufrieden.

Gute Fettverwerter – bei denen der Körper es als sicher erachtet, Körperfett und Fett aus der Nahrung zur Energiegewinnung zu verwenden – haben nicht nur den ganzen Tag ausreichend Energie, sondern auch keine Figurprobleme samt all den unerwünschten Folgen eines Stoffwechsels, der ganz auf Zuckerverbrennung setzt.

Menschen, deren Körper bevorzugt auf Glukose (Zucker) als Energiequelle zugreift, neigen zu Heißhunger auf zuckerreiche Speisen, einer regelmäßigen und mitunter überschießenden Insulinproduktion (einem Signal zur Fettspeicherung, das mit einem erhöhten Risiko für Insulinresistenz, eingeschränkte Glukosetoleranz und Typ-2-Diabetes einhergeht), Entzündungen und einer hohen Produktion von freien Radikalen. All das lässt uns von innen heraus altern und begünstigt degenerative Erkrankungen.

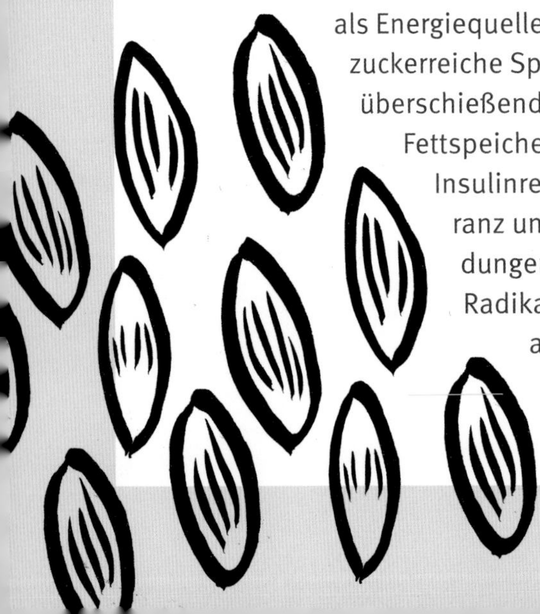

**Machen Sie sich bitte bewusst:**

- Wie oft verspüren Sie Hunger? Wenn schon eine Stunde nach dem Essen Hunger aufkommt, war Ihre Wahl nicht das Richtige für Sie.
- Wonach haben Sie Verlangen? Süßhunger kann entweder körperliche Bedürfnisse stillen, indem man den Blutzuckerspiegel hebt oder die Glykogenspeicher auffüllt. Oder es geht um emotionale Bedürfnisse und in Wahrheit um ein süßeres, glücklicheres Leben.
- Gibt es Tageszeiten, zu denen das Verlangen nach Süßem regelmäßig zunimmt? Falls sich hier ein Muster abzeichnet, sollten Sie in die Mahlzeit davor bewusst mehr Fett einbauen. Wer also regelmäßig am frühen Nachmittag etwas Süßes »braucht«, sollte mittags mehr Fett essen, zum Beispiel über fetten Fisch, Avocados, Nüsse, Samen oder Biobutter. Achten Sie eine Woche lang bewusst darauf und prüfen Sie danach, ob sich das Bedürfnis nach Süßigkeiten verändert hat.
- Alle, die sich für nahrhafte, vollwertige Snacks entscheiden, sollten beobachten, ob die dann im Tagesverlauf weniger essen, weil sie bei den Hauptmahlzeiten nicht mehr so viel Hunger haben. Oder essen Sie dadurch eher insgesamt zu viel?

Es gibt kein Richtig oder Falsch, sondern es geht darum, was für Ihren Körper das Beste ist. Und das kann sich im Laufe der Zeit oder manchmal von Tag zu Tag ändern.

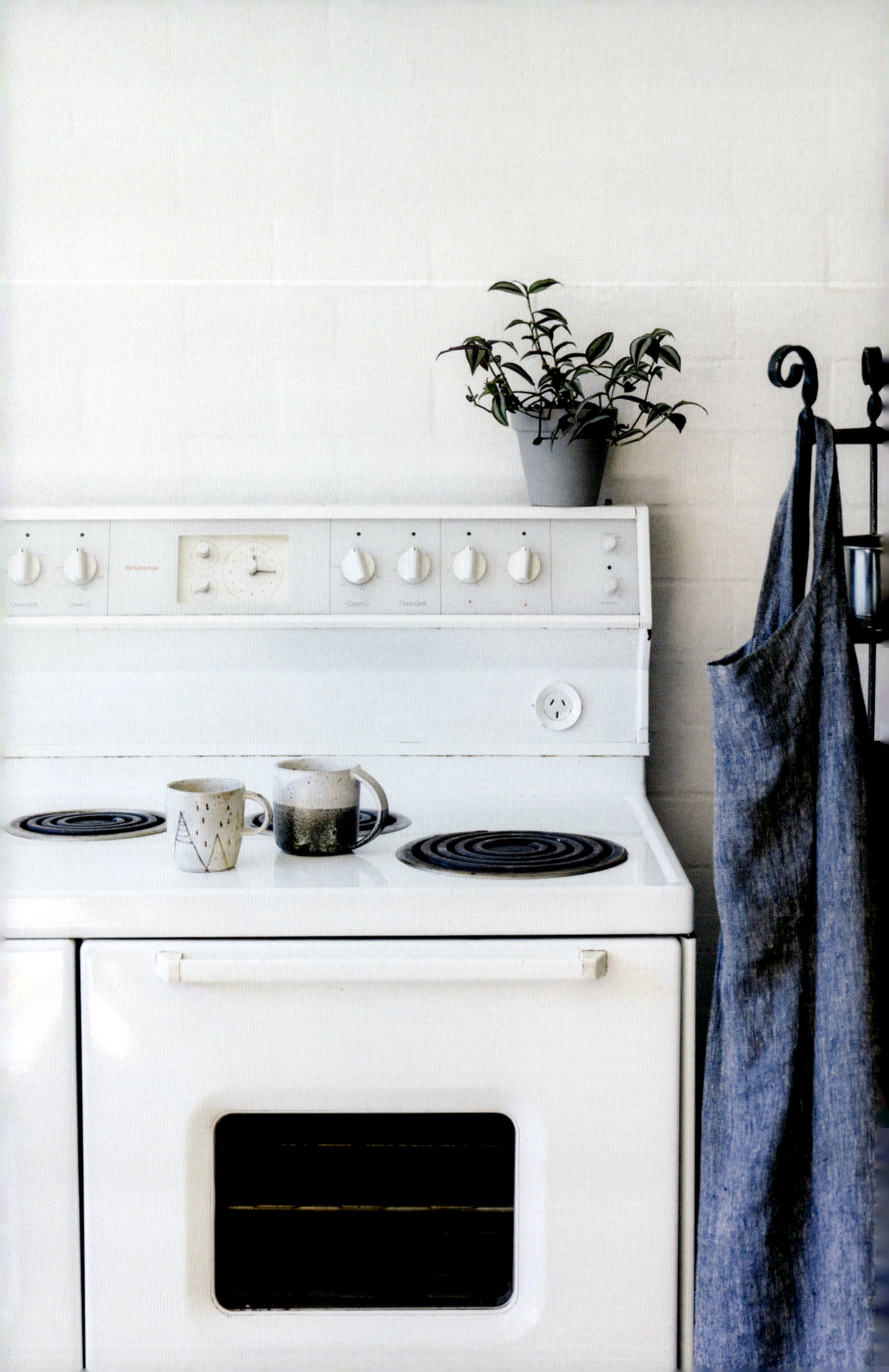
St George

# Ist es echter Hunger?

## WARUM ESSEN SIE, WAS SIE ESSEN?

Ich registriere nicht nur, was Menschen essen, sondern auch ihre Gründe dafür. Hunger liegt als Grund natürlich auf der Hand, ist aber nicht der einzige. Nachdem ich viel dazu gelesen habe (besonders die Bücher von Louise Hay, Lise Bourbeau und Geneen Roth), um meine Klienten und die Teilnehmerinnen meiner Wochenendseminare besser unterstützen zu können, schälten sich sechs Hauptbeweggründe heraus. Es kann weitere geben, und wir lernen ständig hinzu, aber überlegen Sie zunächst einmal, ob einer davon bei Ihnen vorliegen könnte.

- Theorie/Prinzip/Ethik (Furcht)
- Gewohnheit
- Emotion
- Verlangen nach sinnlichem Genuss
- Belohnung
- Trägheit/Faulheit/Bequemlichkeit

Erneut gilt: Es gibt kein Richtig oder Falsch, kein Gut oder Schlecht. Mir geht es lediglich darum, Ihnen für die wahren Beweggründe die Augen zu öffnen. Manche Menschen benötigen Hilfe, um wieder zu erkennen, was ihren einzigartigen Körper wirklich nährt.

Falls Ihr Essverhalten ethisch motiviert ist, lassen Sie sich von Vorstellungen über Gut und Schlecht oder aber von Furcht leiten.

In diese Kategorie fallen die Situationen, die auf den folgenden Seiten aufgeführt sind.

## FURCHT

### Die Furcht vor Verschwendung:

- Etwas Beliebiges essen oder trinken, ehe es schlecht wird oder das Haltbarkeitsdatum abläuft.
- Den Teller leer essen, anstatt etwas wegzuwerfen, es zu teilen oder es zu verschenken.

- Aufessen, was andere übrig lassen.
- Bei einem Menü alles aufessen, was serviert wird, also das Brot, den Gruß aus der Küche, die Vorspeise, den Hauptgang und das Dessert, weil es nun einmal dazugehört.
- Das günstigste Angebot wählen, obwohl es nicht das ist, worauf Sie Appetit haben (und Ihr Geldbeutel mehr zulassen würde).
- Sich etwas verkneifen, weil Sie es zu teuer finden, obwohl Sie es sich leisten können.

**Die Furcht, jemanden zu enttäuschen, vor den Kopf zu stoßen, zu beleidigen oder zu ärgern:**

- Sie können nicht Nein sagen, wenn man Ihnen etwas zu essen oder zu trinken anbietet, obwohl Sie nichts brauchen und eigentlich keinen Appetit oder Durst haben.
- Sie können nicht zeigen, dass Ihnen etwas nicht schmeckt, nachdem Sie es probiert haben, und essen weiter.

**Die Furcht vor dem Urteil anderer:**

- Sie tun das Gleiche wie andere, weil Sie sich davor fürchten, was man sonst über sie denken oder sagen könnte (zum Beispiel die Kaffeepause im Büro oder ein Anlass, bei dem Alkohol ausgeschenkt wird). Sie möchten nicht mitmachen, tun es aber trotzdem.

**Die Furcht vor den Folgen:**

- Sie essen, weil Sie glauben, Sie müssten es, auch wenn es Ihnen keine Freude macht, nur weil Sie meinen (oder Ihnen erklärt wurde), dass der Körper genau diese Nahrung brauche – zum Beispiel einen Salat zum Mittag, obwohl der eigene Instinkt lieber ein warmes Essen hätte, um den ganzen Nachmittag durchzuhalten.

## GEWOHNHEIT

**In diesen Situationen handeln Sie aus Gewohnheit:**

- Sie essen immer oder häufig das Gleiche, zum Beispiel Haferbrei mit drei Dörrpflaumen zum Frühstück.

- Sie essen immer oder häufig zur gleichen Zeit.
- Sie tun, was Sie als Kind gelernt und seither immer so gemacht haben, essen zum Beispiel drei Hauptmahlzeiten pro Tag oder verzichten nie aufs Frühstücken.
- Sie probieren nur ungern etwas, was Sie noch nie gegessen haben, oder lassen sich gar nicht darauf ein.

## EMOTIONEN

**In diesen Situationen stecken emotionale Gründe dahinter:**

- Sie wissen, dass Sie eigentlich keinen Hunger haben, aber etwas in Ihnen verlangt, dass Sie trotzdem essen, oder lässt Sie ständig überlegen, was Sie als Nächstes essen könnten.
- Sie sind verärgert, frustriert, verletzt oder einsam und essen oder trinken, weil Sie kein anderes Ventil für Ihre Gefühle finden.

## VERLAGEN NACH SINNLICHEM GENUSS

**Ein Verlangen nach sinnlichen Genüssen liegt vor, wenn einer oder mehrere Sinne befriedigt sein wollen:**

- Sie essen oder trinken, weil etwas gut riecht.
- Sie können nicht aufhören (mengenmäßig), weil es »einfach so gut« ist.
- Sie reagieren spontan auf den Anblick bestimmter Speisen, die Ihnen noch kurz zuvor gar nicht in den Sinn gekommen wären.
- Sie müssen etwas unbedingt probieren, nur weil es so appetitlich aussieht.
- Sie wollen das Gleiche essen wie Ihr Tischnachbar.
- Sie fühlen sich zu bestimmten Dingen hingezogen, nachdem Sie diese gerochen oder berührt haben, weil Ihnen der Duft oder die Konsistenz gefällt (zum Beispiel bei Popcorn im Kino).
- Sie lassen sich von dem beeinflussen, was Sie hören, zum Beispiel wenn die Bedienung im Restaurant ein Gericht als besonders interessant beschreibt.

## BELOHNUNG

**In diesen Situationen möchten Sie sich durch Essen vermutlich belohnen:**

- Sie haben gerade etwas abgeschlossen, auf das Sie stolz sind, und möchten nun etwas essen oder trinken, obwohl Sie genau wissen, dass es eigentlich gerade unnötig ist.
- Sie haben sich verausgabt, zum Beispiel zu lange gearbeitet, ohne sich eine Pause zu gönnen. Jetzt denken Sie, dass Sie durch Essen oder Trinken Entspannung finden.
- Sie sind frustriert oder unglücklich, weil Sie weder Anerkennung noch Dank bekommen. Deshalb essen Sie, worauf Sie gerade Lust haben (hier können auch die Emotionen eine Rolle spielen).

## TRÄGHEIT UND BEQUEMLICHKEIT

**Manchmal isst man etwas aus Trägheit, Faulheit oder Bequemlichkeit:**

- Sie akzeptieren, was jemand für Sie kocht, damit Sie nicht selber kochen müssen (siehe auch den Hinweis für Familien).
- Sie sind allein zu Haus und wählen ein Gericht, das man nicht großartig zubereiten muss.
- Sie essen lieber gar nichts, als sich selbst etwas zu machen.
- Sie kaufen auf dem Heimweg etwas zum Mitnehmen oder ein Tiefkühlgericht.

Trägheit ist nicht immer das eigentliche Motiv. Es können auch gesundheitliche Gründe oder Beziehungsprobleme zugrunde liegen. In einer Familie oder Gruppe akzeptiert man natürlich, was andere einem zubereiten, weil man gerade Teil dieser Familieneinheit oder Gruppe ist. Die oben genannte Beobachtung bezieht sich in erster Linie auf das Leben in einer Wohngemeinschaft oder als Single.

Alle genannten Gründe können auch für die Getränkewahl gelten. Wo »essen« steht, dürfte jederzeit auch »trinken« stehen, da die Motive für den Genuss praktisch jedes Getränks außer Wasser dieselben sind. Und natürlich kommt es vor, dass mehrere Gründe gleichzeitig vorliegen. Man kann seine Kekse also aus emotionalen Gründen und zur Belohnung essen.

Wenn Sie im Laufe des Tages oder abends Dinge wählen, bei denen Sie innerlich genau wissen, dass Sie Ihnen nicht guttun – weil sie nicht nähren –, dann überlegen Sie, warum Sie dies tun – unabhängig davon, ob Sie schlechte Qualität gewählt haben, zu viel essen oder sich alles verbieten. Betrachten Sie Ihr Verhalten mit Neugier, anstatt es zu verurteilen.

*Sie könnten dafür ein Schreibheft in die Küche legen oder in die Handtasche stecken. Überlegen Sie auch, was in den Stunden oder Minuten vor Ihrer unvernünftigen Wahl los war. Innerhalb von rund einer Woche wird sich ein gewisses Muster herausschälen, das manchmal helfen kann, sich deutlich häufiger für das zu entscheiden, was den Körper wirklich nährt.*

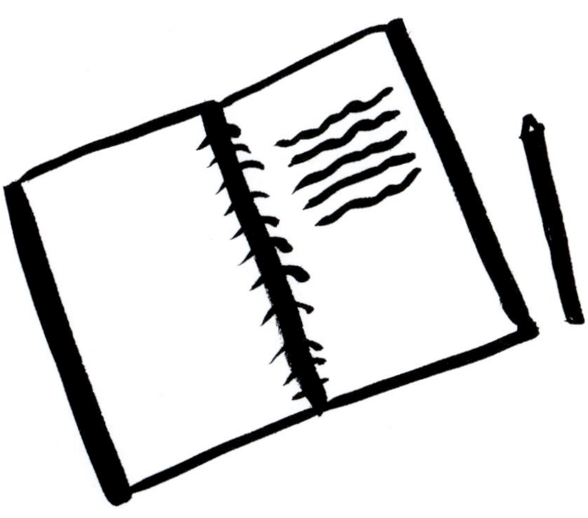

# Übung

## 1

Um sein Verhalten des »Essen ohne Hunger« zu verändern, muss man zuerst herausfinden, WARUM man bestimmte Entscheidungen trifft.

Wann haben Sie das letzte Mal gegessen, ohne echten Hunger zu verspüren? Analysieren Sie die Situation anhand der Kriterien des letzten Kapitels.

Kreuzen Sie an, was in dieser Situation als Auslöser in Frage kam.

---

- ☐ Furcht vor:
  - ○ Verschwendung
  - ○ Jemanden enttäuschen
  - ○ Verurteilung
  - ○ Konsequenzen
- ☐ Gewohnheit
- ☐ Emotionen
- ☐ Sinnliches Vergnüge
- ☐ Belohnung
- ☐ Bequemlichkeit

---

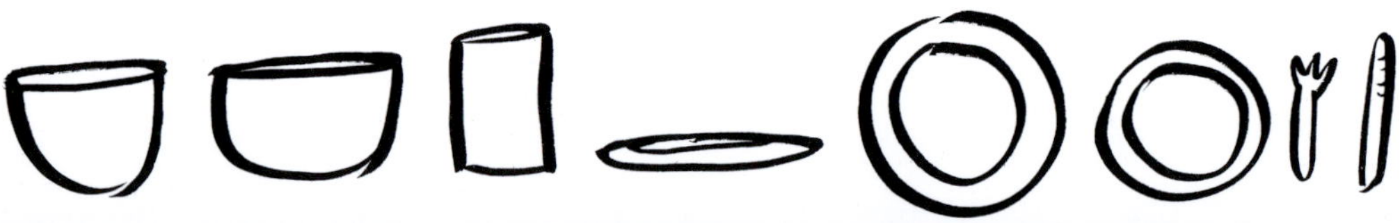

2

Sie wissen nun, warum Sie diese Wahl getroffen haben. Was könnten Sie tun oder worauf könnten Sie sich konzentrieren, wenn dieses Gefühl oder diese Situation erneut eintritt?

*Ein Beispiel: »Ich esse abends immer noch etwas Süßes.« Was könnten Sie noch tun, um dieses Gefühl der Süße zu empfinden?*

Um herauszufinden, ob Sie wirklich Hunger haben, könnten Sie sich fragen: »Würde ich jetzt eine Portion Gemüse essen, um meinen Hunger zu stillen?« Wenn nicht, haben Sie vielleicht gar keinen echten Hunger.

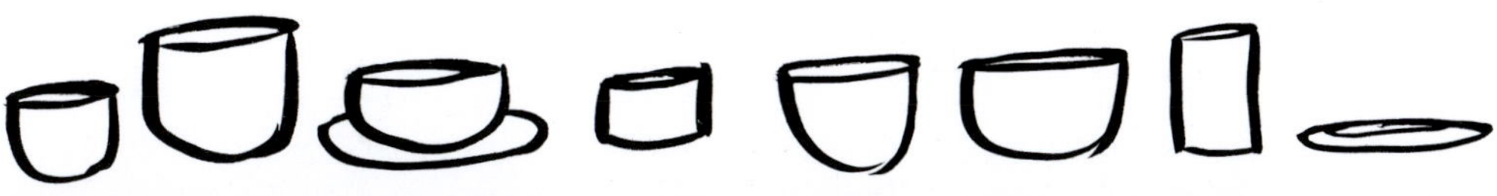

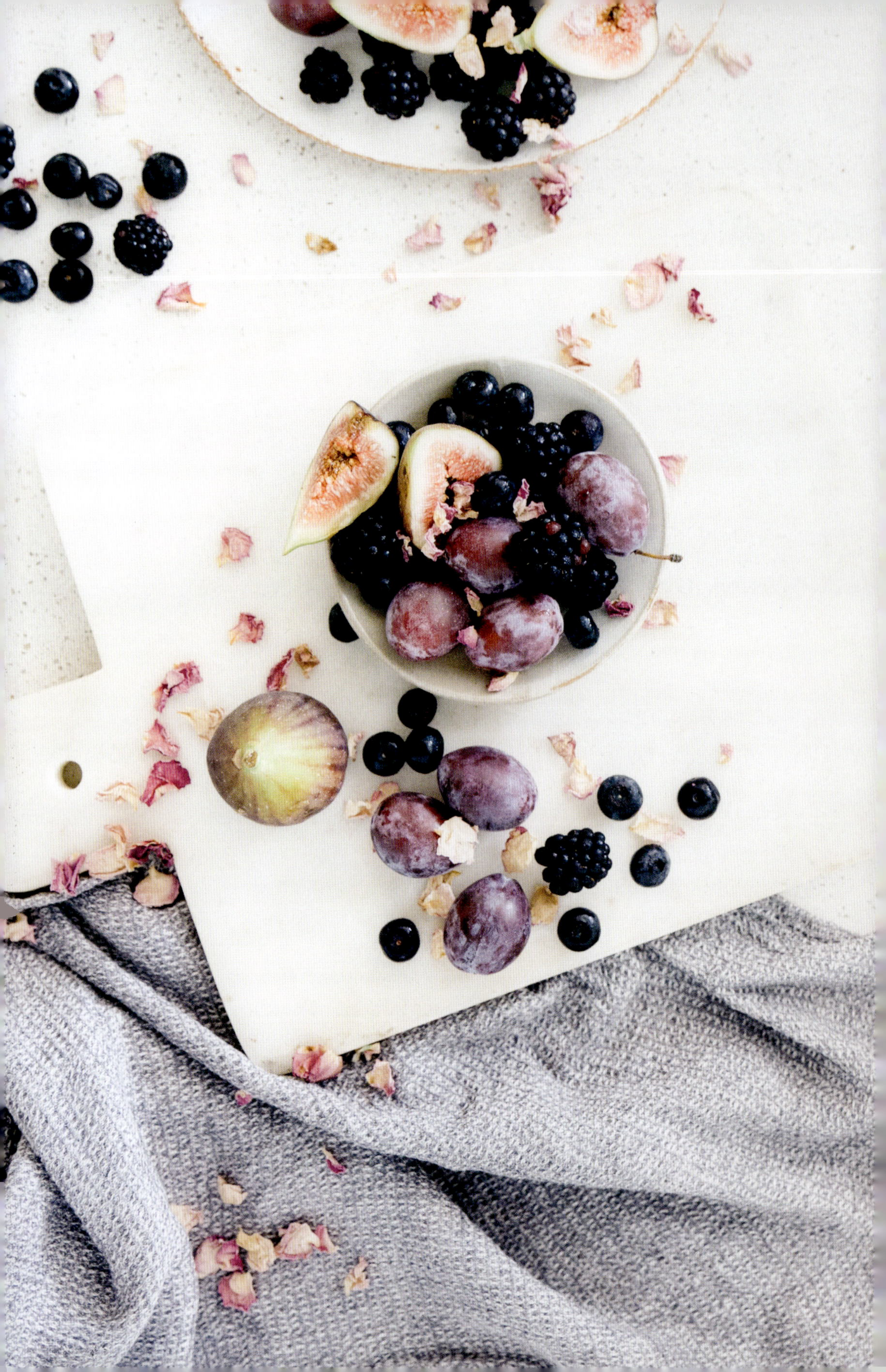

# Ich brauche jetzt etwas Süßes!

## WENN DIE GESCHMACKSKNOSPEN DIE MACHT ERGREIFEN

Viele Menschen essen morgens und mittags tadellos, doch um drei Uhr nachmittags haben sie den Eindruck, eine fremde Macht habe ihren Körper übernommen. Um diese Zeit kann der übermächtige Wunsch nach Süßem ein Eigenleben entwickeln, ohne dass man den Grund dafür begreift oder etwas dagegen unternehmen könnte. Zu viele Leute greifen in dieser Situation geradezu zwanghaft zu Süßigkeiten, die ihrer Gesundheit keinesfalls guttun, sondern vielfach sogar Stoffe enthalten, die ihnen schaden. Dennoch fühlen sie sich machtlos dagegen, haben sie doch oftmals »versucht«, gegen ihr gewohnheitsmäßiges Naschen anzukämpfen.

Und wenn man nicht um drei Uhr auf die Suche nach Süßigkeiten geht, folgt die Süßigkeit nach dem Abendessen oder später. In vielen Haushalten war ein Menü ohne Nachtisch oder wenigstens eine Süßigkeit früher nicht komplett, und es kann ausgesprochen schwerfallen, eine solche Gewohnheit abzulegen.

Ernährungstechnisch besteht ein Riesenunterschied zwischen ein paar Stückchen Bitterschokolade und der ganzen Tafel, zwischen einer selbstgemachten Kugel aus Früchten und Nüssen und einer Packung Keksen aus dem Supermarkt. Sie wissen, was ich meine. Doch die gnadenlosen Schuldgefühle, wenn wir etwas essen, das als »schlecht« oder »ungesund« gilt, schaden der Gesundheit meiner Meinung nach ebenso wie die tatsächlich unzureichende Qualität des Essens. Wie ich schon sagte: Nicht das Essen ist ungesund. Es geht darum, ob der Mensch gesund ist oder nicht.

Essen ist nahrhaft. Oder nicht. Schon diese andere Ausdrucksweise kann uns helfen, eine klügere Wahl zu treffen.

## DER ÜBERGANG ZU WENIGER SÜSSE MIT MEHR NÄHRWERT

Wenn es darum geht, die Abhängigkeit von Süßem zu verringern, kann ein allmähliches Zurückfahren die Geschmacksvorlieben verändern. Die Geschmacksknospen auf der Zunge sind einzigartige Sinnesorgane. Alle zehn bis 21 Tage erneuern sie sich, und wegen dieser raschen Zellerneuerung können wir unsere Zunge darauf trainieren, auch weniger süßes Essen zu mögen. Tauschen Sie Speisen mit stark raffiniertem Zucker einfach gegen natürliche Süße aus und schrauben Sie so die Intensität des süßen Geschmacks zurück. So sinkt auch die Schwelle für die bevorzugte Süße. Kommerzielle Produkte enthalten in der Regel sehr viel raffinierten Zucker, doch wenn Sie selber backen und kochen, können Sie den Süßegrad und Ihr Süßungsmittel selbst festlegen. So stellt jeder Bissen die Nährstoffe bereit, die Sie brauchen, um rundum gesund und vital zu bleiben, und nichts zehrt sie auf.

Wenn Sie regelmäßig Smoothies trinken, die komplett aus Früchten bestehen, können Sie Ihre Geschmacksknospen auch durch eine zweite Methode von Süßem abbringen: Ersetzen Sie Woche für Woche einen Teil der Früchte durch grünes Blattgemüse, das natürliche Bitterstoffe beisteuert. Irgendwann werden Sie sich derart an Gemüsesmoothies mit einem geringen Obstanteil gewöhnt haben, dass ein reiner Früchtesmoothie Ihnen übertrieben süß erscheint.

Als ich in Gesundheitszentren gearbeitet habe, bekamen unsere Gäste eine zuckerfreie Diät. Um ihnen den Übergang zu erleichtern, boten wir Tahinikugeln an (aus Tahini, Nüssen, Kokos und ein wenig Honig als Süßungs- und Bindemittel). Diese Kugeln gab es aber erst gegen Ende des Aufenthalts, und sie wurden immer sehr geschätzt. Das lag daran, dass unsere Gäste ihren Zuckerkonsum im Verlauf der Woche stark reduziert hatten, sodass diese nur leicht süßen Kugeln ihnen deutlich süßer erschienen, als wenn sie vorher im gewohnten Alltag eine davon verzehrt hätten.

## DIE ABHÄNGIGKEIT VON SÜSSEM ZURÜCKSCHRAUBEN

Manche Menschen möchten ihre Ernährung grundlegend umkrempeln und gehen diese Aufgabe mit viel Elan und Begeisterung an. Andere hingegen bevorzugen kleine, bewusste Veränderungen, mit denen sie zunehmend weniger Fertigprodukte und mehr naturbelassene Nahrung zu sich nehmen.

Ich glaube fest daran, dass für unsere Gesundheit ausschlaggebend ist, was wir jeden Tag tun, und nicht das, was wir gelegentlich tun. Das Verlangen nach Zucker beruht häufig eher auf einem emotionalen Bedürfnis, das nicht erfüllt wird. »Etwas Süßes« gilt als Symbol für eine kleine Freude, und so lernen wir, dass wir etwas Süßes »brauchen«, um uns ausgefüllt oder zufrieden zu fühlen. Zu einer geringeren Abhängigkeit von Süßspeisen und Süßigkeiten können die folgenden fünf Strategien verhelfen.

### Fett hält länger satt

Die meisten fürchten sich schon viel zu lange davor, ihre Ernährung um gute Fette zu ergänzen, weil sie glauben, Fett mache dick. Reichern Sie insbesondere die Mittagsmahlzeit mit etwas mehr hochwertigem Fett an, zum Beispiel mit Avocado, Nüssen, Biobutter, Kokosöl, Tahini oder fettem Fisch, und beobachten Sie, ob dadurch der Wunsch nach etwas Süßem am Nachmittag zurückgeht. Gute Fette lassen Glukose langsamer ins Blut übergehen und halten dadurch tatsächlich länger satt.

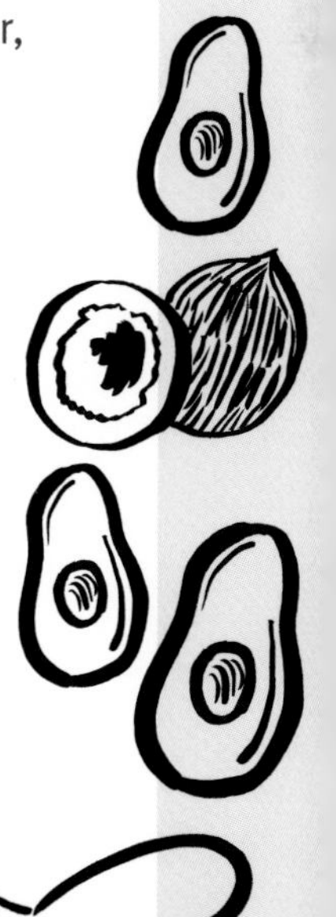

### Tempo drosseln

Falls Sie sich mit Koffein hochputschen, aufgrund Ihrer Wahrnehmung von Dringlichkeit und Druck ständig unter Einfluss von Adrenalin stehen oder Ihren Körper durch intensives Ausdauertraining stark fordern, ist der Körper in erster Linie auf Glukoseverbrennung gepolt. Dann steigt das Verlangen nach Zucker, um die leeren Speicher aufzufüllen. Schalten Sie einen Gang zurück!

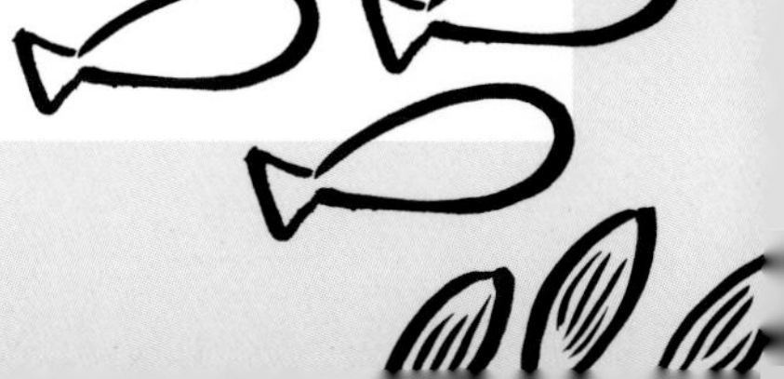

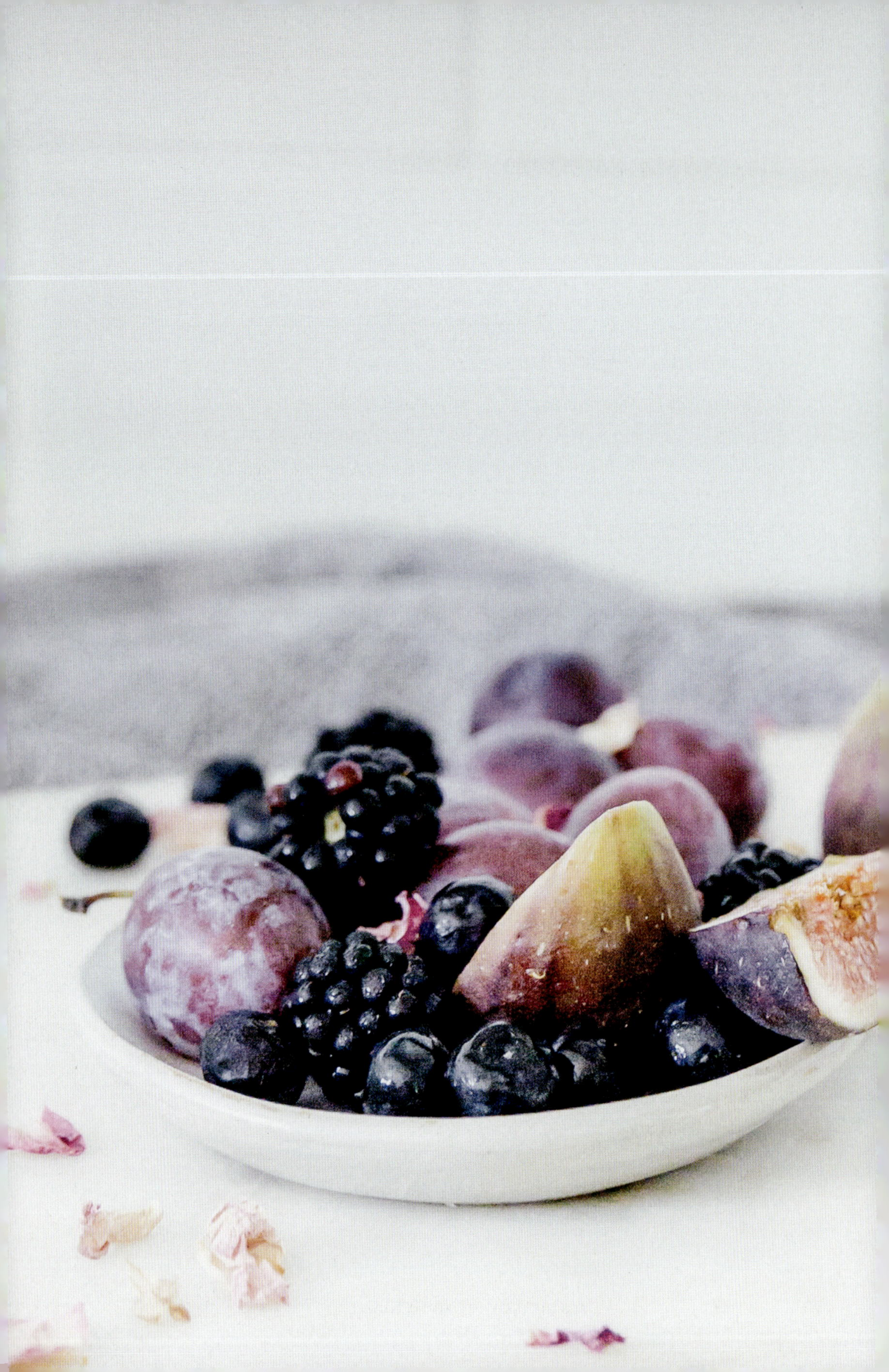

Ich kann nicht genug betonen, wie wichtig es ist, den Ruhe-und-Reparatur-Modus des Nervensystems (also den Parasympathikus) zu aktivieren. Bewegungsübungen, bei denen man sich auf den Atem konzentriert, gestatten dem Körper, problemlos Körperfett zur Energiegewinnung zu verbrennen. Das vermittelt nicht nur mehr innere Ruhe, sondern macht auch Heißhungerattacken seltener, bei denen man am liebsten die ganze Speisekammer leerfuttern würde.

### Mehr grünes Blattgemüse

Grüne Blätter sind zumeist leicht bitter. Das dämpft das Verlangen nach Zucker. Falls Sie Zucker essen, weil Sie gestresst oder deprimiert sind, könnten Sie Ihre Mahlzeiten versuchsweise täglich mit mehr Blattgemüse wie Mangold, Grünkohl, Spinat oder Senfblättern anreichern.

### Ein paar Stücke dunkle Schokolade

Unter »dunkler Schokolade« verstehe ich Schokolade mit einem Kakaoanteil von mindestens 70 Prozent. Kakao liefert gute Antioxidantien. Zudem ist man bei den eher bitteren Sorten dunkler Schokolade oft schon mit einem oder zwei Stückchen zufrieden.

### Was verbinden Sie emotional mit »süß«?

Unser Wunsch nach Zucker hängt häufig mit unerfüllten emotionalen Bedürfnissen zusammen. Was können Sie tun, um Ihrem Leben auch ohne bestimmte Lebensmittel mehr Süße und Freude zu verleihen? Geben Sie sich den nötigen Raum dafür. Vielleicht möchten Sie eine Woche lang jeden Morgen früh aufstehen und den Sonnenaufgang auf sich wirken lassen. Oder Sie gehen täglich in der Natur spazieren, schreiben alles auf, wofür Sie dankbar sind, betrachten die Kinder oder Enkel, wenn sie schlafen, oder gönnen sich ein freies Wochenende mit Ihren Freundinnen – was auch immer Sie brauchen! Mitunter geht das Verlangen nach Zucker schon zurück, wenn man sich auf etwas Besonderes freuen kann.

# Ich hab' versagt!

## STELLEN SIE SICH NEUGIERIGE FRAGEN

Kennen Sie das? Sie achten längere Zeit jeden Tag auf die nährstoffreichste Option, bis es eines Tages nicht klappt? Häufig höre ich dann den Satz: »Ich hab' versagt.«

Um eines gleich klarzustellen: Sie haben nicht versagt. Sie haben nur, hm, keine Ahnung, vielleicht ein paar Kekse gegessen. Im Hinterkopf reden Sie sich selbst nun ein, dass Sie alles vermasselt haben. Glauben Sie, dass diese Botschaft dazu führt, dass Sie für den Rest des Tages nahrhaftere Entscheidungen treffen? Nein. Im Gegenteil. Eher beschließen Sie, dass Sie jetzt auch gleich die ganze Packung Kekse, das ganze Stück Käse oder den kompletten Dip verputzen können. Oder Sie haben sich vorgenommen, nur ein Glas Wein zu trinken, und unversehens ist die Flasche leer. Dann hat man endgültig das Gefühl, versagt zu haben!

Deshalb gönnen Sie sich abends noch ein Dessert, weil es jetzt sowieso egal ist. Schließlich ist der Tag längst gelaufen.

Manchmal hält das unkluge Essverhalten noch einen Tag oder eine Woche an, manchmal dauert es Jahre, bis man sich wieder zu nahrhafteren Entscheidungen durchringt. Und all das wegen ein paar Keksen! Bitte erinnern Sie sich daran, dass nichts auf dieser Welt von Bedeutung ist, wenn wir ihm keine Bedeutung zuschreiben. Wenn Sie die Bedeutung erschaffen, dass Sie komplett versagt haben, weil Sie etwas gewählt haben, das nicht unbedingt optimal für Sie war, riskieren Sie, in den unguten Verhaltensmustern hängen zu bleiben.

Wenn Sie Ihre Wahl (die Kekse) hingegen mit Neugier betrachten, anstatt sich zu verurteilen, öffnen Sie sich für eine Lernerfahrung. Anstelle von Selbstvorwürfen sollten Sie sich eher fragen: »Was hat mich eigentlich dazu verleitet, diese Kekse zu essen?«

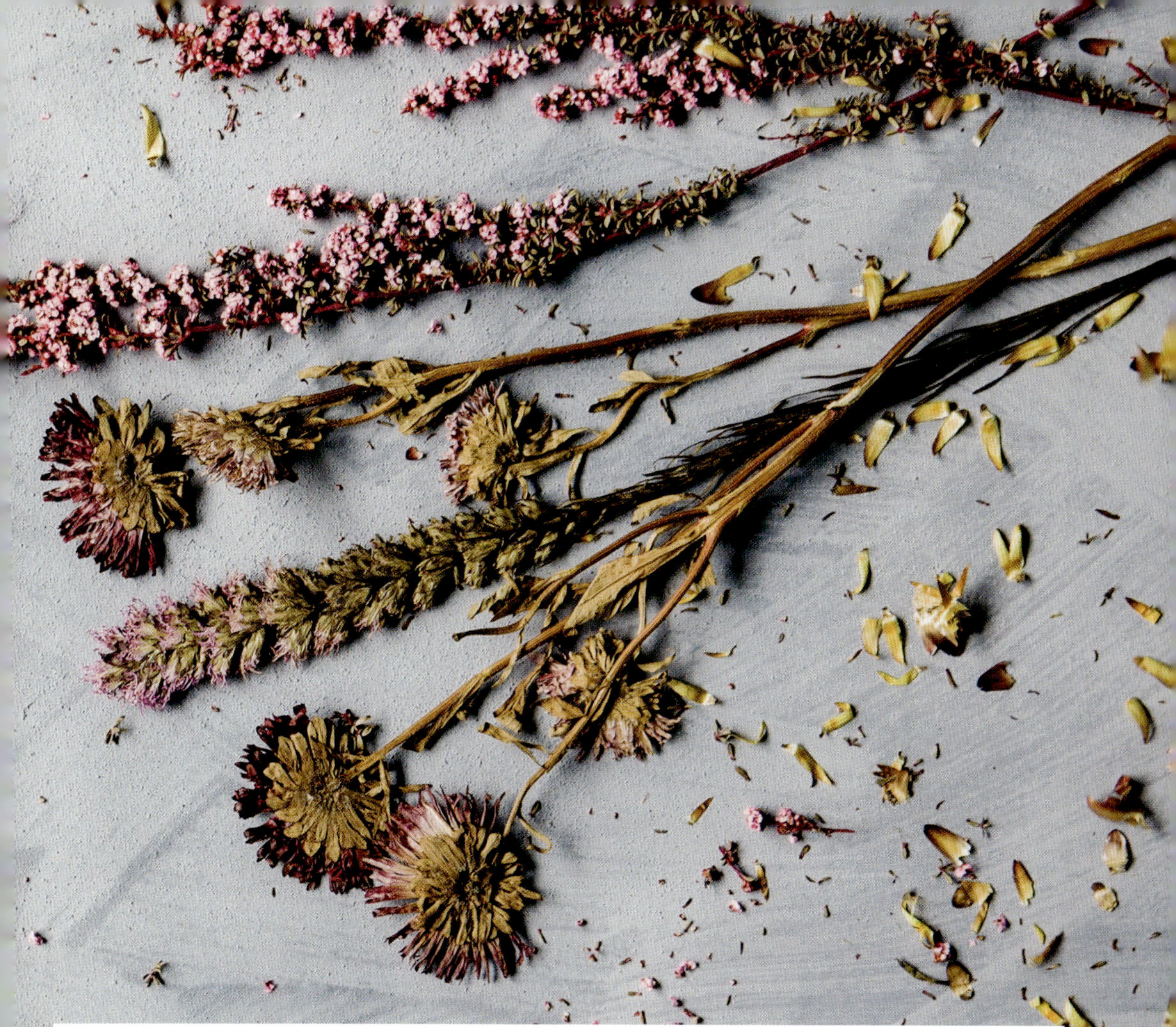

Hatten Sie wirklich Hunger? Dann wäre es vermutlich sinnvoll, sonntags ein paar Snacks für die kommende Woche vorzubereiten. Oder ist im Gespräch mit der Kollegin eine verletzende Bemerkung gefallen, und die Kekse sollten den Schmerz betäuben? Nutzen Sie Ihre wenig sinnvolle Entscheidung als Anreiz zum Lernen und Wachsen, anstatt sich daraufhin womöglich längere Zeit nicht mehr ausreichend um sich selbst zu kümmern.

Häufig heißt es in diesem Zusammenhang auch: »Jetzt ist das Kind in den Brunnen gefallen.« Dazu muss man erst einmal der Meinung sein, es gebe einen Brunnen. Aber es gibt gar keinen Brunnen!

Es gibt nur Ihr Leben. Und Einfluss auf Ihre Gesundheit hat das, was Sie jeden Tag tun, nicht das, was Sie gelegentlich ausnahmsweise tun!

# Essen als Schreckgespenst

## WENN GESUNDHEIT ZUM ZWANG WIRD

Essstörungen sind auf dem Vormarsch und betreffen Statistiken zufolge inzwischen zunehmend Kinder im Grundschulalter. Eine neuseeländische Studie kam zu dem Ergebnis, dass unter 80 Prozent der Frauen, die sich bei einer Umfrage im Rahmen des Normalgewichts bewegten, nur 18 Prozent ihr Gewicht als normal einstuften. In Australien, Kanada und den Vereinigten Staaten erkrankt eine von hundert Frauen an Magersucht, und drei von hundert erkranken an Bulimie. Solche Statistiken erstaunen mich nicht nur, weil sie unterstreichen, wie verbreitet Essstörungen in der westlichen Welt sind. Wenn ich an all die Frauen denke, die in meine Praxis kommen, an ihr Verhältnis zum Essen und wie viele von ihnen verzweifelt hungern, um abzunehmen, halte ich das Problem für erheblich größer, als die Statistik uns glauben macht.

Denn es geht nicht nur ums Abnehmen. Vermehrt ist auch die Orthorexie zu beobachten. Die Bezeichnung für diese neuere Ausprägung einer Essstörung prägte 1996 der Arzt Steven Bratman, um Patienten zu beschreiben, die zwanghaft auf gesundes, richtiges oder »sauberes« Essen (»clean eating«) fixiert waren.

An meinen Frauengesundheitswochenenden nehmen Frauen und Mädchen ab 14 Jahren teil. Wenn ich dort frage, wie und was die Teilnehmerinnen essen, höre ich immer wieder das Wort »sauber«. Und viele haben eine ernsthafte Essstörung. Sie sind völlig auf dieses Thema fixiert. Wenn Nahrung jedoch zu einem derartigen Schreckgespenst wird und man Angst vor sich selbst und den eigenen Wünschen hat, leidet die Gesundheit auf irgendeiner Ebene auf jeden Fall.

Die Empfehlung an die breite Mehrheit der Bevölkerung lautet lediglich, mehr grünes Blattgemüse zu essen, weil viele laut Statistik davon nicht genug zu sich nehmen. Aber ein grüner Smoothie plus ein grüner Saft plus ein grüner Salat plus eine Gemüsepfanne mit

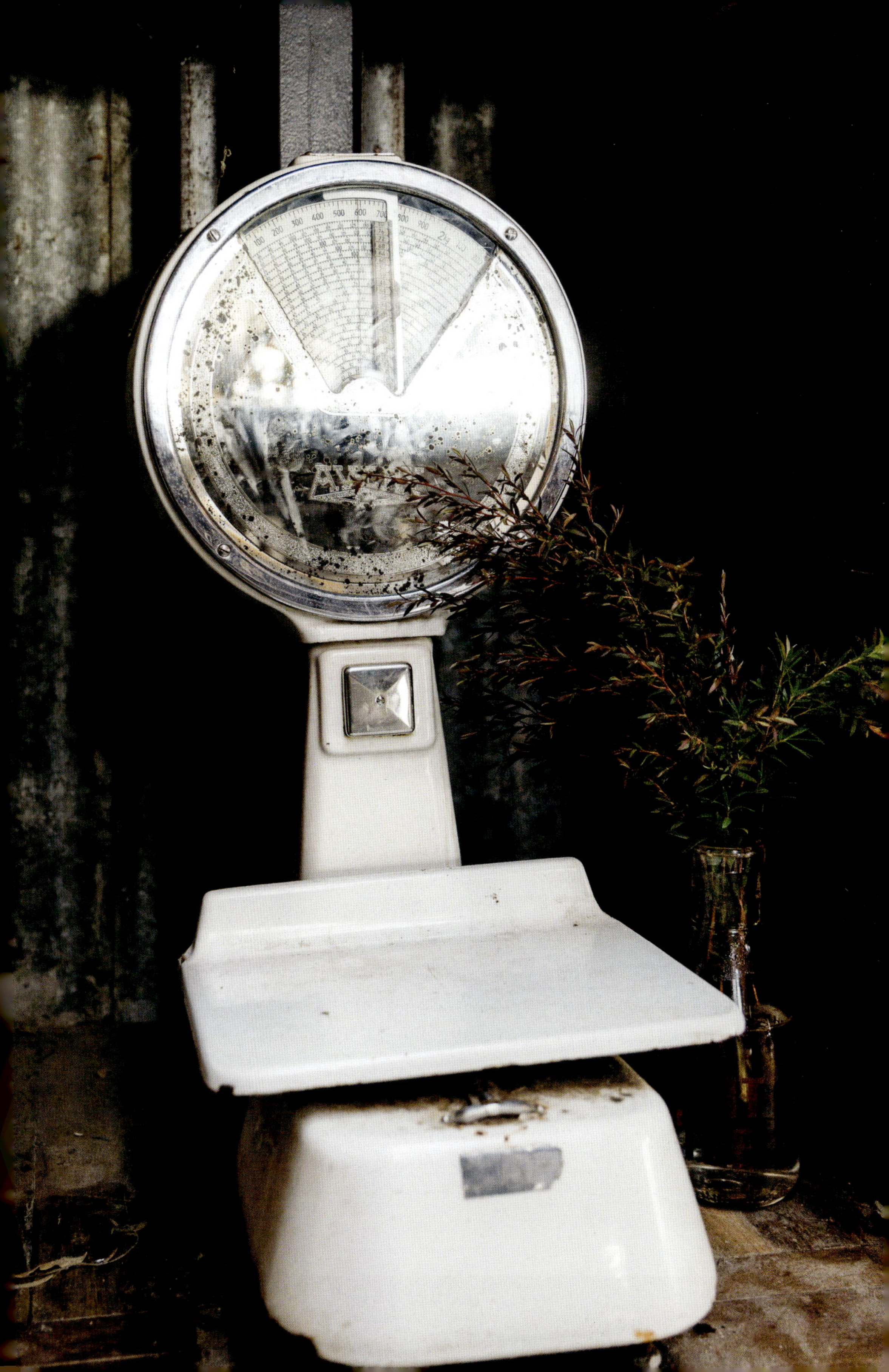
100 200 300 400 500 600 700 800 900

Grünzeug riecht nach Zwanghaftigkeit. Sie kennen sicher auch Menschen, die von angeblich empfehlenswerten Dingen regelmäßig die dreifache Menge zu sich nehmen – weil sie dann bestimmt dreimal so gesund sind. Was so nicht richtig ist. Bei der Ernährung kommt es insbesondere auf Vielfalt und Abwechslung an, aber auch auf das Kauen. Setzt man zu stark auf flüssige Nahrung, so leiden darunter verschiedene Verdauungsprozesse, zum Beispiel die Säureproduktion im Magen. Genießen Sie also bitte Ihren grünen Smoothie! Aber versuchen Sie nicht, davon zu leben.

*»Sie kennen sicher auch Menschen, die von angeblich empfehlenswerten Dingen regelmäßig die dreifache Menge zu sich nehmen. Weil sie dann bestimmt dreimal so gesund sind. Das ist so aber nicht richtig.*

Bei der Orthorexie (Orthorexia nervosa) geht es also primär um die Fixierung auf die Qualität der Ernährung. Dieses Krankheitsbild beginnt meist ganz unauffällig mit einer Entscheidung, etwas für die eigene Gesundheit zu tun. Sobald die betroffene Person merkt, dass es ihr mit mehr Nährstoffen besser geht, sie womöglich die ersten Komplimente bekommt, weil sie schlanker wird, denkt sie darüber nach, was sie noch streichen könnte. Irgendwann denken die Betroffenen immer regelmäßiger über ihr Essen nach.

Für Menschen mit Orthorexie geht jede geringe Abweichung von der ihrer Ansicht nach »sauberen« Ernährungsweise mit Schuldgefühlen und Selbsthass einher. Sie haben rigide Ernährungsregeln und planen ihr gesamtes Leben um ihr Essverhalten herum. Es fällt ihnen schwer, sich von anderen bekochen zu lassen, weil sie unbedingt die volle Kontrolle darüber haben wollen, was in ihren Mund gelangt. Manche fällen unglaublich strenge Urteile über sich, aber auch über andere in ihrem Umfeld, die ihrer Ansicht nach schlechtere Entscheidungen treffen.

Das ist die extremste Ausprägung dieser Krankheit. Parallelen beobachte ich mitunter bei Menschen, die sich einer besonderen Ernährungsweise verschreiben. Bei der Frage, wie wir essen sollten, tendieren wir kulturell zur verzweifelten Suche nach dem richtigen »Programm«. Sobald wir eines entdeckt haben, das uns guttut, sind wir davon überzeugt, dass jeder andere Mensch auf der Welt davon ebenfalls profitieren würde, und können unglaublich kritisch reagieren, wenn andere sich anders ernähren – ob wir dies aussprechen oder nicht. Die Besessenheit von unserer eigenen Ernährungsphilosophie kann solche Ausmaße annehmen, dass andere uns kaum noch einladen können, ob nach Hause oder ins Restaurant. In diesem Fall machen wir uns Vorwürfe wegen unserer »schlechten« Entscheidung und verurteilen unser scheinbares Versagen, sobald wir auch nur ansatzweise vom Programm abweichen. Diese Urteile über uns selbst bei Abweichungen von einer vorgegebenen Ernährungsweise oder einem Gesundheitsprogramm sind in meinen Augen häufig schädlicher als die Abweichung selbst.

*Natürlich ist es nicht falsch, sich an Ernährungsvorgaben zu halten, die dem Körper guttun – ich kann Sie nur dazu ermuntern!*

Wenn Sie wissen, dass Ihr Körper mit Gluten nicht gut zurechtkommt, weil Sie nach dem Verzehr regelmäßig starke Blähungen entwickeln, dann essen Sie solche Lebensmittel eben nicht. Und nach der Diagnose einer speziellen Intoleranz oder Allergie oder eines gesundheitlichen Problems sollten Sie sich natürlich an die entsprechenden Vorgaben halten, damit es Ihnen dauerhaft besser geht.

Wir sollten darauf achten, dass unsere Ernährungsentscheidungen nicht irgendwann ein Eigenleben entwickeln. Manche Menschen können in Bezug auf Ernährung mühelos hohen Standards gerecht werden und fühlen sich damit bestens. Bei den meisten jedoch ist das Streben nach Perfektion nichts weiter als eine Maske der Angst. Nur Sie selbst wissen, was auf Ihre Beziehung zu Nahrung zutrifft.

Wie wir über Essen sprechen und wieviel Raum wir dem Thema in unserem Leben und unseren Grundüberzeugungen einräumen, hat unmittelbaren Einfluss darauf, wie wir tatsächlich essen, und kann hilfreiche oder weniger hilfreiche Verhaltensweisen ins Rollen bringen.

Wir sollten uns bemühen, Nahrung nicht mehr auf spezielle Weise einzustufen, weil wir damit zu viele Glaubenssätze in Gang setzen, die sich im Unterbewusstsein einnisten. Schon dass wir Nahrung als «clean« bezeichnen (offenbar der neueste Trend), kann problematisch sein und im Kopf Konzepte entstehen lassen, was akzeptabel ist und was nicht. Lebensmittel sind nicht »rein« oder »unrein«, »sauber« oder »schmutzig«, »gut« oder »schlecht«, »gesund« oder »ungesund«. Sie sind nährstoffreich oder weniger nährstoffreich, und es ist weitaus zutreffender und hilfreicher, sich diese Bezeichnungen anzugewöhnen, um unser Essen einzustufen.

Ich erinnere erneut daran, dass nicht das, was wir gelegentlich tun, unsere Gesundheit beeinflusst, sondern das, was wir täglich tun. Starre Regeln, die auf Furcht beruhen, helfen uns gesundheitlich nicht weiter. Wenn wir freundlicher mit uns umgehen und weniger danach streben, bestimmten Kriterien zu genügen, besteht eine höhere Wahrscheinlichkeit, dass wir unseren Entscheidungen dauerhaft treu bleiben. Denn Selbstfürsorge sollte immer nachhaltig angelegt sein.

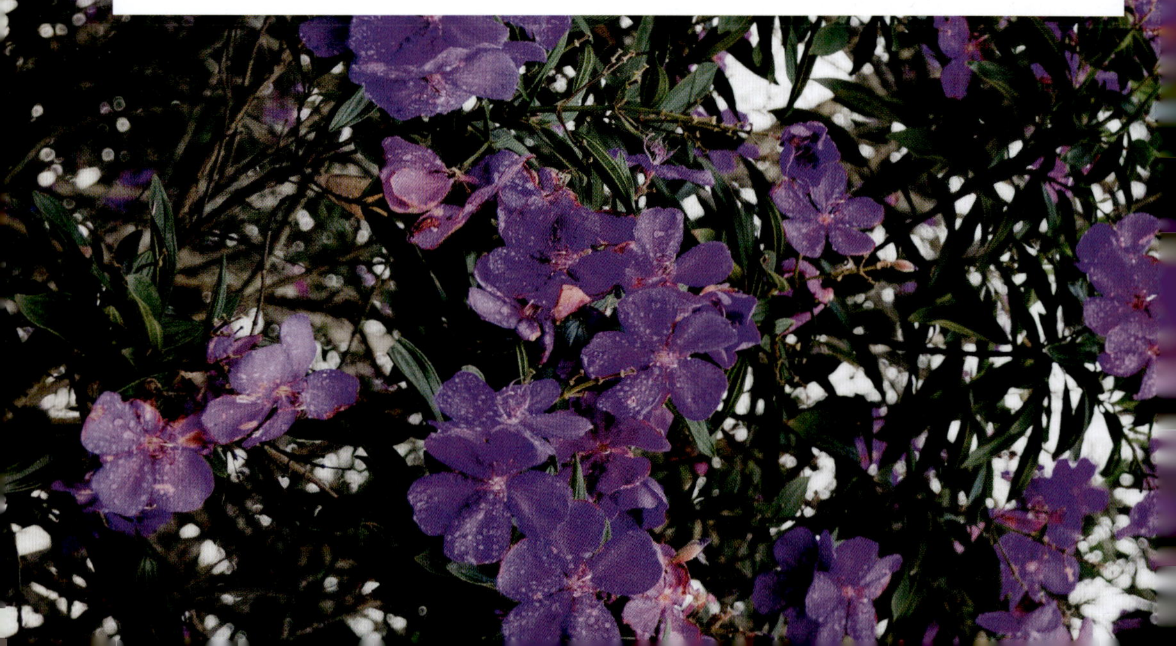

»

# Essen Sie aus Liebe, nicht aus Angst.

«

*Dr. Libby*

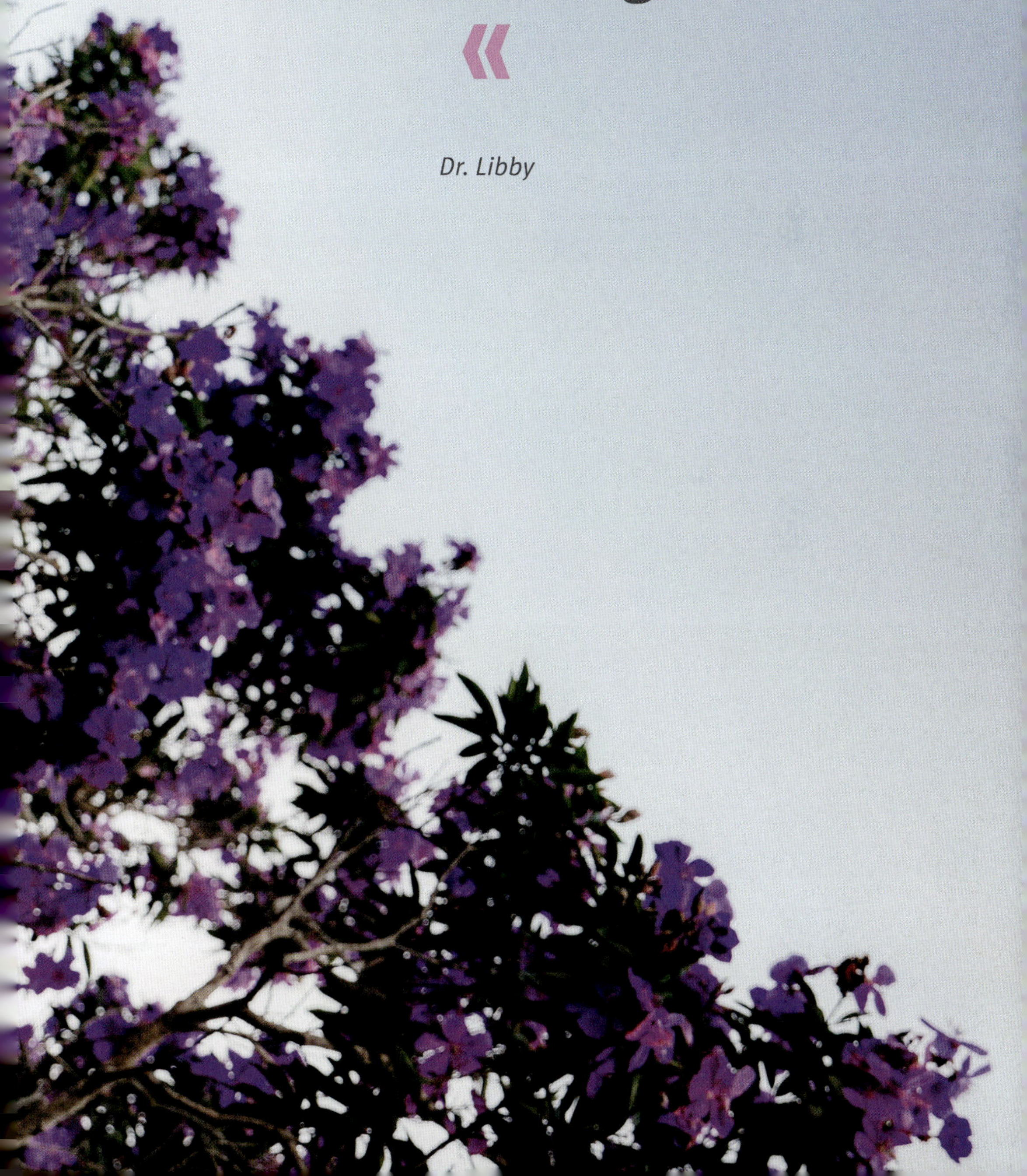

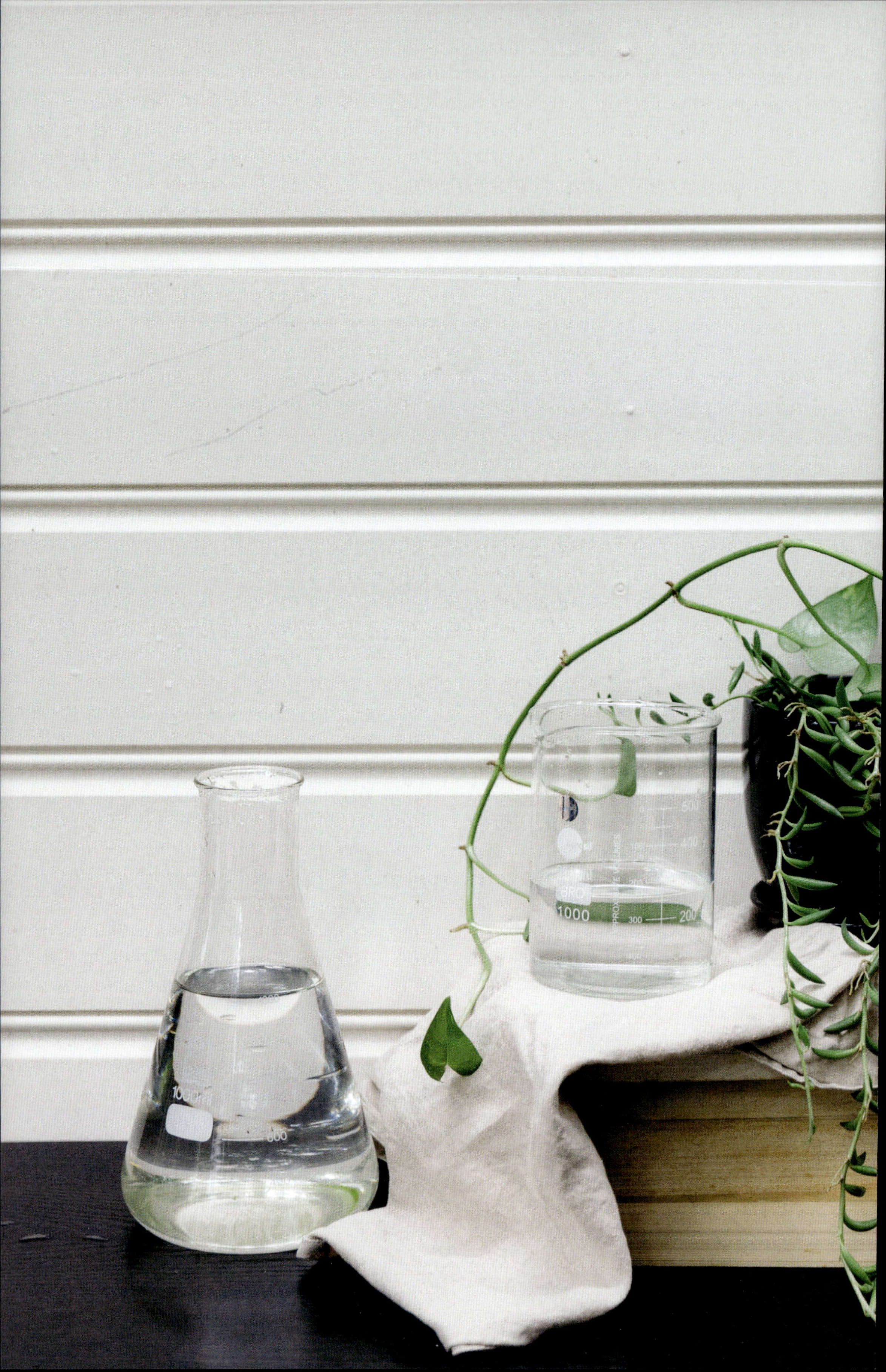
1000
300
200

# Wer sagt das?

## WOHER STAMMT DIE EMPFEHLUNG?

In diesem Abschnitt möchte ich Sie animieren, zu überlegen, woher Sie Ihre Ernährungsinformationen beziehen. Es geht dabei nicht um Grabenkämpfe, denn auch persönliche Erfahrungen können anderen selbstverständlich weiterhelfen. Erfahrungsaustausch ist etwas Wunderbares, und man weiß nie, ob jemand irgendwann einmal davon profitiert. Wenn Sie also weitergeben möchten, was für Sie gut war, nur zu!

Meine Bedenken beziehen sich auf Ernährungsinformationen, die als das »Nonplusultra für alle« dargestellt werden, besonders wenn die Urheber keine entsprechende Ausbildung durchlaufen haben und sich lediglich auf das berufen, was sie selbst glauben und tun.

*»Meine Bedenken beziehen sich auf Ernährungsinformationen, die als das Nonplusultra für alle dargestellt werden.«*

Sagen wir zum Beispiel, Sie essen ab jetzt kohlenhydratarm. Davon kann zweifellos so mancher profitieren (auch wenn verschiedene Personen dieses Konzept unterschiedlich auslegen und andere Grenzen setzen). Vielleicht rät jemand Ihnen, bestimmte Lebensmittel vom Speiseplan zu streichen, ohne zu wissen, dass diese perfekte Vitamin-B-Quellen sind (sofern man sie richtig verdauen kann) und dass die Leber für bestimmte Entgiftungsprozesse B-Vitamine benötigt. Und Sie erhalten nicht gleichzeitig den Rat, statt Getreide nun Leber oder andere Innereien zu essen (was viele Menschen ablehnen). Dann kommt es leicht zu einer Unterversorgung mit B-Vitaminen, und schon kann Ihre Leber nicht mehr effizient arbeiten. Solche Szenarien machen mir Sorge.

Seit dem Siegeszug des Internet stehen qualifizierte und unqualifizierte Information relativ ungefiltert nebeneinander. Das hat sowohl Vorteile als auch Nachteile und beruht zumindest teilweise auch auf mangelndem Vertrauen der Öffentlichkeit in wissenschaftlich ausgebildete Ernährungsexperten. An den Universitäten setzt man sich sehr gründlich mit den inneren Zusammenhängen im Körper auseinander, doch manche Absolventen sind nicht auf dem neuesten Stand der Forschungen und empfehlen vielleicht noch immer stark verarbeitete Getreideflocken zum Frühstück, bei deren Zuckergehalt jemand mit gesundem Menschenverstand nur noch den Kopf schütteln kann. Studierte Ernährungsexperten als verkappte Marketingbotschafter der Industrie sind wenig glaubwürdig. Daher verstehe ich das Misstrauen der Bevölkerung sehr gut.

Den meisten Menschen täte es jedoch gut, ihre Ernährung tatsächlich mit dem gesunden Menschenverstand zu betrachten. Dass wir jeden Tag reichlich Gemüse essen sollten, gehört zum Allgemeinwissen, und natürlich wissen Sie ganz genau, ob Sie genug Gemüse bekommen oder nicht. Anstatt nun einfach mehr pflanzliche Nahrung zu verzehren, befolgen Sie dennoch einen Diätplan, den jemand anders aufgestellt hat.

Die Ernährung gilt noch viel zu oft als schnelle Lösung, um ein bestimmtes Ziel zu erreichen. Schon diese Einstellung verleitet dazu, Antworten nicht in uns selbst zu suchen, sondern anderswo – weil man der eigenen Intuition nicht vertraut. Wenn wir Nahrung jedoch als etwas betrachten, das den Körper mit Nährstoffen versorgt, wird uns schnell bewusst, was uns nährt und was nicht. Zumal uns der Körper über eindeutige Signale verrät, ob bestimmte Speisen und Getränke gut für uns waren. Kombinieren Sie einfach Ihren Verstand mit den Botschaften Ihres Körpers und halten Sie sich vor Augen, dass das, was für den einen gut ist, noch lange nicht für den anderen taugen muss.

## BLOGS

Zum Thema Gesundheit gibt es viele Blogs. Zumeist geht es dabei um die Verbesserung der körperlichen oder mitunter psychischen

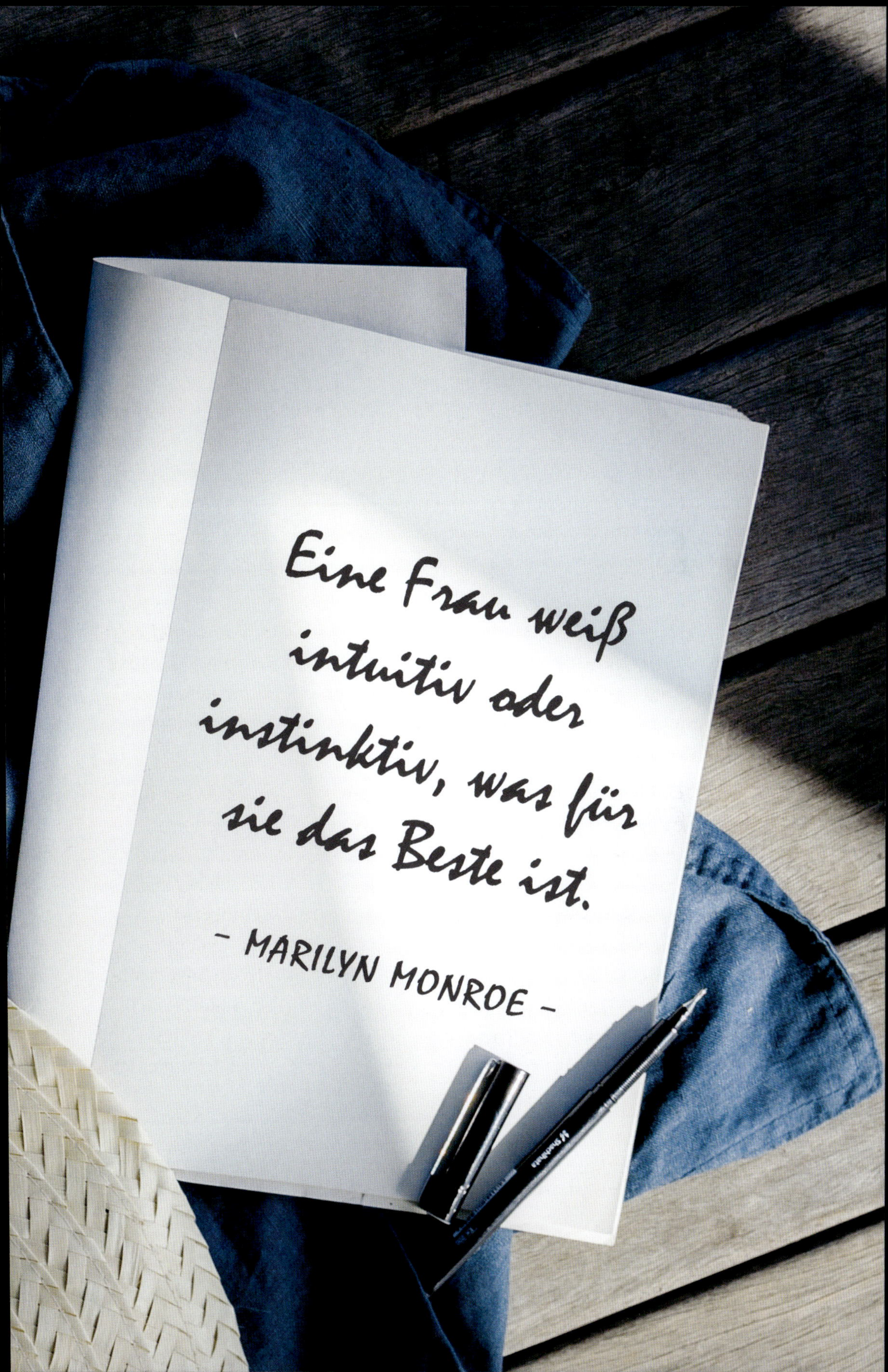
Eine Frau weiß intuitiv oder instinktiv, was für sie das Beste ist.
– MARILYN MONROE –

Gesundheit. Die Artikel erzählen von dem, was die Blogger erleben, wie sie sich ernähren und wie sie sich fit halten, häufig in Kombination mit Ratschlägen zu Ernährung, Fitness und Selbstbewusstsein. Das ist gut gemeint, und Bloggern ist das Wohlergehen vielfach ein echtes Anliegen.

Nach dem Lesen eines Artikels im neuseeländischen Magazin »The Listener« habe ich mich mit psychologischen Studien der University of South Florida auseinandergesetzt, die genauer untersuchten, welche Gesundheitsbotschaften manche Laien im Internet verbreiteten.

Die Wissenschaftler wählten 21 der beliebtesten Artikel, die im Vorjahr einen Preis für gesundheitsrelevantes Bloggen erhalten hatten. Anschließend werteten sie sieben zufällig ermittelte »Blogtage« sowie die »Über mich«-Seiten der Blogger aus.

Analysiert wurden die schriftlichen Inhalte und die Bilder unter besonderer Beachtung von Kommentaren zu einem gestörten Verhältnis zu Lebensmitteln oder einer gestörten Ernährung (zum Beispiel Empfehlungen zu extrem energiebeschränkter Ernährung), Kommentare zum Erscheinungsbild (einschließlich Sätzen, die den Körper zum Objekt machen), Schlankheitsideale (zum Beispiel Lob für eine schlanke Figur oder die Stigmatisierung von Übergewicht) sowie Gesundheitsbotschaften.

*»Ihr Körper gibt Ihnen Rückendeckung. Nutzen Sie sein Wissen, was gut für Sie ist.«*

Dabei identifizierten die Forscher eine Reihe von Posts, die sie als »problematisch« einstuften. Ein Beispiel hierfür war der Vorschlag, zur Appetitzügelung eiskaltes Wasser zu trinken, um weniger zu essen.

Besorgniserregend erscheint (sowohl für die Blogger als auch für diejenigen, die ihre Hinweise befolgen), dass fünf von ihnen eine Essstörung hinter sich hatten (die ihren Beiträgen zufolge noch sehr aktiv sein mochte). Sechs Bloggerinnen hatten mit Menstruationsbeschwerden oder Unfruchtbarkeit zu kämpfen.

Solche Probleme können unzählige Ursachen haben (die nicht zwingend mit der Ernährung zusammenhängen), doch eine Essstörung trägt sicher dazu bei. Andererseits konnten viele Beiträge potenziell zur Normalisierung von Ess- und Verhaltensstörungen verhelfen.

Unter diesen Umständen ist die öffentliche Verwirrung und Besorgnis nachvollziehbar.

> *Wie also kann man sich angesichts der Flut von verfügbaren Informationen davor schützen, Ernährungslügen zu glauben oder zu wenig zu essen? Die Antworten finden Sie in sich selbst. Hat das, was Sie gerade gegessen haben, Ihr Wohlbefinden unterstützt oder an Ihrer Gesundheit genagt?*

Diese Frage können nur Sie beantworten, und die nötige Ehrlichkeit kann ein wenig Mut erfordern.

Betrachten Sie Ihre Vitalität als Gesundheitswährung und nehmen Sie sie bewusst wahr: Was unterstützt ein stabiles Energieniveau, und was behindert es?

Ihr Körper gibt Ihnen Rückendeckung: Nutzen Sie sein Wissen, was gut für Sie ist, anstatt sich auf (gut gemeinte) Stimmen von anderen zu verlassen, die weder Ihre gesundheitliche Vorgeschichte noch Ihre Stressfaktoren oder Ihr Körpergefühl und Ihr Verhältnis zu Ihrem Körper kennen. Ihr Körper ist der lebende Beweis dafür, was Ihnen guttut und was nicht. Schwingen Sie sich darauf ein.

# Die innere Weisheit

## VERTRAUEN SIE SICH SELBST

Ich begegne vielen Menschen, die sich einfach Antworten wünschen. Sie wollen wissen, was genau sie essen und wie sie sich bewegen sollen und was zu einem gesunden Leben gehört. Sie suchen quasi nach dem Patentrezept mit Garantie: Wenn sie diese Vorgaben befolgen, haben sie es ein für alle Mal geschafft. Im Gespräch warten sie ungeduldig darauf, dass ich ihnen endlich sage, was sie tun und (vor allem) was sie essen sollen. Sie glauben nicht daran, dass sie die Antwort in sich tragen und selbst wissen, was für sie das Beste ist. Darum fragen sie eine Expertin. Was ich selbstverständlich verstehe.

Tatsache ist jedoch, dass viele dieser Ratsuchenden solche Empfehlungen auch dann nicht umsetzen, wenn sie von der Expertin stammen. Oder sie bleiben nicht lange dabei. Denken Sie an eigene Erfahrungen zurück: Wie lange hat es nach einer Vorgabe durch eine Gesundheitsberaterin oder einen Trainer (oder ein gutes Buch) gedauert, bis Sie wieder in alte Gewohnheiten zurückfielen?

Vielleicht trifft bei Ihnen auch das Gegenteil zu. Vielleicht sind Sie jemand, der jede Verordnung buchstabengetreu befolgt, und glauben fest daran, dass alles gut wird und Sie rundum gesund werden, solange Sie nicht schwach werden. Obwohl Sie täglich Magenschmerzen haben, seit Sie die empfohlene Diät befolgen, und von den neuen Körperübungen regelmäßig Kopfschmerzen bekommen, halten Sie tapfer durch. Schließlich haben Sie extra Experten konsultiert, und die müssen wissen, was das Beste für Sie ist.

Beide Beispiele unterstreichen, wie leicht wir die Autorität eines anderen über unsere innere Weisheit stellen. Es klingt zwar abgedroschen, doch solange wir die Antworten nicht in unserem Inneren suchen (und mit hilfreichen Informationen von Fachleuten kombinieren), werden wir nicht weit kommen. Denn es geht um weit mehr

»Gestern war ich klug und wollte die Welt ändern. Heute bin ich weise und ändere mich selbst.«

*Rumi*

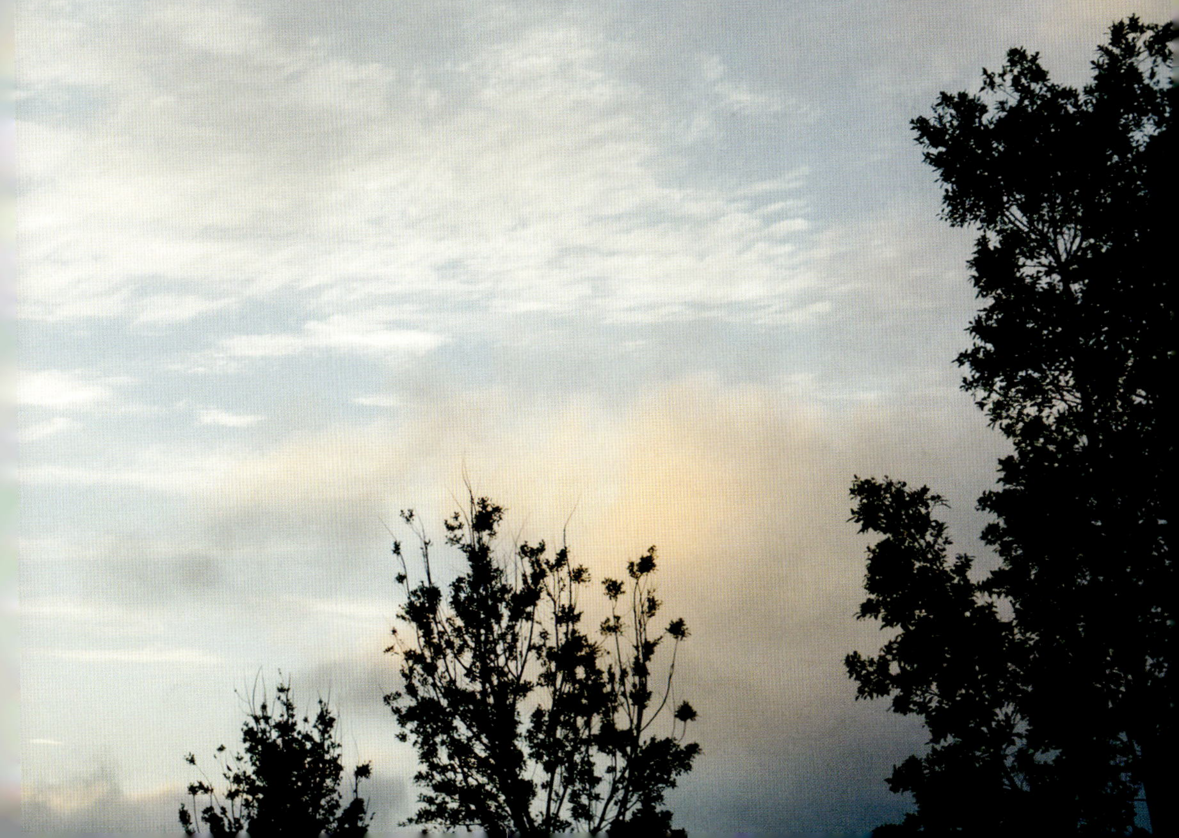

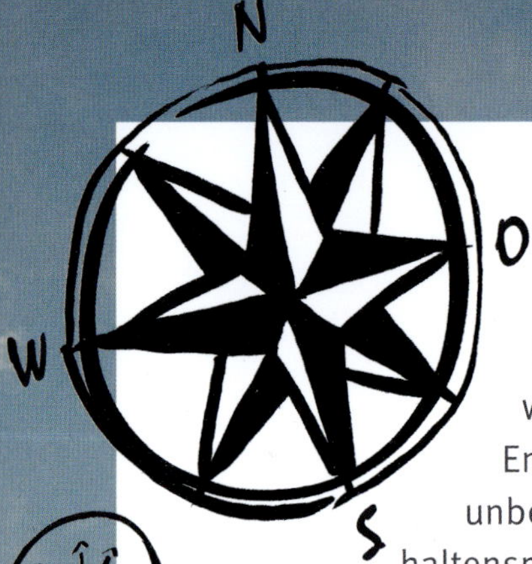


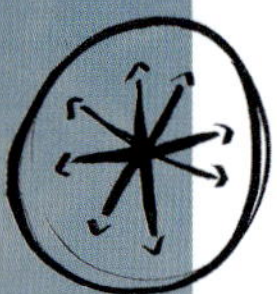

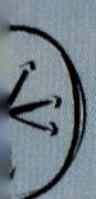

als nur das Essen oder die mangelnde Motivation fürs Training oder worauf auch immer Sie Antworten suchen. Es geht auch darum, wie unsere ganz spezielle Biochemie auf solche Entscheidungen, unsere emotionale Innenwelt und unbewusste Überzeugungen reagiert, die unsere Verhaltensmuster und Gewohnheiten am Laufen halten. Man muss das »Warum« erforschen und beobachten, was bestimmte Veränderungen auslösen. Solange Sie nicht neugierig darauf sind, wie Sie im Hier und Jetzt, so wie es ist, gelandet sind, werden Sie nur schwerlich herauszufinden können, wie Sie nun weiterkommen.

Wir müssen uns für unsere Gesundheit selbst verantwortlich fühlen, für jede Entscheidung und für deren Konsequenzen. Wir müssen lernen, wieder mit dem Körper und seinen Botschaften in Kontakt zu treten, anstatt automatisch eine äußere Autorität zu befragen und davon auszugehen, dass jemand anders uns »reparieren« kann. Denn wir kennen uns selbst besser als jeder andere!

Verstehen Sie mich bitte nicht falsch. Natürlich ist es eine große Hilfe, wenn man sich von Experten Rat und Unterstützung holen kann. Wenn ich nicht fest davon ausginge, dass das, was ich tue, seinen Wert hat, so würde ich es lassen. Zu jeder Reise und jedem Veränderungsprozess gehören Unterweisung und Wissen. Manchmal begreifen wir nicht, was mit uns los ist, und brauchen Unterstützung, um zum Kern der Sache vorzustoßen. Sucht man jedoch immer wieder fremde Autoritäten auf und springt vom einen Experten zum nächsten, ohne auch das eigene Innere zu befragen, so schadet man sich selbst.

In Bezug auf das Leben oder die Gesundheit gibt es keinen Königsweg. Mag sein, dass Ihre Freunde Veganer sind, das hilft Ihnen aber nicht, wenn Sie von dieser Ernährungsweise völlig erschöpft sind. Der Körper sendet uns unablässig Hinweise, damit wir besser verstehen, was er braucht. Seien Sie neugierig und betrachten Sie Ihre Symptome als Botschaften, die Ihnen mitteilen sollen, dass etwas nicht stimmt. Dann wird vermutlich eine Reaktion in Ihrem Inneren freigesetzt, die Sie weiterbringt.

Stellen Sie sich vor, es war beruflich eine hektische Woche und die Familie wurde von einem Magen-Darm-Virus befallen, sodass Sie Nacht für Nacht nicht zur Ruhe kamen. In einem solchen Fall wird der Körper eine Erholungsphase einfordern. Wenn er die nicht bekommt, weil Sie immer noch tausend Dinge um die Ohren haben und sowieso am Wochenende zu einer Geburtstagsfeier eingeladen sind (was wird man von Ihnen denken, wenn Sie nicht auftauchen?) – welche Auswirkung hat dieses Verhalten wohl auf Ihren Körper? Das ist die vereinfachte Version, denn natürlich wirft das Leben uns die unterschiedlichsten Stolpersteine vor die Füße. Letztlich geht es mir nur darum, dass man tief im Inneren meist genau weiß, was zu tun wäre. Wir vertrauen uns selbst bloß nicht genug und zweifeln regelmäßig an unserer eigenen Weisheit.

Anstatt nun frustriert aufzugeben und jemand anderen zu fragen, wie das, was falschläuft, sich beheben ließe, sollten Sie sich selbst die Frage stellen: »Was will meine innere Weisheit mir mitteilen?« Verknüpfen Sie die Symptome mit dem, was Sie an diesem Tag (oder in den Tagen, Wochen oder Monaten zuvor) getan haben, und warten Sie ab, was in Ihnen aufsteigt. Vielleicht brauchen Sie danach immer noch externe Hilfe, und das ist kein Problem. Doch bereits der Wechsel von einer frustrierten zu einer neugierigen Haltung kann das Ergebnis von Grund auf verändern.

## ZUGANG ZUR INNEREN WEISHEIT FINDEN

Wer krank ist, sollte zum Arzt gehen, heißt es. Wer Fragen zum Umgang mit Geld hat, sollte einen Finanzberater aufsuchen. Da unsere Gesellschaft ganz allgemein so funktioniert, ist es kein Wunder, dass wir bei jeglicher Ungewissheit nicht automatisch auf unseren Instinkt vertrauen.

Die folgenden Strategien können den Zugang zu Ihrer inneren Stimme erleichtern, die weit mehr Führung und Weisheit zu bieten hat als jeder Experte von außen.

### Tempo runter

Solange wir ständig am Rennen sind und uns keine Ruhepause gönnen, überschlagen sich die Gedanken in rasendem Tempo. So kommt die leise Stimme Ihrer inneren Weisheit nicht zu Wort. Geben Sie Ihrem Geist über Atemübungen, Meditation, Yoga, Tai-Chi, Qi Gong (oder schlicht das Betrachten des Sonnenuntergangs) eine Chance, zur Ruhe zu kommen.

### Nehmen Sie sich einen Tag frei und tun Sie das, was Ihnen richtig erscheint

Je mehr Sie sich von dem leiten lassen, was sich richtig anfühlt, und in Ihrem Terminplan Raum schaffen, der nicht von Arbeit und Pflichten ausgefüllt ist, desto mehr kann Ihre Weisheit durchschimmern. Ein ganzer Tag erscheint illusorisch? Dann nehmen Sie sich so viel Zeit, wie es Ihnen möglich ist, und tun Sie etwas, das nur für Sie ist.

### Lernen Sie, auf Ihren Körper zu hören

Werden Sie nach dem zweiten Kaffee unruhig? Sind Sie nach einem mittäglichen Sandwich müde, oder rebelliert Ihr Darm nach dem Verzehr bestimmter Speisen? Betrachten Sie solche Symptome als Botschaft Ihres Körpers, der auf eine notwendige Veränderung hinweist. Verzichten Sie auf Dinge, die Ihren Körper derart beeinträchtigen.

### Aktive Selbstfürsorge

Wenn wir müde, überfordert und abgespannt sind, können wir schlecht zur Hochform auflaufen. Deshalb sollte die Selbstfürsorge Priorität genießen. Essen Sie Lebensmittel voller Nährstoffe und nehmen Sie sich täglich Zeit für Bewegung und insbesondere für das, was Ihr Herz erfreut. Wer sich besser um sich selbst kümmert, nimmt leichter wahr, was er wirklich braucht.

### Sagen Sie öfter Nein

Wer sich ständig abhetzt, um alles Mögliche für alle anderen zu tun, und an sich selbst immer zuletzt denkt, verliert den Kontakt zu den eigenen Bedürfnissen. Natürlich gibt es Dinge, die Sie tun müssen, egal wie es Ihnen dabei geht. Aber sehr häufig liegt es nur daran, dass wir uns bei einem klaren »Nein« unwohl fühlen. Als Faustregel: Wenn es sich nicht nach »Ja, hurra!«, anfühlt, sollte es wahrscheinlich eher »Nein« heißen.

**Nehmen Sie Vermeidungsstrategien wahr**

Gönnen Sie sich nach der Arbeit zur Entspannung gern ein Glas Wein? Oder hängen Sie vor dem Fernseher ab, um abzuschalten? Beides ist in Maßen überhaupt nicht schlimm, doch jeder hat so seine Strategien dafür, unangenehme Gefühle zu betäuben. Wir wissen durchaus, dass bestimmte Entscheidungen nicht wirklich gut für uns sind, tun es aber trotzdem. Ein Innehalten, ehe man sich einfach der Gewohnheit überlässt, ein kurzes Überlegen, worum es eigentlich geht, verhilft uns in diesem Moment oft zu kostbarer Einsicht, die wir nutzen können, um andere, nahrhaftere Entscheidungen für uns zu treffen.

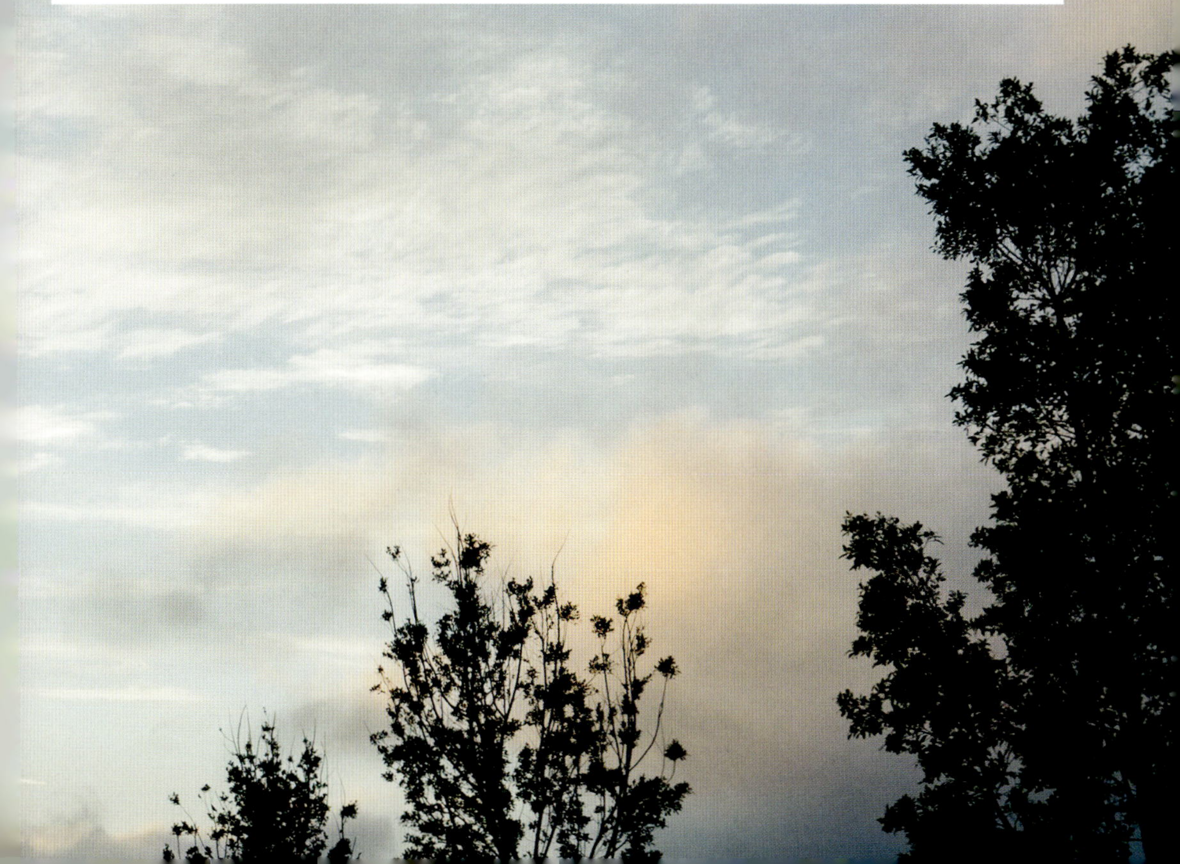

# Übung

## Vertrauen in die innere Weisheit entwickeln

Welcher Bereich ist Ihnen gesundheitlich wirklich wichtig? Das könnten die Vermeidung von PMS-Symptomen, die Bewältigung einer chronischen Erkrankung oder ein hohes Maß an Energie sein – oder etwas ganz anderes.

Wozu holen Sie am häufigsten Rat ein?

........................................................................................................................

........................................................................................................................

........................................................................................................................

........................................................................................................................

........................................................................................................................

........................................................................................................................

........................................................................................................................

........................................................................................................................

Ist es denkbar, dass Sie Antworten und Wissen häufiger von außen einholen, anstatt auf Ihre innere Stimme zu hören?

- ☐ Ja
- ☐ Nein
- ☐ Vielleicht

WENN IHRE ANTWORT

# »JA« ODER »VIELLEICHT«

LAUTET, DANN DENKEN SIE NOCH EINMAL ÜBER DEN VORHERIGEN ABSCHNITT NACH. WELCHE ZWEI ANSÄTZE KÖNNTEN SIE HÄUFIGER UMSETZEN?

TEMPO RUNTER

EIN FREIER TAG NUR FÜR MICH

MEHR SELBSTFÜRSORGE

AUF MEINEN KÖRPER HÖREN

ÖFTER »NEIN« SAGEN

AUSWEICHVERHALTEN WAHRNEHMEN

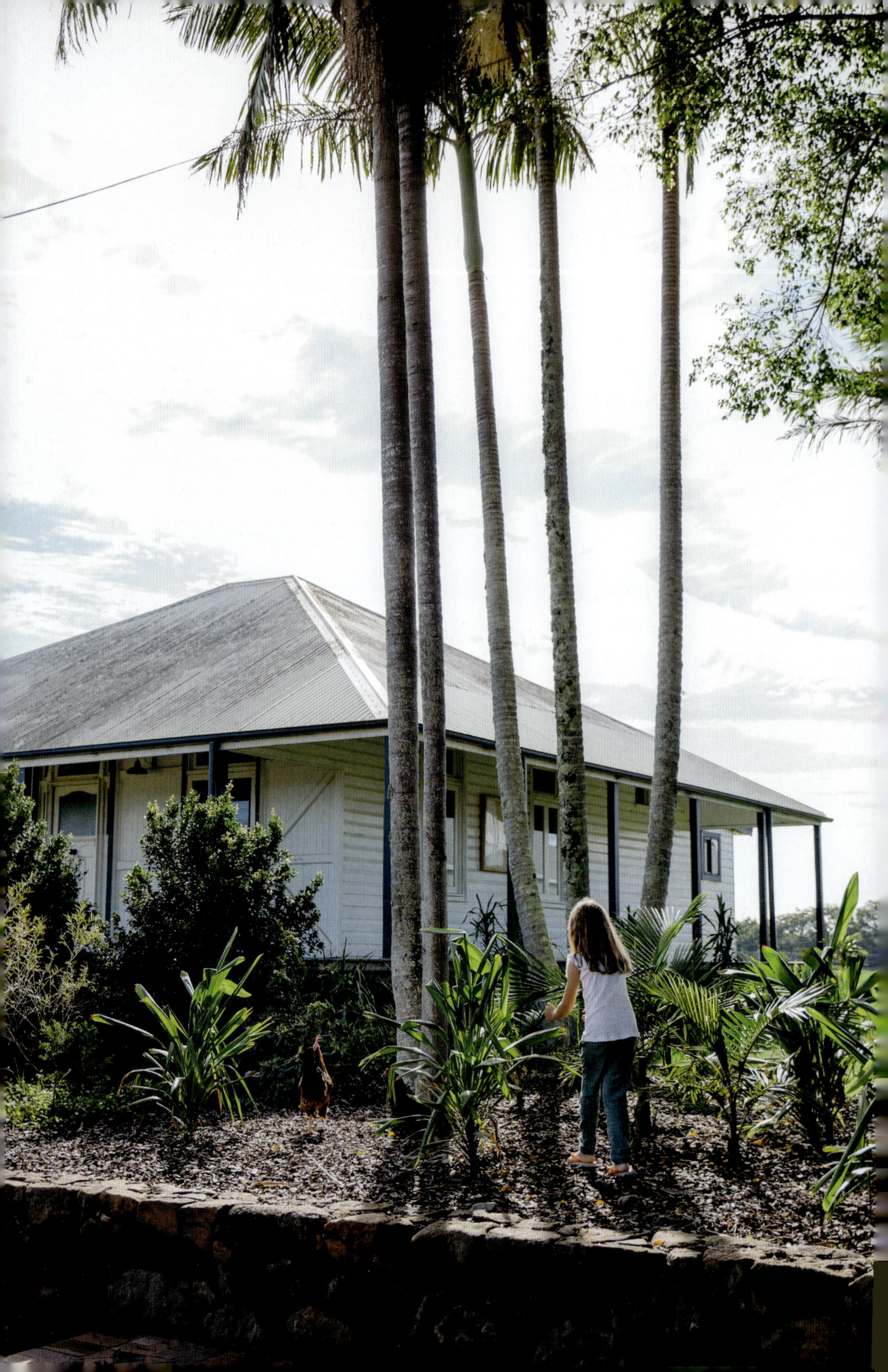

# Ein Mädchen erziehen

## SO UNTERSTÜTZEN WIR KÜNFTIGE GENERATIONEN

Viele Studien stützen die Theorie, dass die Beziehung der Mutter zum Essen und ihrem Körper auch starken Einfluss auf ihre Töchter hat. Frauen, die in einem Haushalt aufgewachsen sind, in dem die Mutter regelmäßig Diäten machte oder häufig ihr eigenes Gewicht und Erscheinungsbild oder das anderer kommentierte, entwickeln häufiger eine verzerrte Körperwahrnehmung. Untersuchungen zufolge finden sich schon bei Grundschülerinnen Anzeichen für ein gestörtes Essverhalten. Viele haben in Bezug auf ihren Körper ein negatives Selbstbild, und dabei spielen auch die Medien eine große Rolle.

Vorab möchte ich ausdrücklich betonen, dass es mir nicht darum geht, noch mehr Schuldgefühle zu erzeugen – die kennt jede Mutter nun wirklich im Übermaß! Verstehen Sie die nachfolgenden Hinweise also bitte so, wie sie gemeint sind: Ich möchte lediglich mehr Bewusstsein dafür schaffen, wie wir insbesondere in Gegenwart eines Mädchens über Lebensmittel, Ernährung und das eigene Körpergewicht sprechen.

Dass ich die Mutter-Tochter-Beziehung in den Vordergrund rücke, bedeutet nicht, dass die Väter hier keinen Einfluss hätten. Schließlich habe ich zahllose Fälle gesehen, bei denen eine Essstörung auf den Eindruck zurückging, dass ein Vater seine Tochter nicht liebte – was in keinem Fall stimmte. In solchen Fällen muss dieser Eindruck korrigiert werden, und das sage ich in aller Liebe und um den Anstoß zu geben, diesem Thema gegebenenfalls innerhalb der Familie nachzugehen.

Hier und jetzt befassen wir uns jedoch mit Müttern und Töchtern, denn Mütter sind in anderer Form Vorbild als Väter, und Mädchen und Frauen unterliegen einem deutlich größeren Drang oder Druck, »schlank« und »hübsch« zu sein. Daher sind sie für solche Einflüsse empfänglicher. Zudem ist es häufig die Mutter, die unabsichtlich ihre eigenen Gefühle und Vorstellungen zu Selbsthass, Schuld und Scham an genau das Kind weitergibt, das sie eigentlich vor entsprechenden Botschaften von außen bewahren möchte. Wenn wir möchten, dass unsere Töchter eine positive Beziehung zu ihrem Körper entwickeln, müssen Mütter sich ihre eigenen Beziehungen zu Essen, Ernährung und Körpergewicht bewusst machen.

Ich habe nie eine Klientin auf die Waage gebeten. Ich bin nämlich davon überzeugt, dass die Konzentration auf das Gewicht in der Regel etwas mit Verboten zu tun hat und einem gesunden Körperbild nicht zuträglich ist. Viele Frauen sehen ihr Gewicht als Maßstab für ihr Selbstwertgefühl an. Wenn Ihre Tochter sieht, dass Sie sich regelmäßig wiegen, kann dies die Wahrnehmung fördern, dass sie auch diesen Maßstab verwenden sollte. Sie bekommt den Eindruck, dass ihr Gewicht Einfluss darauf hat, wie sie ist und wer sie ist, und das kann sich nachteilig auf ihr Selbstbild auswirken.

Eine Klientin beschrieb mir einst, wie ihre Mutter regelmäßig nackt vor dem Spiegel stand, in ihr überschüssiges Körperfett kniff und rief: »Sieh nur, wie grässlich das ist.« Anschließend stieg sie meist auf die Waage, um sich selbst zu bestätigen, dass sie zu schwer war und versagt hatte. Dann fiel als Lösung der Satz: »Das reicht – ich mache Diät.«

Woraufhin die Mutter dann etwa einen Monat separat für sich kochte. In den Hochphasen der Fettphobie bedeutete dies in erster Linie gedünsteten Fisch, Brokkoli oder Salat ohne Dressing. Später versuchte sie es mit der Atkins-Diät, probierte die »Protein-Shake«-Diät und kehrte dann zum guten alten Kaloriensparen zurück. Sie versuchte also alles Mögliche, und wenn gerade keine Diät angesagt war, probierte sie es mit der zu der Zeit trendigen Sportart, ob Laufen, Aerobic oder Zumba. Zwischendurch gab es aber auch stets Phasen ohne jegliche körperliche Aktivität, in denen selbst ein Spaziergang um den Block zu viel war.

Meine Klientin erzählte auch, wie ihre Brüder und ihr Vater auf diesen wunden Punkt eingingen, und wenn die Mutter das Gartentor schloss, riefen sie aus dem Fenster: »Lauf, lauf – lauf dich schlank!«

Wir alle sind zu solchen Äußerungen in der Lage, auch ganz ohne böse Absicht, doch meine Klientin konnte sich lebhaft daran erinnern. Also hatte es offensichtlich Einfluss auf sie gehabt. Es ist nicht nur die Aufgabe der Mutter, ein positives Körperbild zu vermitteln, sondern die Aufgabe der ganzen Familie. Es überrascht daher nicht, dass meine Klientin die meiste Zeit ihres Lebens ebenfalls eine »Jo-Jo-Diäterin« war. Sie nahm zehn bis 15 Kilogramm ab und legte sie wieder zu, sobald ihre »Diät« vorbei war. Sie erkannte, dass viele ihrer gestörten Ernährungs- und Bewegungsgewohnheiten – einschließlich der Kalorienphobie – vor allem daher rührten, dass sie den Dauerkampf ihrer eigenen Mutter beobachtet hatte. Dieses Verhalten hatte sie unbewusst gespiegelt.

*»Helfen Sie der jungen Generation, beim Anblick von Lebensmitteln den Nährstoffgehalt zu erkennen. Vermitteln Sie, dass das, was wir regelmäßig tun, die Gesundheit mehr beeinflusst als das, was wir manchmal tun.«*

All dies geschah vor der Erfindung der sozialen Medien. Und auch die Eindrücke, mit denen junge Mädchen heute praktisch täglich konfrontiert sind, können ihre Selbstwahrnehmung beeinträchtigen. Sie sollten sich bemühen, sich der Kanäle bewusst zu werden, über die ein Mädchen häufig Bilder wahrnimmt, die beispielsweise mit Filtertechnik oder sonstiger Bildbearbeitung korrigiert wurden. Erklären Sie jungen Mädchen, dass diese Bilder umfangreich retuschiert und nicht »echt« sind, weil niemand eine Haut ohne Poren hat.

Was ist mit Ihren persönlichen Erfahrungen zu Körpergröße und -form? Sind Sie damit zufrieden, wie Sie aussehen, oder lästern Sie vor Ihren Kindern häufig über Ihren eigenen oder andere Körper? Sind Diät, Abnehmen oder Schlanksein, die Bikinifigur und der Sitz der Jeans in Anwesenheit Ihrer Kinder ein Gesprächsthema oder lassen Sie Zeitschriften herumliegen, die diese Themen ansprechen? Wie oft wiegen Sie sich, und enttäuscht Sie die Zahl auf der Waage? Wir machen uns leider etwas vor, wenn wir glauben, dass unsere Kinder (besonders die Mädchen) solche Details nicht mitbekommen.

Mir ist klar, dass vielen jetzt durch den Kopf geht: »Oh Gott, jetzt muss ich jedes Wort auf die Goldwaage legen.« Das stimmt so natürlich nicht. Aber ich möchte Ihnen durchaus bewusst machen, dass die Einstellungen von Kindern und Jugendlichen zu Essen, Ernährung und Gewicht sich an den Überzeugungen ihrer Elternorientieren.

Machen Sie es sich zur Aufgabe, Ihren Kindern beizubringen, dass Essen Energie liefert und es weder »gut« noch »böse« ist. Helfen Sie ihnen, Nahrung als etwas Nährendes zu verstehen, und vermitteln Sie, dass eine nahrhafte Wahl das Erreichen der eigenen Ziele unterstützen kann. Mit anderen Worten: Verbinden Sie nährstoffreiche Lebensmittel mit etwas, das Ihrem Kind wichtig ist, beispielsweise Erfolg in der selbst gewählten Sportart oder eine reine Haut. Helfen Sie Ihrer Tochter, sich auf Gesundheit und Vitalität zu konzentrieren, nicht auf Kalorien/Energie, Fette oder Kohlenhydrate. Bringen Sie ihr bei, zu erkennen, ob durch die Wahl des Essens Schuldgefühle entstehen, und sprechen Sie über solche Dinge, um Hilfe anbieten zu können. Viele junge Mädchen befürchten, dass etwas, was sie gerade gegessen haben, zu einer sofortigen Gewichtszunahme führt. Aber niemand nimmt über Nacht zehn Kilo zu, nur weil er ein paar Pommes zum Abendessen hatte. Und niemand kann ausschließlich von gedünstetem grünem Gemüse leben. Helfen Sie der jungen Generation, beim Anblick von Lebensmitteln den Nährstoffgehalt zu erkennen. Vermitteln Sie, dass das, was wir regelmäßig tun, die Gesundheit mehr beeinflusst als das, was wir gelegentlich tun. Ab und zu mal eine weniger nahrhafte Wahl zu treffen, ist also nicht das Ende der Welt.

Manchmal zeigt sich die Diätmentalität noch deutlicher in den sportlichen Aktivitäten von Mädchen, die glauben, dass sie alles, was sie essen, »verbrennen« müssen, um die ersehnte Figur zu erreichen oder zu erhalten. Eine solche Einstellung kann entstehen, wenn jemand verinnerlicht, dass für den Körperumfang allein die Kaloriengleichung (Energieaufnahme und Energieverbrauch) verantwortlich ist.

In Wahrheit haben Stresshormone, Geschlechtshormone, Insulin, Darmbakterien, der Zustand der Leber und die Schilddrüsenfunktion Einfluss darauf, ob der Körper die Botschaft erhält, Fett zu speichern oder Fett als Brennstoff zu nutzen. All diese biochemischen Prozesse funktionieren am besten, wenn wir gesund sind – ein Grund mehr, den Fokus zu verlagern: weg vom Gewicht hin zu Gesundheit! Betrachten Sie Bewegung am besten als etwas, das Vitalität und Leistungsfähigkeit fördert und uns zu einem kraftvollen, gut funktionierenden Körper verhilft, mit dem wir das Leben genießen und uns aktiv einbringen können, nicht jedoch als Mittel zur Gewichtskontrolle.

Achten Sie darauf, wie Sie Ihren Kindern Essen anbieten. Tun Sie Ihr Bestes, um in ihnen keine Belohnungsmentalität zu verankern. Essen sollte weder beruhigen noch belohnen. Überlegen Sie, was es langfristig für ein Kind bedeutet, wie ihm etwas besonders Schmackhaftes angeboten wird. Viele Erwachsene benutzen Nahrung bewusst oder unbewusst, um ihre emotionalen Zustände zu verändern. Ein solches Verhalten wurzelt normalerweise in der Kindheit, wenn Nahrung zum Trösten diente. So verlockend es auch sein mag, einen Eisbecher zu verdrücken, wenn man besonders niedergeschlagen (oder glücklich!) ist: Finden Sie andere Methoden, die nichts mit Essen zu tun haben.

Wie wäre es mit einem gemeinsamen Spaziergang oder einer Tasse Kräutertee? Verbringen Sie Zeit miteinander und seien Sie wirklich präsent: Schalten Sie das Telefon ab und lassen Sie Ihre Tochter spüren, dass Sie bei ihr sind, ohne darüber nachzudenken, was Sie später kochen wollen oder wie wenig von Ihrer To-do-Liste Sie heute abgehakt haben.

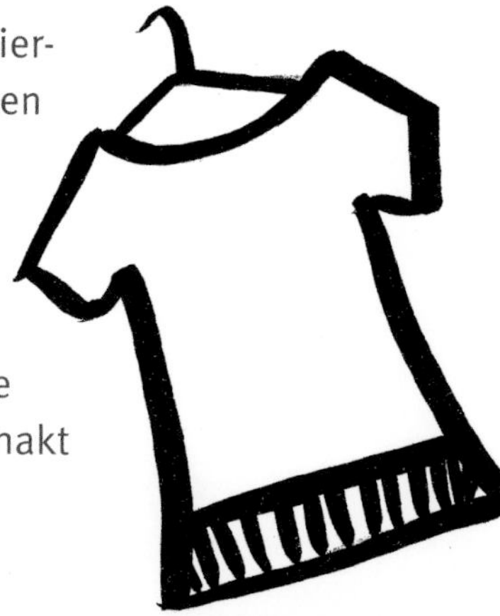

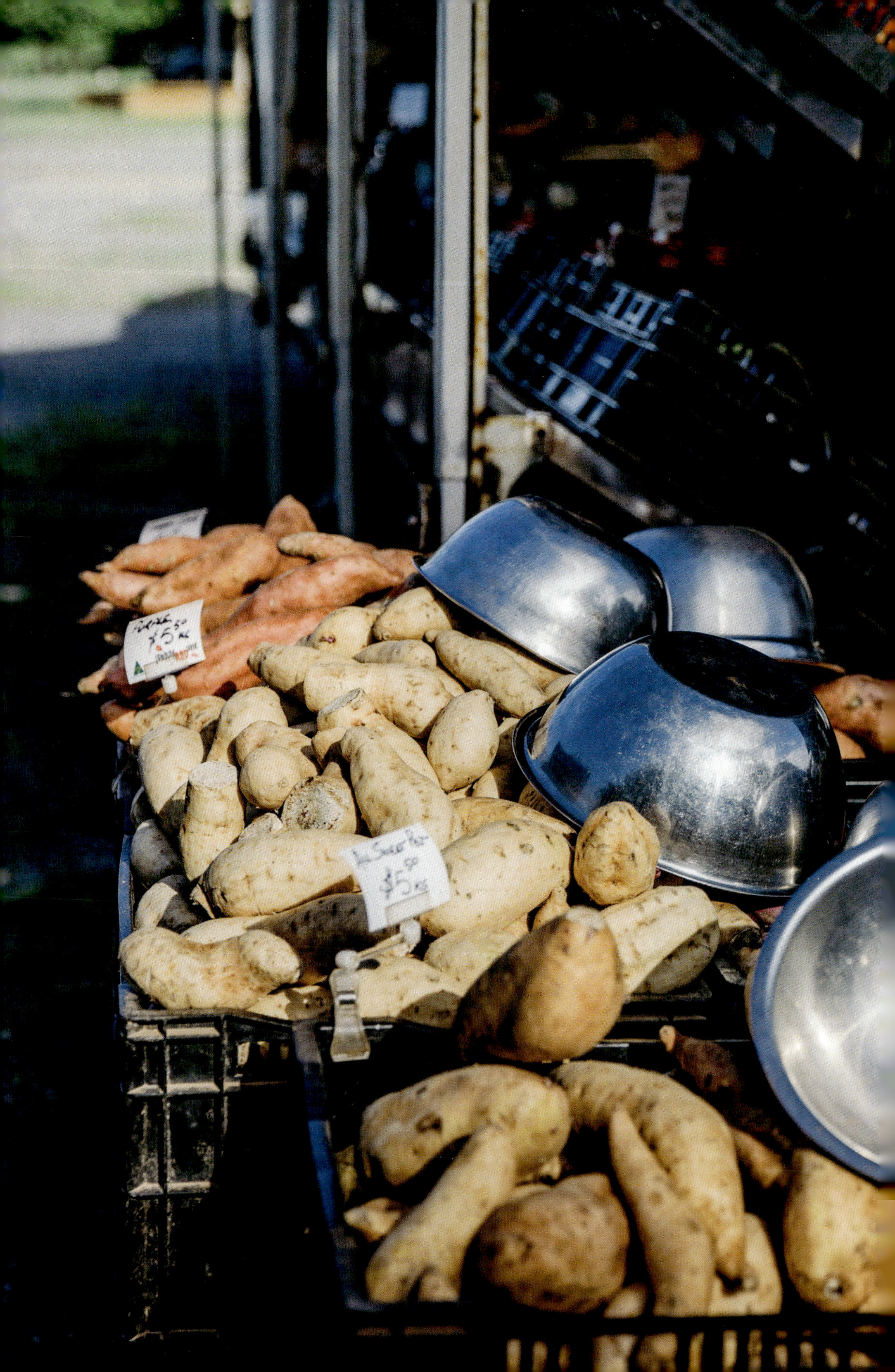

# Eingewickelt: Weniger ist mehr

## WIE IST IHR ESSEN VERPACKT?

Achten Sie im Hinblick auf Ihre Lebensmittelwahl auch auf die Verpackung. Wie viele Einwegverpackungen aus Kunststoff verwenden Sie? Sandwich-Beutel können gewaschen und nach dem Trocknen wiederverwendet werden, wenn Sie sie wirklich brauchen. Kaufen Sie Säfte oder Kaffee zum Mitnehmen? Biologisch abbaubare Tassen sind ein wichtiger Beitrag der Kaffeeketten. Sie können jedoch noch einen Schritt weiter gehen und Ihren eigenen Becher mitbringen. Schon nach wenigen Malen wird diese Geste zur Gewohnheit und ist verinnerlicht.

Gemüse (egal, ob bio oder nicht-bio) wird heutzutage viel zu oft in Plastikverpackungen verkauft. Wählen Sie Produkte, die lose angeboten werden! Sie brauchen diese Verpackungen nicht. Zeigen Sie den Ladenbesitzern durch Ihr Kaufverhalten, was Sie möchten und was nicht.

Falls Verpackungen unvermeidbar sind, wählen Sie möglichst solche aus recyclingfähigem Material. Eine wachsende Zahl von Unternehmen verwendet Verpackungen aus Zuckerrohr, die sich später vollständig zersetzen.

Machen Sie sich bitte bewusst, wie hoch der Preis für unsere Umwelt ist, wenn wir nicht endlich nachhaltigere Entscheidungen treffen. Wählen Sie mit Ihrem Geldbeutel.

Der durchschnittliche Australier verbraucht pro Jahr 90 Kilogramm Ressourcen in Form von Verpackungen und damit beinahe doppelt so viel wie die Menschen in vielen europäischen Ländern. Überall auf der Welt kann jeder einzelne dazu beitragen, den Verpackungsmüll zu minimieren und weniger natürliche Ressourcen wie Energie und Wasser zu verbrauchen, indem wir die Menge der von uns gekauften Verpackungen reduzieren.

Wählen Sie also, wann immer möglich, die am wenigsten verpackten Produkte.

## EIN PAAR ANREGUNGEN...

1

**Obst und Gemüse**

Kaufen Sie kein Gemüse und Obst, das in Plastik verpackt ist. Obst und Gemüse kommt in der eigenen schönen Verpackung (der Schale) daher und benötigt zum Transport lediglich einen Korb oder eine wiederverwendbare Tüte.

2

**Secondhand-Produkte**

Der Kauf von Gegenständen, die schon andere zu schätzen wussten, hilft der Erde in mehrfacher Hinsicht. Die Wiederverwendung schont und spart Ressourcen, die sonst für die Herstellung und den Transport neuer Produkte benötigt würden. Außerdem hilft der Kauf oder die Spende von geschätzten Dingen denen, die sie verkaufen oder benötigen. Ein vorübergehend benutzter Gegenstand, der noch gebrauchsfähig ist, muss nicht auf die Deponie, solange er für jemand anderen von Nutzen sein kann. Und meist ist diese Lösung günstiger als ein Neukauf.

3

**Großeinkauf**

Vielleicht lohnt sich auch der Einkauf größerer Mengen? Das reduziert nicht nur die Menge an Verpackungen, sondern es kann auch eine ausgesprochen kostengünstige Lösung sein, wenn man bestimmte Dinge ohnehin ständig benötigt. Supermärkte, Großhändler und die meisten Bioläden verkaufen Nüsse, Bohnen, Reinigungsmittel, Toilettenpapier und viele andere Haushaltsprodukte auch in großen Gebinden. Manches kann man auch direkt beim Bauern ab Hof kaufen. Legen Sie sich große luftdichte Kunststoff- und Glasbehälter zu, die sich für die Lagerung größerer Mengen eignen. Wenn der Großeinkauf für Sie keine sinnvolle Option ist, können Sie kleine Packungen und einzeln verpackte Produkte im Supermarkt trotzdem links liegen lassen. Beispiel Waschmittel: Gegenüber der 500-Gramm-Packung spart man mit der Fünf-Kilo-Packung in der Regel Ressourcen und Geld.

## 4 Weniger Essen »zum Mitnehmen« kaufen

Schon was Sie zu Hause tun, kann einen bedeutenden Unterschied machen. Achten Sie jedoch auch darauf, welche Entscheidungen Sie unterwegs treffen. Fünfzig Prozent aller Verpackungen fallen beim Konsum außer Haus an, zumeist in Form von Speisen und Getränken zum Mitnehmen (»to go«). Kaffee ist ein gutes Beispiel. Nehmen Sie einen wiederverwendbaren Becher mit und lassen Sie den Kaffee darin abfüllen, um ihn unterwegs zu trinken. Manche Cafés bieten dafür sogar einen Preisnachlass. Natürlich gibt es Zeiten, in denen wir keine Lust zum Kochen haben und eine mitgebrachte Mahlzeit verlockender erscheint. Sie könnten aber zu Hause eine größere Menge vorkochen und im Tiefkühlschrank einen kleinen Vorrat für solche Tage anlegen. Und wenn Sie dann doch etwas anderes möchten, gehen Sie stattdessen in Ihrem Lieblingsrestaurant essen – ganz ohne Verpackungsmüll. Manche Takeaway-Anbieter leisten bereits ihren Beitrag zur Reduzierung des Abfalls. Fragen Sie, ob jemand biologisch abbaubare Verpackungen (aus Materialien wie Maisstärke) vorrätig hat, und achten Sie selbst darauf, Ihre Verpackungen zu Hause wiederzuverwerten.

## 5 Verpackungen wiederverwerten

Verpackungen lassen sich im Haushalt für alles Mögliche einsetzen. Alte Glasflaschen ergeben zum Beispiel hübsche Vasen. In vielen Geschäften darf man gern eigene Mehrwegbehälter mitbringen. Denken Sie hier an Lebensmittelgenossenschaften, Märkte und Naturkostläden. Allerdings kommt es dabei auch auf die passenden Behältnisse an. Lebensmittel- und Getränkebehälter sind für Körperpflegeprodukte und Waschmittel ungeeignet, also nehmen Sie für derartige Einkäufe eine alte Waschmittel- oder Shampooflasche mit.

Der Plastiktütenverbrauch in Deutschland ist seit Einführung einer Tütengebühr um über ein Drittel zurück-

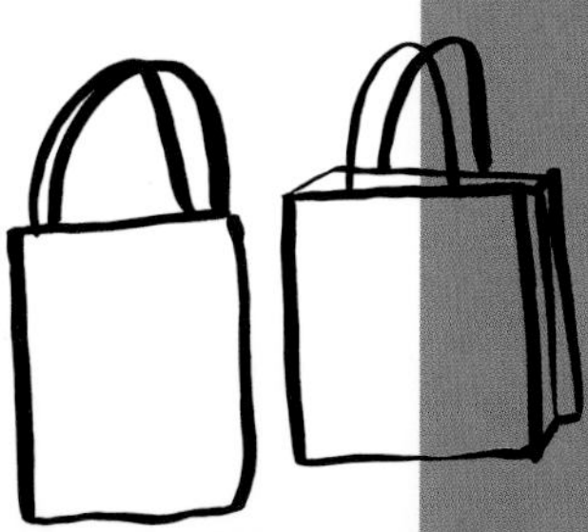

gegangen. Das sind zwei Milliarden Tüten pro Jahr. Bringen Sie weiterhin bei jedem Einkauf den eigenen Korb, eine Klappbox oder einen Stoffbeutel mit.

6 **Eigene Trinkflaschen verwenden**

Anstatt abgefülltes Wasser zu kaufen, können Sie Leitungswasser in Trinkflaschen füllen. Wenn Sie gefiltertes Wasser bevorzugen, kaufen Sie eine Wasserfilterstation.

7 **Alle Verpackungen recyclen**

Die gute Nachricht ist, dass die meisten Verpackungen recycelt werden können. Achten Sie auf Recycling-Symbole und darauf, dass Sie wirklich alles recyceln lassen, was Sie nicht wiederverwenden. Informieren Sie sich beim Abfallamt über die Mülltrennung in Ihrer Gemeinde, die von Ort zu Ort unterschiedlich organisiert ist.

8 **Kompost oder Wurmtonne**

Recyceln Sie Schalen und Grünabfall durch Kompostieren oder füttern Sie die Regenwürmer damit.

## WARUM IST DAS WICHTIG?

Wenn wir nicht aktiv gegensteuern, ist dies ein Problem, das immer weiter anwächst. Fast alles, was wir kaufen, kommt verpackt daher, und es werden nach wie vor nicht alle Verpackungen recycelt. Der übermäßige Gebrauch von Verpackungen hat katastrophale Folgen für die Erde, und nur wir können unsere täglichen Gewohnheiten ändern. Mit vereinten Kräften können wir den Wasser- und Energieverbrauch senken, den Verlust wertvoller natürlicher Ressourcen minimieren und das Vordringen von Deponien in die Natur stoppen, wo unser Müll die Tierwelt gefährdet, die Boden-, Luft- und Wasserverschmutzung verstärkt und die Artenvielfalt bedroht.

Berichte über Wale und Delfine, die an Plastik ersticken, Schildkröten, die von Tüten erwürgt werden, oder verletzte Schnabeltiere, belegen die gefährlichen Auswirkungen von Verpackungsabfällen, die in unsere Gewässer gelangen. Reduzieren Sie Ihren Abfall! Denn es macht wirklich unglaublich viel aus.

*Mit Dank an die Nachhaltigkeitsberatung des Hawkesbury City Council, die einige dieser Informationen beigesteuert hat.*

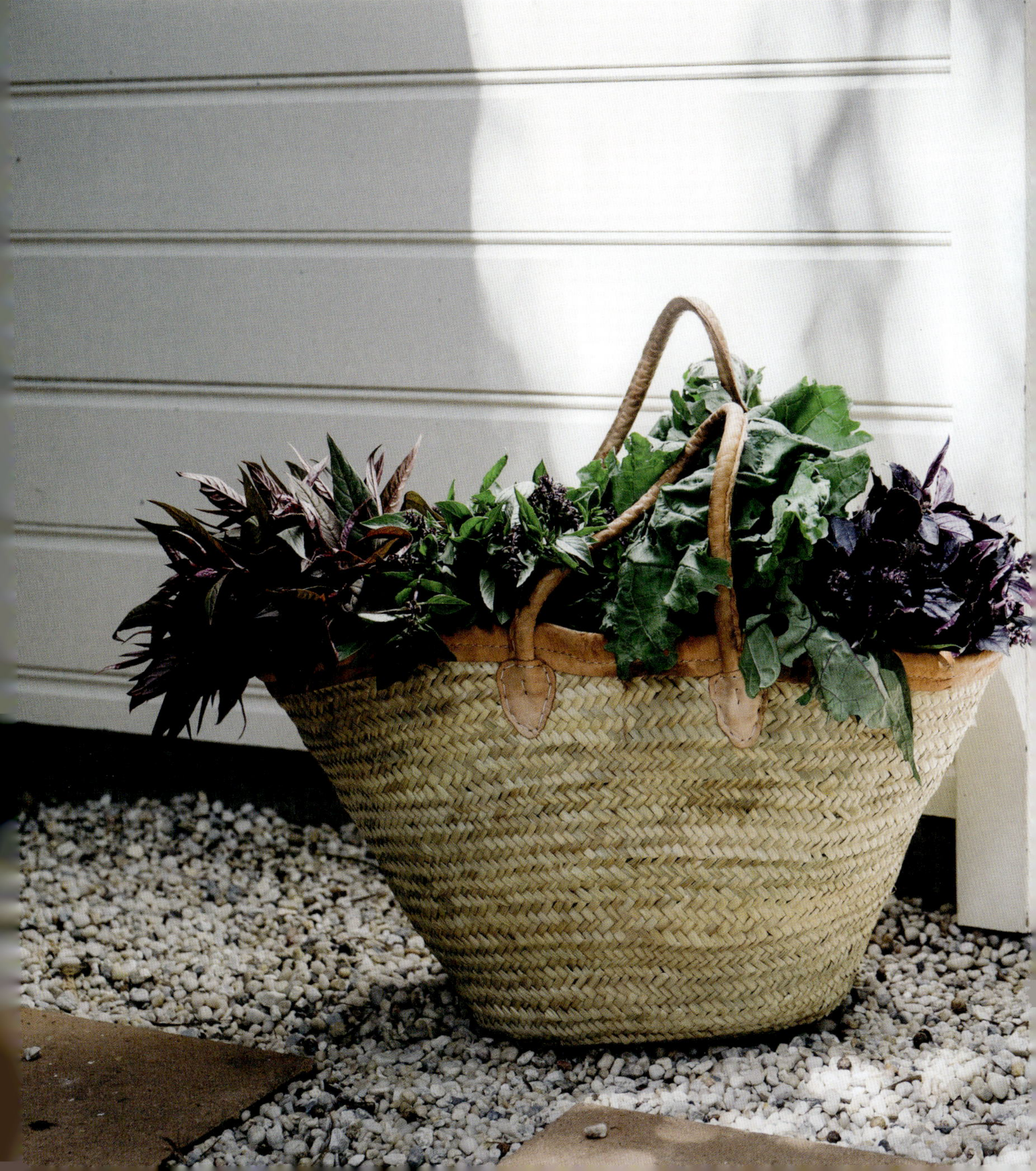

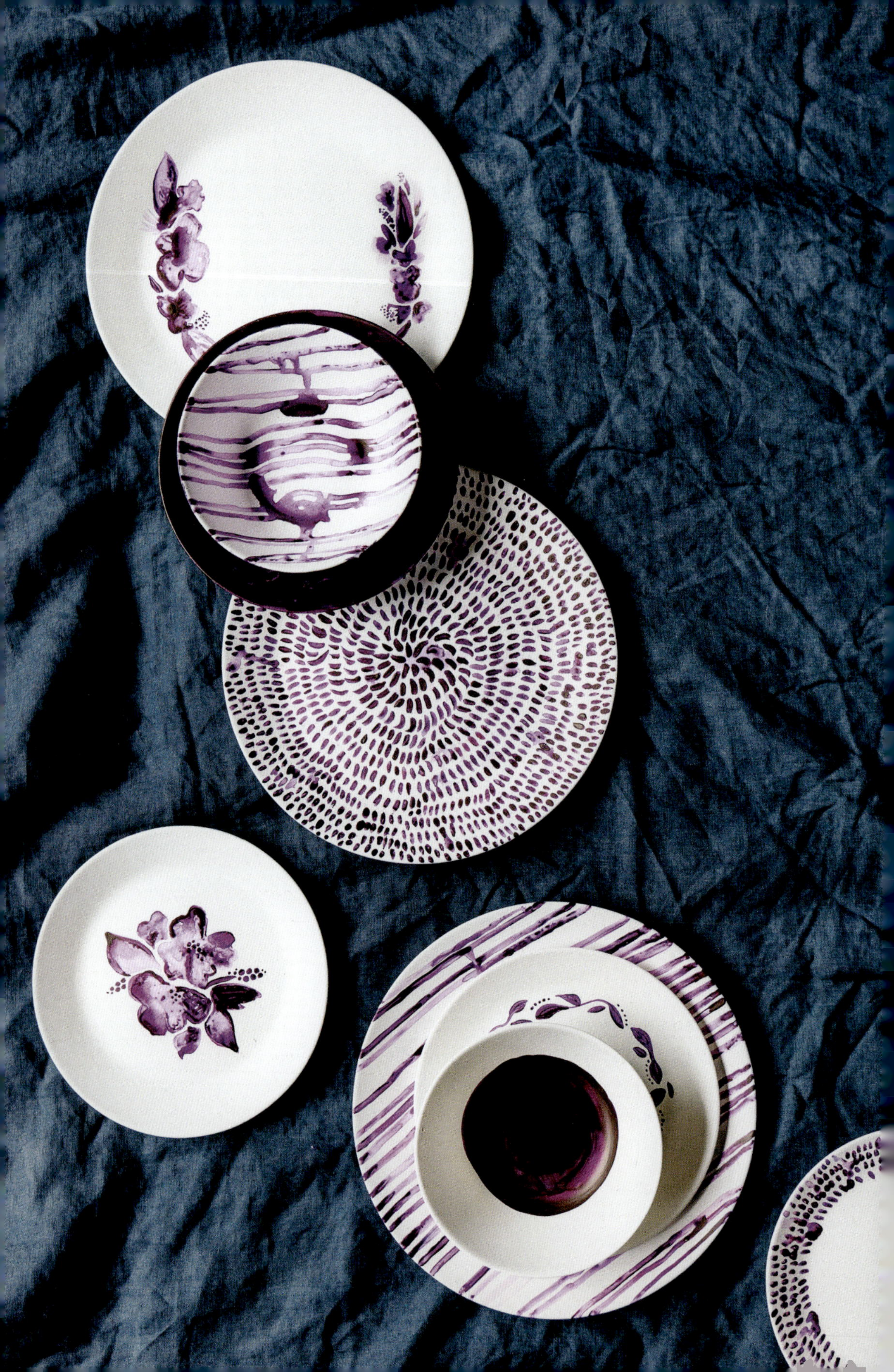

# Wie viel ist genug?

## DIE RICHTIGE MENGE

Die Frage, wie viel man essen sollte, zielt meist auf eine Faustregel ab, an die sich jeder halten kann. Doch so etwas gibt es nicht. Die richtige Nahrungsmenge hängt von vielen Faktoren ab – von Körpergröße, Alter, Geschlecht über Gesundheitszustand, Beruf, körperliche Aktivität, Genetik bis Körperumfang und Muskelmasse. Hinzu kommen weitere Elemente wie die Menge der Stresshormone im Blut, das Gleichgewicht der Sexualhormone, die Schilddrüsenfunktion, die Zusammensetzung der Darmflora und eine eventuelle Medikamenteneinnahme.

Mein Ziel besteht darin, Sie wieder mit Ihren Bedürfnissen in Kontakt zu bringen, die nicht identisch sind mit den Meldungen der Geschmacksknospen oder den Emotionen, die einen zum Essen verleiten. Mir geht es nicht darum, Ihnen ein Ernährungskonzept überzustülpen, bei dem es ums Messen und Wiegen geht.

Mir ist allerdings bewusst, dass es eine Weile dauern kann, bis jemand die natürlichen Botschaften des Körpers wieder deuten kann. Ein guter Anhaltspunkt ist tatsächlich die »Faustregel«, also die Größe der eigenen Faust. Ein leerer Magen ist ungefähr faustgroß.

*Für eine Hauptmahlzeit braucht man meist zwei faustgroße Portionen konzentrierter Nahrung (wasserarme Lebensmittel wie Eiweiß- oder Stärkelieferanten) und dazu möglichst viel grünes Gemüse. Eine Zwischenmahlzeit ist im Idealfall so groß wie eine Faust.*

Doch je mehr Muskelmasse jemand hat, desto häufiger braucht er diese Mengen. Wer viel sitzt, benötigt vielleicht nur zwei bis vier Mahlzeiten pro Tag; wer intensiv trainiert, könnte sieben bis acht Mal eine solche Menge vertragen, damit der Stoffwechsel auf Trab bleibt und die Verdauung nicht durch Riesenportionen lahmgelegt wird.

Denken Sie auch an gute Fette. Hochwertige Fettquellen bei jeder Mahlzeit halten länger satt und liefern zugleich wichtige Nährstoffe.

Schließlich kann der Körper fettlösliche Vitamine nur aus der Nahrung herauslösen, wenn er gleichzeitig Fett bekommt. Ich höre häufig die Frage: »Wieviel Avocado darf ich essen?« Sobald Sie mehr Mahlzeiten aus natürlicher Nahrung zu sich nehmen, können Sie diese Frage selbst beantworten.

Ihr Körper ist der beste Maßstab, und ich möchte, dass Sie seine Signale richtig deuten und diese nicht mit einem Übermaß an stark verarbeiteten Fetten und raffiniertem Zucker und Mehl übertönen. An manchen Tagen reicht Ihnen mittags vielleicht eine halbe Avocado, an anderen brauchen Sie unbedingt eine ganze.

Sie werden feststellen, dass eine Avocado mit Zitronensaft und Kräutern noch besser schmeckt, und Geschmack kann eine wichtige Rolle dabei spielen, ob etwas uns angenehm satt macht. Doch es wird auch Tage geben, an denen Sie weder auf eine Avocado noch auf andere fettreiche Speisen Lust haben. Nehmen Sie solche Situationen bewusst wahr.

Essen Sie die Mengen, die Ihren persönlichen Bedürfnissen entsprechen, und gestehen Sie sich zu, dass sie sich verändern können. Orientieren Sie sich im Zweifelsfall anfangs an den oben genannten »Faustregeln« und achten Sie auf das Fett. Das Wichtigste ist aber Ihre Selbstwahrnehmung.

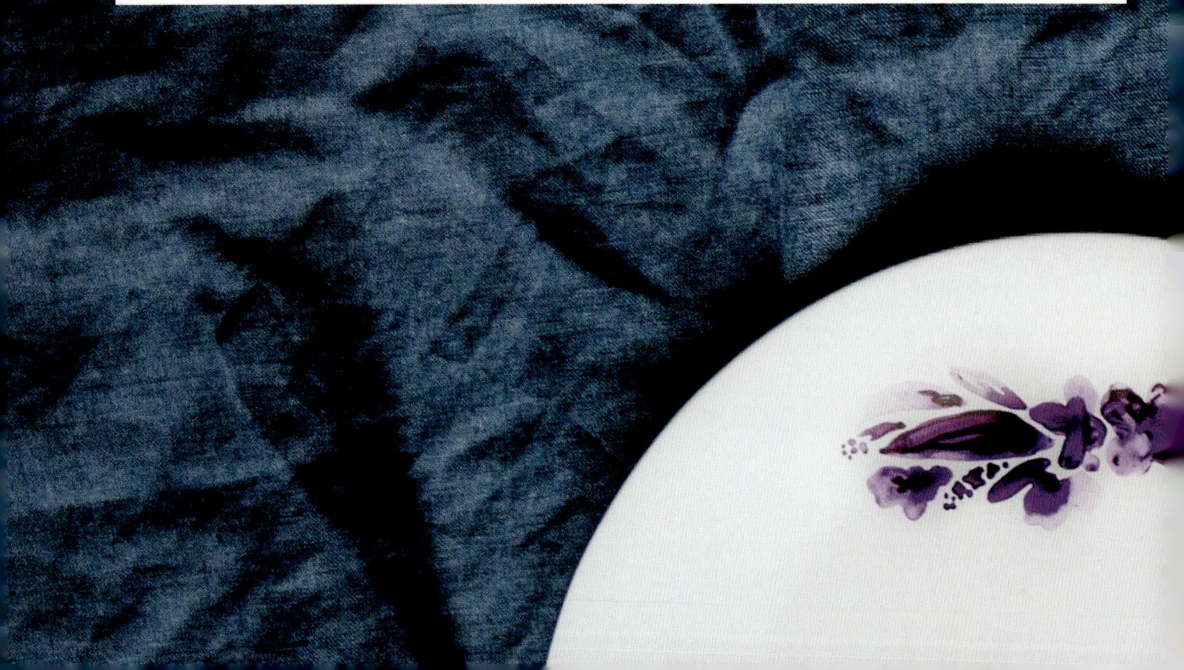

» Gehen Sie einfühlsam mit sich um. Jede kleine Entscheidung führt Sie Schritt für Schritt zu dem, was Sie nährt. «

*Dr. Libby*

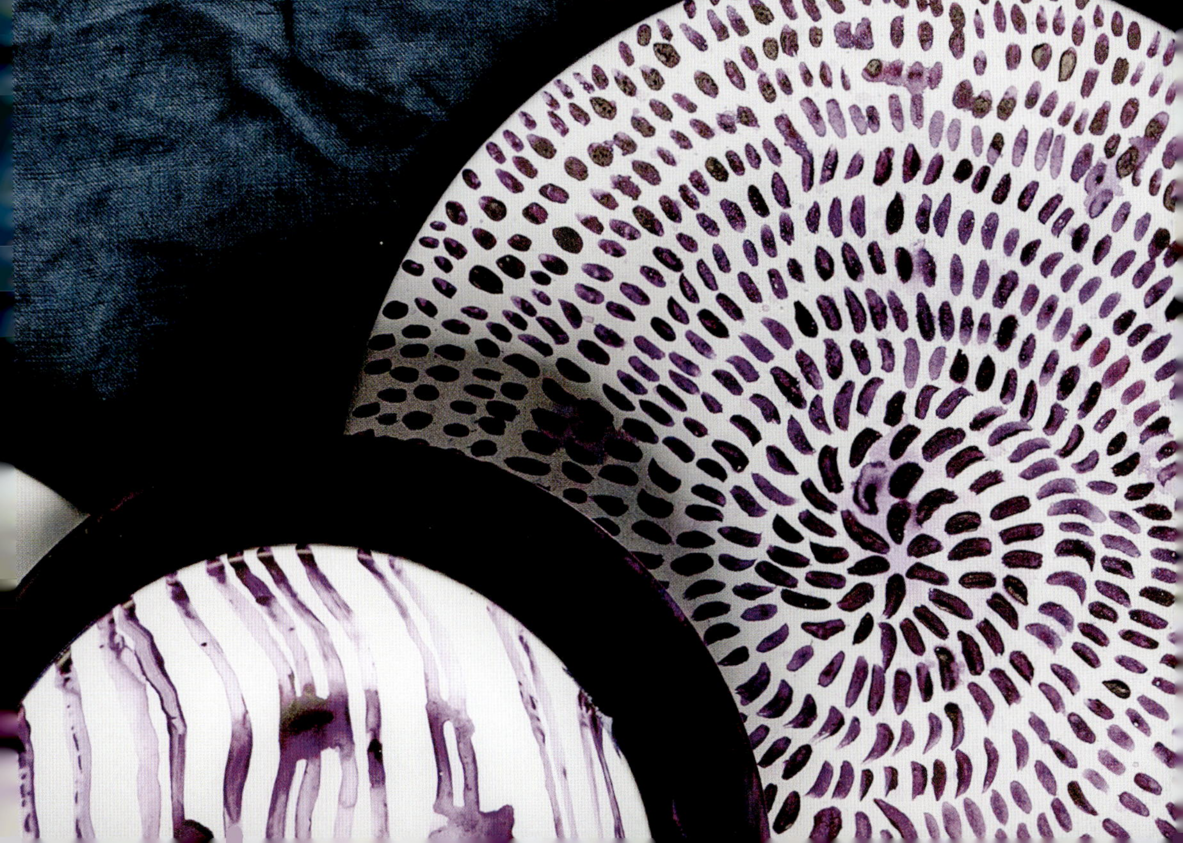

# Richtig kombinieren...

## ... MIT DER FOOD-MATRIX

Der Ausgangspunkt für eine bessere Ernährung ist individuell sehr verschieden. Vielleicht essen Sie schon jetzt nur echte, vollwertige Lebensmittel. Jemand anders hat sich vielleicht bereits auf den Weg gemacht, kann aber noch ein bisschen besser für sich sorgen – zum Beispiel durch sonntägliches Vorkochen verschiedener Mahlzeiten. Und wieder andere machen sich gerade erst auf den Weg, entwickeln eine ganz neue Einstellung zum Essen und betrachten nun auch sich selbst mit anderen Augen.

Wie Sie bereits wissen, möchte ich Ihnen mit diesem Buch zu einem Essverhalten verhelfen, das Ihnen guttut. Da ich die Erfahrung gemacht habe, dass es in Bezug auf Ernährung kein Pauschalrezept gibt, weigere ich mich strikt, diesbezüglich auch nur ansatzweise Vorgaben zu machen, die nach Verordnung riechen. Denn womit würden sich meine Tipps sonst von anderen Diäten unterscheiden? Das mache ich also nicht ... Andererseits möchte ich Menschen dort abholen, wo sie auf ihrer Reise zu mehr Gesundheit gerade stehen, und manche, die noch ganz am Anfang stehen, wissen einfach nicht, wo und wie sie anfangen sollen.

Falls Sie in diese Kategorie fallen und momentan überfordert sind, habe ich extra für Sie ein Grundgerüst, sozusagen eine Matrix, erstellt, das Ihnen helfen kann, eine nahrhafte Wahl zu treffen. Natürlich können Sie auch ein Vollwertkochbuch kaufen oder ausleihen. Mir ist jedoch bewusst, dass viele Menschen gern auf einfache Mahlzeiten setzen.

Darum können Sie nach meinem Grundgerüst beliebige Mahlzeiten für das Mittag- oder Abendessen zusammenstellen. Ich nenne lediglich Beispiele. Die Liste ist bei Weitem nicht vollständig.

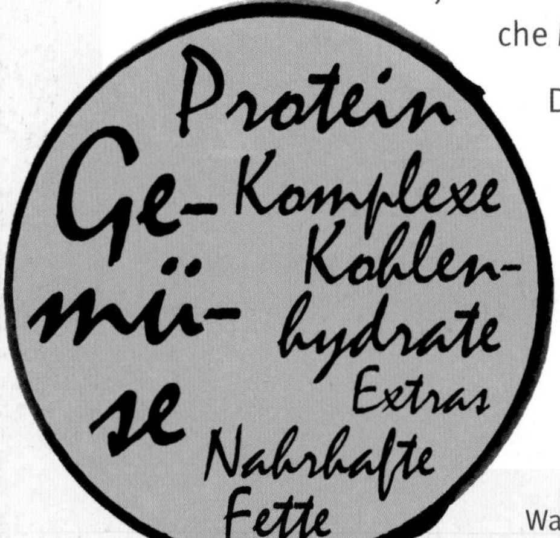

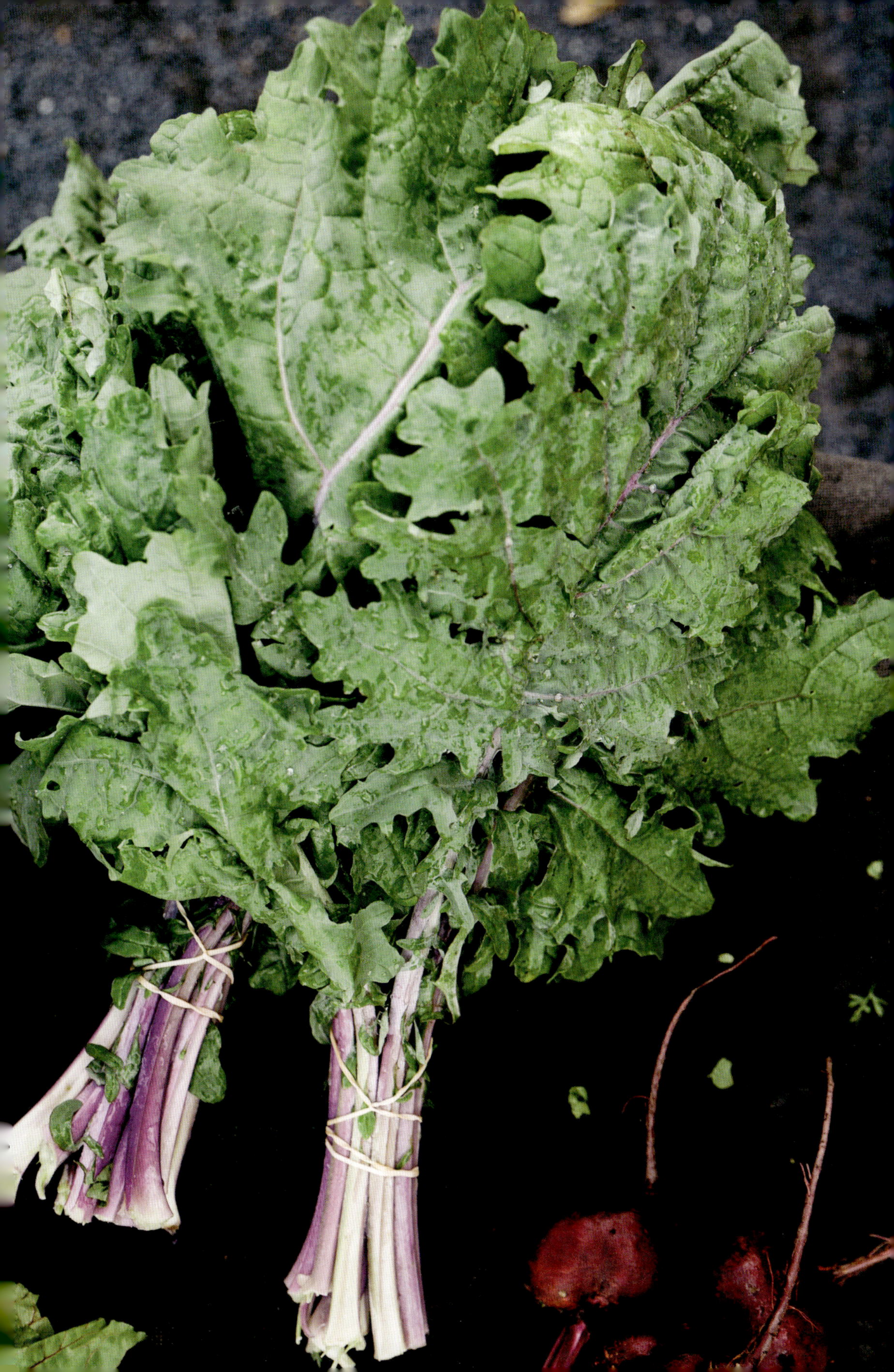

# DAS GRUNDGERÜST

| | | |
|---|---|---|
| 1 Gemüse (stärkearm) | 2 HANDVOLL NACH WAHL<br>Grünes Blattgemüse, je dunkler, desto besser | PLUS<br>Mindestens 1 Handvoll gemischtes Gemüse, je mehr Farben, desto besser |
| 2 Protein | 1 PORTION NACH WAHL | ZUM BEISPIEL<br>1 kleines Filet oder (gelegentlich) 1 kleine Dose geangelter, fetter oder weißer Wildfisch aus nachhaltigem Fischfang *(z. B. Lachs, Sardinen, Makrele)* |
| 3 Komplexe Kohlenhydrate | 1 PORTION NACH WAHL | ZUM BEISPIEL<br>1–2 Handvoll gebackene oder gedünstete Kartoffeln oder Süßkartoffeln* |
| 4 Nahrhafte Fette | 1–2 PORTIONEN NACH WAHL | ZUM BEISPIEL<br>1 Handvoll Nüsse und Samen *(z. B. Mandeln, Walnüsse, Sonnenblumenkerne, Sesamsamen, Kürbiskerne)** |
| 5 Extras | NACH BELIEBEN | Kräuter *(z. B. Petersilie, Koriander, Basilikum, Zitronengras)**<br>Chilischoten*, aromatische Würzpflanzen wie Knoblauch, Ingwer und Zwiebeln* |

**für Vegetarier geeignet*

| | | |
|---|---|---|
| ZUM BEISPIEL<br>*Salatgemüse*<br>*(Salatgurke, Tomaten, Sellerie, Paprika, Rote Bete, Kohl, Möhren u.v.m.)* | ZUM BEISPIEL<br>Geröstetes Gemüse<br>*(z. B. Rote Bete, Kürbis, Möhren, Blumenkohl, Rosenkohl)* | ZUM BEISPIEL<br>Gedünstetes oder gebratenes Gemüse<br>*(z. B. Blumenkohl, Paprika, Möhren, Zuckerschoten)* |
| ZUM BEISPIEL<br>1 Handvoll gegartes Huhn, Rind, Lamm oder anderes nicht vorverarbeites Fleisch | ZUM BEISPIEL<br>1–2 Handvoll gekochte Linsen, Kichererbsen oder Bohnen* | ZUM BEISPIEL<br>1–2 Eier von Hühnern aus Biohaltung |
| ZUM BEISPIEL<br>1 frischer Maiskolben* | ZUM BEISPIEL<br>1–2 Handvoll Vollkornreis, Quinoa, Hirse, Amaranth oder Buchweizennudeln* | |
| ZUM BEISPIEL<br>½ Avocado* | ZUM BEISPIEL<br>1 großzügiger Schuss kaltgepresstes Olivenöl (extra vergine) oder Avocadoöl* | ZUM BEISPIEL<br>Tahini* |
| Zitronensaft<br>Apfelessig<br>Selbst gemachte Vinaigrette* | Hummus*<br>Frische Sprossen* | Algen<br>*(z. B. Dulse, Nori, Kelp)** |

*Zur Erinnerung: Das sind nur Beispiele, keine abschließende Liste.*
*Seien Sie experimentierfreudig und setzen Sie um, was Sie in diesem Buch gelernt haben.*

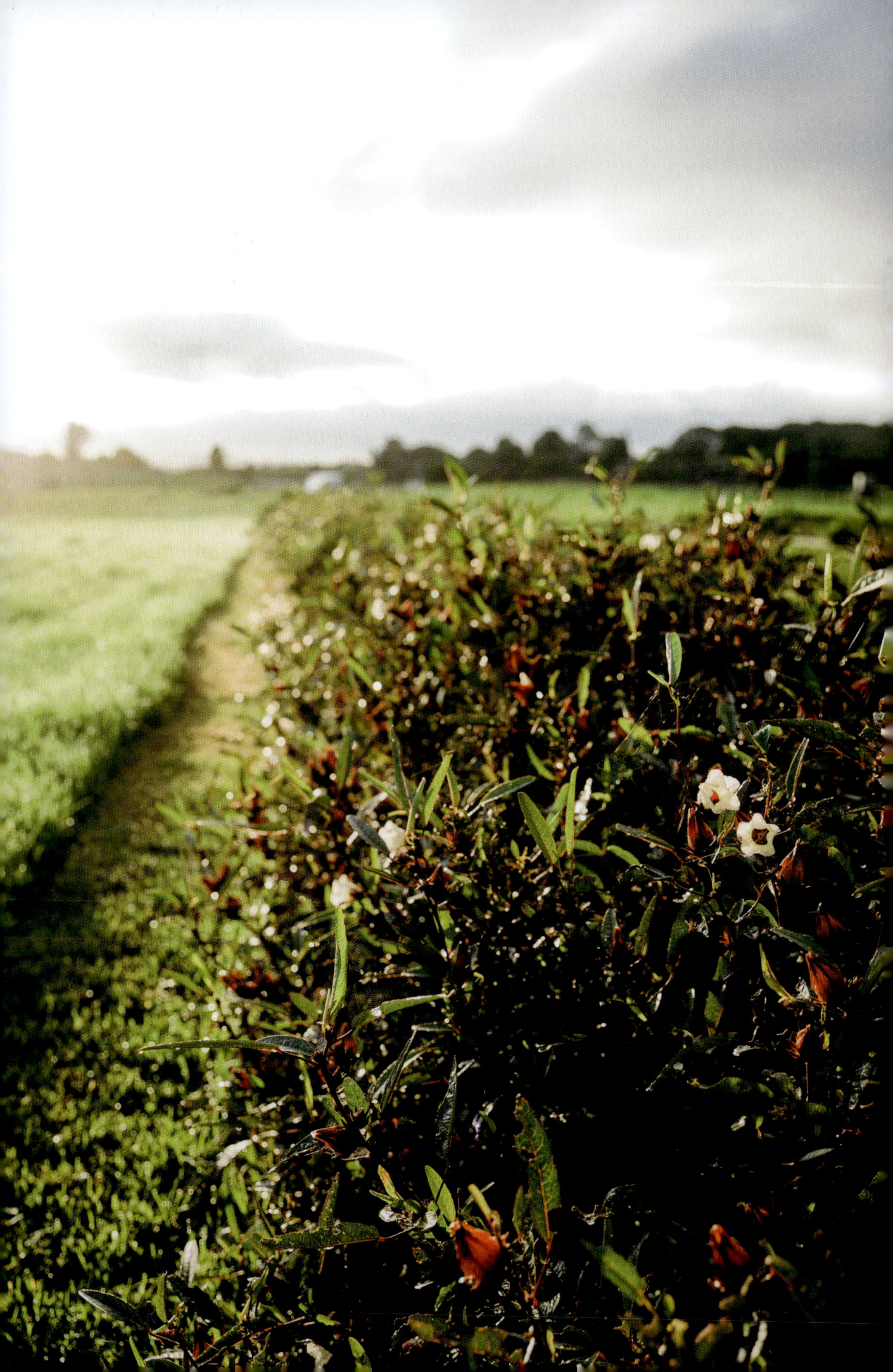

# Falsche Überzeugungen

## WAS STECKT HINTER IHREM ESSVERHALTEN?

Unser Verhalten ist Ausdruck unserer Überzeugungen. Lesen Sie diesen Satz bitte ein zweites Mal. Was Sie über sich selbst, andere Menschen und die Welt glauben, schlägt sich in Ihrem Verhalten nieder. Wenn ich mit Patienten solchen Glaubenssätzen nachgehe, staune ich immer wieder, wie stark Menschen sich darüber definieren und wie persönliche Überzeugungen ihr Leben und ihre Entscheidungen beeinflussen.

Normalerweise beruhen unsere Überzeugungen auf Geschichten, die wir uns in der Kindheit zusammengestrickt haben, um eine Situation, an der wir beteiligt waren, mit Sinn zu erfüllen.

Im ersten Kapitel eines Buches über Steve Jobs wird erzählt, wie der junge Steve einst von einer Nachbarin erfuhr, dass er adoptiert wurde, woraufhin er nach Hause radelte, um seine Mutter danach zu fragen. Während ihrer Antwort fiel der Satz: »Ich habe dich ausgewählt«, was bei ihrem jungen Zuhörer verständlicherweise die Überzeugung nährte, er sei etwas Besonderes. Auf diesem Fundament der Sicherheit erblühte einer der kreativsten Köpfe der modernen Welt (unabhängig davon, was man von ihm persönlich halten mag). Was wir glauben, prägt unser Verhalten.

Essstörungen können viele Formen annehmen. Der eine isst viel zu viel, der andere kann nicht mehr aufhören, der dritte weiß ganz genau, dass er zu viel sinnloses Zeug isst, tut es aber trotzdem. Am anderen Ende des Spektrums hungern sich Menschen fast zu Tode, oder sie wechseln zwischen Ess- und Brechattacken. Bitte hören Sie gut zu: In all diesen Situationen geht es niemals um Nahrung. Es geht ausschließlich darum, wie Sie sich von der Realität distanzieren, in der gewisse Dinge nicht so sind, wie Sie es sich wünschen.

Das Problem ist, dass wir in der Schule nicht lernen, wie man in sich hineinhorcht und solche Glaubenssätze erkennt, insbesondere die über uns selbst. Wir wissen meist sehr viel besser, was wir über die Dinge und Situationen außerhalb von uns glauben, zum Beispiel über den Zustand der Umwelt oder über die Positionen politischer Parteien. Viel schwieriger ist dies mit allem, was sich auf uns bezieht, zum Beispiel, wer wir sein müssten, um geliebt zu werden, oder aber wer wir niemals sein dürfen, wenn wir weiter dazugehören, Wertschätzung erfahren oder niemals abgelehnt werden wollen. Mitunter geht es auch darum, wer man nicht sein darf, wenn es in unserer Kindheit und Jugend friedlich zugehen soll.

Wenn Sie also auf eine Weise essen, die Ihrer Gesundheit bestimmt nicht förderlich ist oder ihr gar schadet, dann stellen Sie sich bitte die neugierige Frage, welcher Glaubenssatz Sie dazu bringen könnte, solche Entscheidungen zu treffen. Ich denke da an eine Frau, die mit vierzehn Jahren von ihrer Familie getrennt wurde und bei anderen Menschen aufwuchs. Sie glaubte, ihr Vater hätte ihre Brüder genug geliebt, um diese zu behalten, sie jedoch nicht – dabei hatte er sie in Wahrheit weggeschickt, gerade weil er sie so sehr liebte. Er wollte ihr ein besseres Leben ermöglichen. Bis sie diese Wahrheit jedoch erkennt – bis sie begreift, dass er sie aus Liebe weggegeben hat –, futtert sie jeden Abend nach dem Abendessen viel zu viele Süßigkeiten. Obwohl sie weiß, dass diese Gewohnheit sie umbringt. Bis sie in der Lage ist, die falsche, selbst erschaffene Überzeugung zu sehen (und zu ändern), fühlt sie sich ihren Essattacken machtlos ausgeliefert. Ein solcher Sisyphuskampf endet erst, wenn derartige Glaubenssätze angegangen werden.

*»Bitte stellen Sie sich die neugierige Frage, welcher Glaubenssatz Sie dazu bringen könnte oder Ihnen gestattet, solche Entscheidungen zu treffen.«*

Ich denke aber auch an ein junges Mädchen, das verzweifelt hungert, weil es glaubt, mit einem zierlichen Körper könne es Kind bleiben und die Zeit dort anhalten, wo seine Eltern noch ein Paar waren und es sich geliebt und sicher und nicht für die Trennung verantwortlich fühlte.

Oder ich denke an die Frau, die endlich begreift, dass sie zu hungern begann, nachdem sie als sehr junges Mädchen eine Bemerkung von zwei sehr kleinen Jungen mitbekam (»Ey, guck mal, die Frau da!«), und daraus folgerte: »Selbst kleine Kinder halten mich für dick« (was ihr erst zehn Jahre später bewusst wurde). Für einen Unbeteiligten liegt auf der Hand, dass Kinder kein Gefühl für das Alter von Menschen haben, die deutlich älter oder größer sind als sie, und so eine Bemerkung nichts über weibliche Rundungen aussagt.

Was Sie über sich selbst glauben (besonders in Bezug darauf, ob Sie es wert sind, sich selbst zu lieben und von anderen geliebt zu werden), ist ein wichtiger Ansatz, um zu verstehen, warum Sie bestimmte Entscheidungen treffen.

Wenn jemand in Bezug auf Essen eine auf den ersten Blick unverständliche Entscheidung trifft, steckt ein Glaubenssatz dahinter, dem man einfühlsam, freundlich und neugierig nachgehen sollte. Sobald Sie diese Überzeugung verändern, verändert sich auch das Verhalten ohne jede Mühe. Und das sage ich nicht nur so dahin.

Warum verhalten Sie sich so, wie Sie es tun, obwohl Sie wissen, was Sie wissen? Der wahre Grund ist, dass Sie auf keinen Fall jenen ultimativen emotionalen Schmerz empfinden wollen – das Gefühl (ein reiner Irrglaube!), dass Sie es nicht wert sind, geliebt zu werden.

Wenn Sie Momente oder Phasen kennen, in denen Sie nicht vernünftig essen, bedenken Sie bitte, dass es dabei nicht um Nahrung geht.

*Führen Sie Tagebuch, betrachten Sie Ihre Entscheidungen mit ehrlicher Neugier und überlegen Sie, warum Sie wohl so und nicht anders gegessen haben. Und falls Sie sich dabei erwischen, unvernünftig zu essen, bemühen Sie sich auch hier um Neugier, anstatt sich zu verurteilen. Halten Sie inne und fragen Sie sich:*

*»Wie kommt es, dass ich das jetzt tue?«*

*Schreiben Sie Ihre Erkenntnisse auf.*

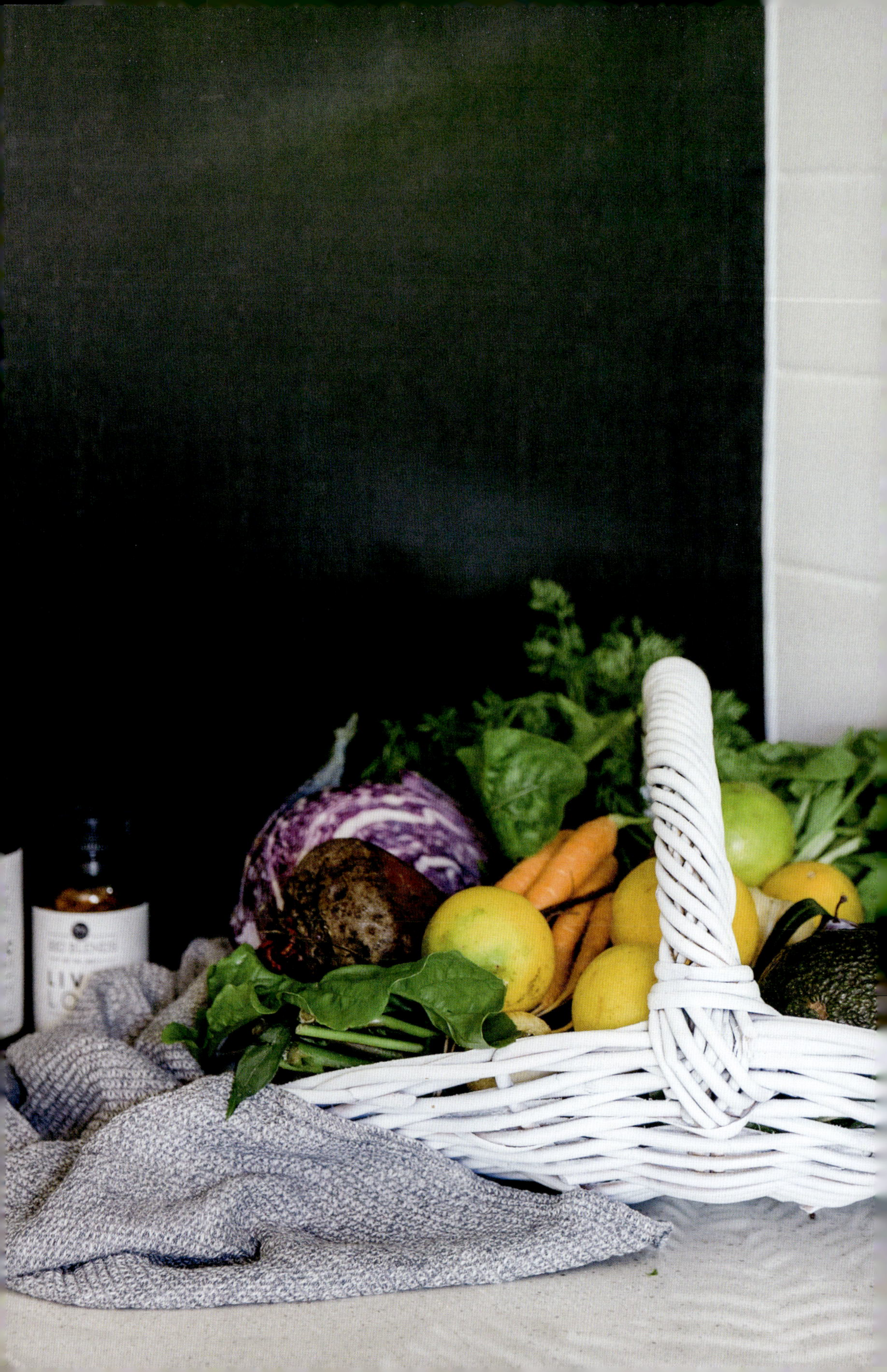

# Und was soll ich nun essen?

## KURZ UND KNAPP ZUSAMMENGEFASST

Danke, dass Sie sich mit mir auf diese Reise begeben haben. Ich hoffe, Sie haben viele neue Impulse für Ihr Ernährungsverhalten und Ihre Einstellung zum Essen erhalten und verstehen jetzt besser, inwiefern beide Elemente Ihrer Gesundheit dienen (oder eben nicht).

Nun lade ich Sie ein, das Buch noch einmal durchzublättern und sich nach jedem Kapitel die Frage zu stellen: »Was ziehe ich angesichts dieser Informationen jetzt in Betracht? Was verändert sich gerade bei mir?« Schreiben Sie diese Überlegungen auf. Sie werden staunen, wie viele kleine Änderungen Sie in Bezug auf Essen machen können und welche erheblichen Auswirkungen dies auf Ihre Gesundheit und Ihr Wohlbefinden im Alltag haben kann.

Wie bereits erwähnt, gehe ich nicht davon aus, dass es eine bestimmte Ernährungsform gibt, die jedem Menschen (bzw. jedem Körper) gerecht wird. Aber ich möchte natürlich auch nicht, dass Sie dieses Buch am Ende mit dem Gefühl weglegen, dass Ihre Fragen nicht beantwortet wurden.

## HIER ALSO MEINE ANTWORT AUF DIE FRAGE: »WAS SOLL ICH ESSEN?«

**Essen Sie vor allem echte, unverfälschte Lebensmittel.** Naturbelassene, wenig verarbeitete Lebensmittel haben einen hohen Nährwert. Verzichten Sie weitestgehend auf stark verarbeitete Erzeugnisse (die vielfach gar keine echte Nahrung sind), die zwar teilweise kalorienarm sein mögen, aber kaum Vitamine und Mineralstoffe liefern oder sogar problematische Substanzen enthalten, die bestimmte Prozesse im Körperinneren ins Stocken bringen können.

**Wählen Sie nährstoffdichte Lebensmittel für eine optimale Ernährung.** Essen Sie viele Pflanzen und kosten Sie bei Gemüse die komplette Farbpalette aus, damit der Körper von der ganzen Fülle an Mikronährstoffen und einzigartigen Phytonährstoffen profitieren kann, die für seine Biochemie ebenfalls entscheidend sind. Wenn Sie im Grunde Ihres Herzens wissen, dass Sie zu wenig Gemüse essen, dann erhöhen Sie den Anteil. Falls die Vorstellung, einen ganzen Teller Gemüse zu verputzen, unmöglich erscheint, beginnen Sie mit einem grünen Smoothie am Tag. Zielen Sie auf eine breitere Auswahl ab, und wenn es nur einige Monate lang jede Woche ein neues Lebensmittel ist. So entdecken Sie nicht nur neue Geschmacksrichtungen, sondern verbreitern und mehren gleichzeitig auch Ihre Nährstoffversorgung.

**Wägen Sie ab, ob Sie ein Nahrungsergänzungsmittel nehmen sollten.** Wenn ja, wählen Sie ein hochwertiges, am besten auf Lebensmitteln basierendes Supplement, das die nötigen Nährstoffe in konzentrierter Form bereitstellt.

**Hören Sie auf mit Kalorienzählen! Konzentrieren Sie sich lieber darauf, Ihrem Körper die Nahrung zu geben, die er mit Hilfe seiner Verdauungsenzyme zerlegen kann.** Und das sind nun einmal keine stark verarbeiteten Produkte. Inzwischen gibt es Hinweise, dass wir manche Substanzen aus industriell verarbeiteten »Pseudolebensmitteln« überhaupt nicht verdauen können. Nahrung ist unser einziger Energielieferant – warum sollten wir freiwillig etwas Unbrauchbares essen? Bitte denken Sie darüber nach. Alles im Leben fällt uns schwerer, wenn wir erschöpft sind. Um gesund und voller Energie zu sein, sollten Sie Ihrem Körper vollwertige Nahrung bereitstellen und zugleich auf versteckten Zucker und künstliche Lebensmittelzusätze verzichten.

**Achten Sie auf die Anbau- und Produktionsmethoden von Lebensmitteln – für die eigene Gesundheit, aber auch für die Gesundheit Ihrer Familie, unserer Erde und all der anderen Lebewesen.** Wählen Sie nach Möglichkeit stets Produkte aus zertifiziertem Bioanbau. Tiere sollten möglichst ohne Hormone und Antibiotika aufgezogen, Pflanzen ohne Pestizide und Herbizide angebaut worden sein. Falls möglich, wählen Sie bitte regionale Produkte aus lokalem Anbau. Durch ihre Frische und Reife bieten sie mehr Nährwert, und kurze

Transportwege schonen die Umwelt. Denken Sie daran: Wenn Sie etwas essen, verzehren Sie auch das, was Ihre Nahrung zu sich genommen hat, und das könnte Ihrem Körper entweder guttun oder Ihre Systeme noch stärker unter Druck setzen.

**Verfolgen Sie keine einseitigen Ernährungstrends, denn alle vollwertigen Lebensmittel sind Superstars.** Können Sie eigenes Gemüse anbauen oder wenigstens Kräuter, um Ihre Mahlzeiten mit mehr Aroma und Nährwert aufzupeppen? Ab dem Moment der Ernte geht die Nährstoffdichte in Pflanzen zurück. Wenn der eigene Garten fehlt, können Sie vielleicht einen Gemeinschaftsgarten nutzen oder auf dem Wochenmarkt ungespritzte Produkte kaufen. So profitieren unmittelbar die Menschen, deren Arbeit uns ernährt.

**Essen Sie, bis die erste Sättigung einsetzt, mit Blick auf eine stabile Stoffwechselaktivität durch Erhöhung (oder Erhaltung) der Muskelmasse.** Achten Sie hierfür auf die Rückmeldungen, die Ihr Körper Ihnen gibt, sobald Sie bestimmte vollwertige Lebensmittel verzehren. So finden Sie mit der Zeit heraus, was für Sie das Beste ist. Im Gegensatz zu echten Allergien (die derzeitig als lebenslang eingestuft werden), können sich Unverträglichkeitsreaktionen im Laufe der Zeit verändern. Anfangs kann ein Ernährungstagebuch dabei helfen, Auslösern für bestimmte Reaktionen (wie Blähungen) auf die Schliche zu kommen.

**Entscheiden Sie mit Vernunft und gesundem Menschenverstand.** Beziehen Sie ein, was Sie in diesem Buch über die Zusammenhänge zwischen irischen Vorfahren, Verdauungsproblemen, Eisen- und Vitamin-$B_{12}$-Mangel sowie Autoimmunerkrankungen gelesen haben. Für manche Menschen ist Gluten kein Problem, andere entscheiden sich aus gutem Grund für einen vier- bis achtwöchigen Probelauf ohne glutenhaltige Lebensmittel.

**Prüfen Sie, wie Sie essen, und bemühen Sie sich um eine gelassene Atmosphäre bei Tisch.** Auch zu viel des Guten kann der Gesundheit schaden. Registrieren Sie in Bezug auf die Häufigkeit, welcher Mahlzeitenrhythmus Ihrer Gesundheit am besten dient. Und dann bleiben Sie dabei. Wenn Sie wenig nahrhafte Dinge oder viel zu oft naschen, ist das ein Signal, dass Sie etwas ändern sollten. Können Sie herausfinden, was Sie zu diesem Verhalten treibt? Einem starken oder gar unbeherrschbaren Süßhunger können körperliche oder emotionale Bedürfnisse zugrunde liegen. Spüren Sie dem wahren Grund für Ihr Verhalten nach und entwickeln Sie eine passende Gegenstrategie. Verurteilen Sie sich nicht, sondern bleiben Sie neugierig und seien Sie nett zu sich und zu Ihrem Körper.

**Essen Sie kein Fleisch aus getreidebasierter Masttierhaltung, sondern nur von freilaufenden Tieren aus Biohaltung.** Kaufen Sie, was Ihr Budget gestattet, und prüfen Sie, ob Sie dafür andere, weniger wichtige Ausgaben streichen können. Frauen im gebärfähigen Alter brauchen für die notwendigen 18 Milligramm Eisen pro Tag vielleicht ein Nahrungsergänzungsmittel. Männer sowie Frauen nach der Menopause benötigen nur acht Milligramm. Nehmen Sie Eisen bitte nur nach Rücksprache mit Ihrem Arzt ein, denn auch eine Überversorgung kann ein Problem darstellen.

**Auch bei speziellen Ernährungsformen auf Ausgewogenheit achten.** Wenn Ihrem Körper oder Ihrer Seele eine bestimmte Ernährungsform guttut (zum Beispiel vegetarisch, vegan, kohlenhydratarm), prüfen Sie bitte, ob Ihr Körper damit wirklich alle Nährstoffe bekommt, die er für seine diversen Funktionen benötigt. Gemäß der Traditionellen Chinesischen Medizin isst man am besten weniger feuchtigkeitsfördernde Lebensmittel, meidet kalte, rohe Speisen und greift bevorzugt zu dem, was gerade reif ist.

**Auf Reisen bewusst die Extraportion Gemüse bestellen.** Vor allem die Versorgung mit Vitamin C und Zink muss man im Blick behalten. Das gilt besonders für Flugreisen.

**Essen Sie die Mengen, die Ihre individuellen Bedürfnisse decken.** Und denken Sie daran, dass diese Bedürfnisse sich ändern können. Wenn Sie anfangs unsicher sind, können Sie die »Faustregel« anwenden (Seite 283) und das Fett im Blick behalten. Wie geht es Ihnen damit nach jeder Mahlzeit? Wer in der aktuellen Phase genauere Instruktionen benötigt, findet ab Seite 288 ein Grundgerüst, an dem man sich prima entlanghangeln kann.

**Ihre Beziehung und Einstellung zum Essen wirkt sich auf künftige Generationen aus.** Seien Sie gut zu sich und erkunden bzw. hinterfragen Sie Ihre Beziehung zum eigenen Körper und zu sich selbst. Dann können Sie über den Schneeballeffekt auch andere dazu bringen, besser auf sich zu achten.

**Essen Sie echte, vollwertige Lebensmittel, mit denen Sie gesund bleiben und sich vital fühlen. Hören Sie nicht auf andere, wenn es sich falsch anfühlt.** Buddha wird oft das folgende Zitat zugeschrieben: »Ganz gleich, wo du es gelesen hast oder wer es gesagt hat, und selbst wenn ich es sage: Glaube nur das, was deine Vernunft und dein gesunder Menschenverstand nachvollziehen können. Lass dich mehr und mehr von deiner eigenen, inneren Weisheit führen.«

**Und zu guter Letzt: Wählen Sie die Liebe.** Es wird Zeit, dass Sie aufhören, davor Angst zu haben, wie das, was Sie essen, den Körperumfang beeinflussen könnte. Machen Sie sich bewusst, dass Sie stets eine liebevolle Behandlung und gute Ernährung verdient haben.

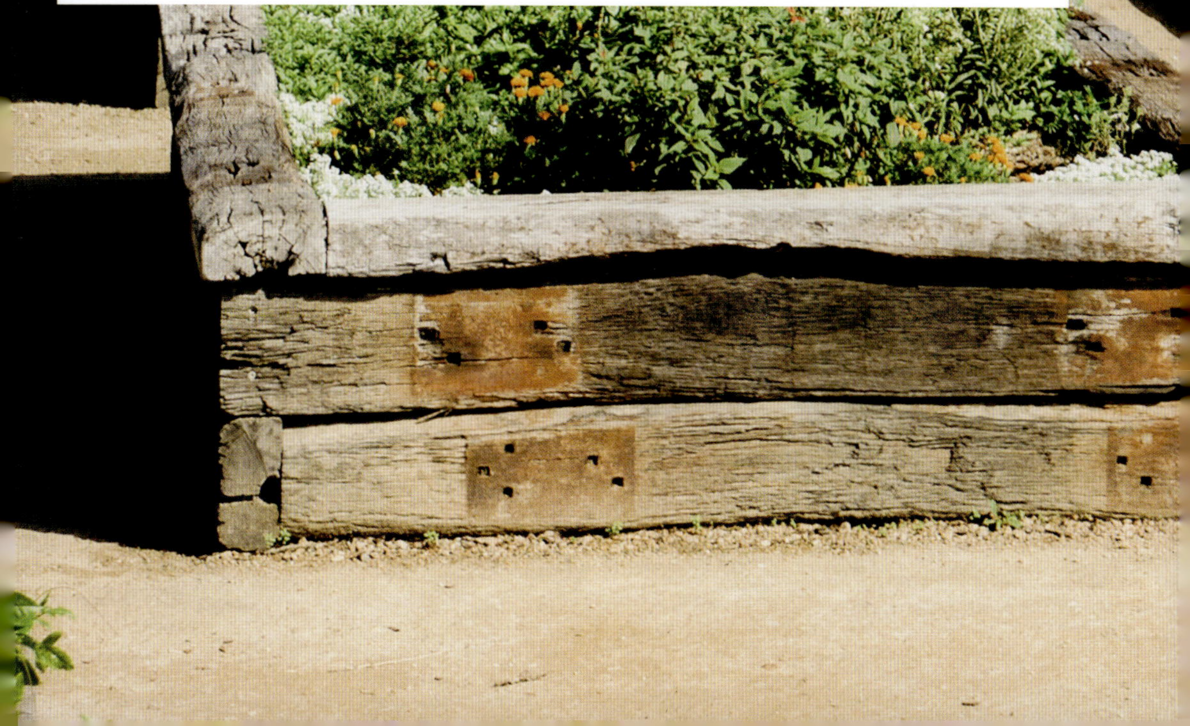

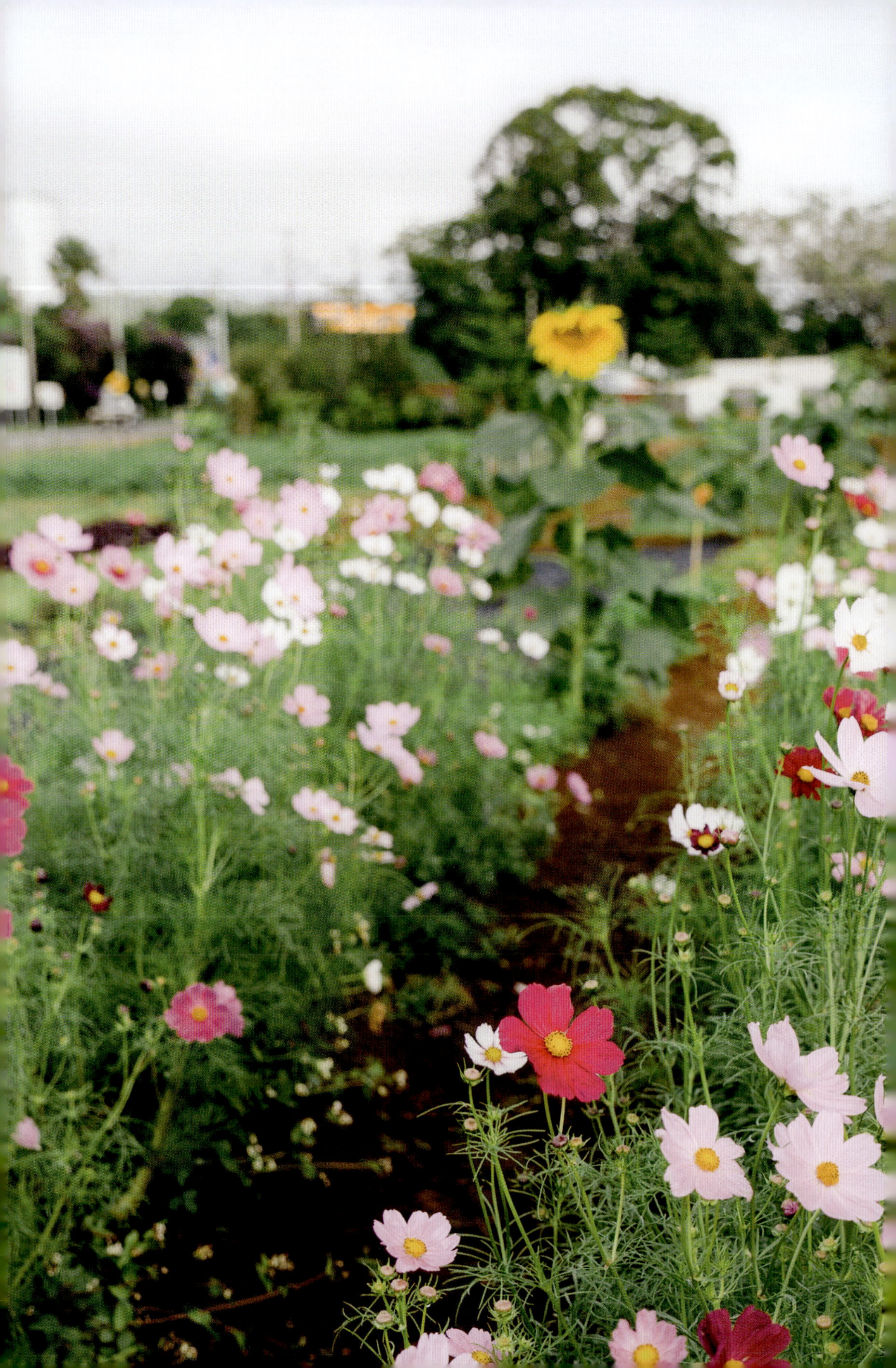

# Nachwort

Irgendwann haben Sie dieses Buch aufgeschlagen und sich zu einer Reise durch die Welt der Ernährung aufgemacht. Unterwegs haben Sie gelernt, was Ihr Körper benötigt (denn gegen unseren biologischen Nährstoffbedarf können wir nicht ankämpfen), und dieses Wissen ist hoffentlich vom Kopf ins Herz vorgedrungen. Vielleicht haben Sie in Ernährungsfragen aktuell oder langfristig besondere Bedürfnisse, die für Ihre Gesundheit entscheidend sind. Vor allem aber wissen Sie in Ihrem Inneren genau, was Sie am besten nährt.

Lassen Sie sich bei Ihren Entscheidungen Tag für Tag von dieser Weisheit leiten. In aller Vernunft. Seien Sie einfach gut zu sich. Ich habe noch nie erlebt, dass Selbstkasteiung langfristig Erfolg und Zufriedenheit gebracht hat. Wenn Sie aus emotionalen Gründen essen oder trinken, geht es niemals um die Nahrung als solche, sondern Sie distanzieren sich dabei von Ihrer Wahrnehmung jener Dinge, die nicht so sind, wie Sie es sich wünschen. Betrachten Sie Ihre Entscheidungen niemals wertend, sondern immer mit Neugier. Und geben Sie der Intuition mehr Raum.

Erleben Sie jeden Tag in dem tief empfundenen Bewusstsein, wie kostbar das Leben ist – und wie kostbar Sie selbst sind. Und behandeln Sie sich entsprechend gut.

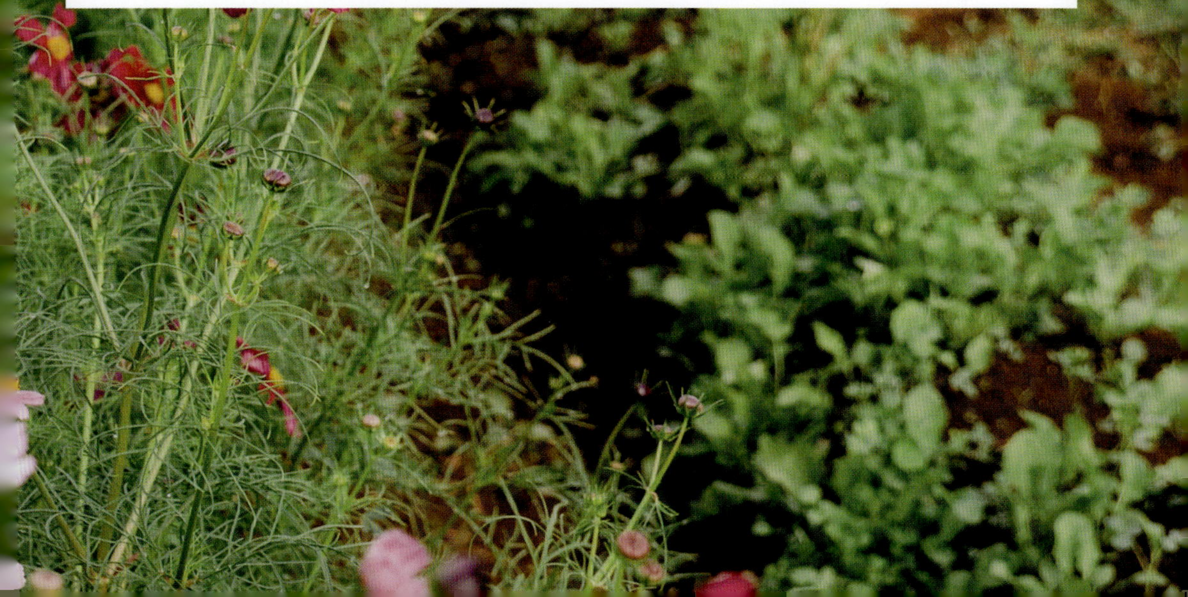

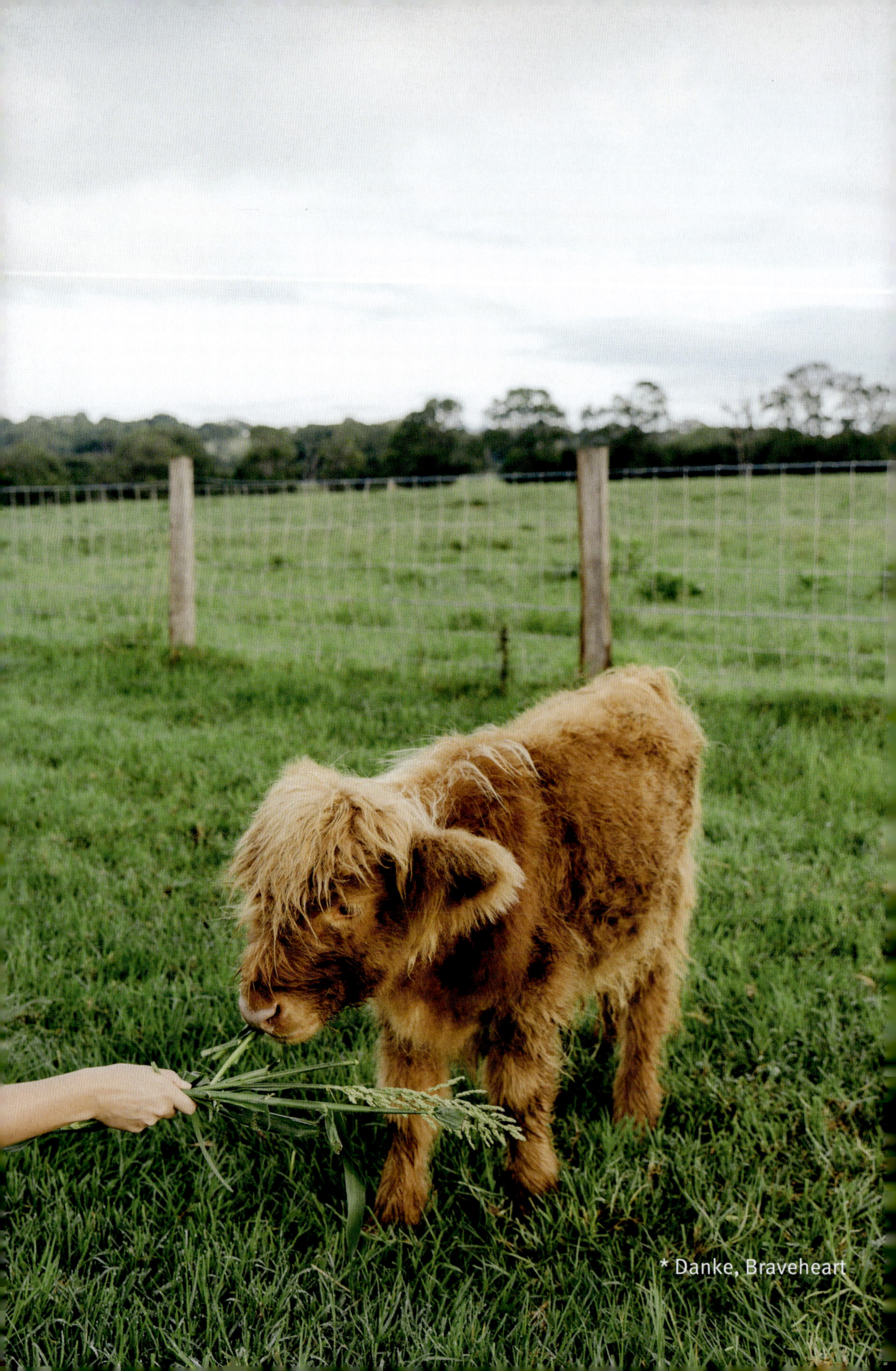

* Danke, Braveheart

# Danksagung

Ich bin ein Glückspilz, denn bei der Arbeit bin ich Teil eines Teams, das ich ausgesprochen zu schätzen weiß. Maddy, Sarah, Bree und Chris, ich danke euch für alles, was ihr zu diesem Buch beigesteuert habt. Danke, Kate, für die Redaktion. Steph danke ich für ihr hinreißendes Design, Sabine für ihre phantastischen Fotos und The Farm in Byron Bay verdient großen Dank, weil wir dort großzügigerweise viele besondere Momente aufnehmen durften. Wir alle hoffen, dass ein derart schönes Buch Ihnen das Lesen und Lernen zum besonderen Genuss macht und Sie dazu animiert, noch besser für sich selbst, für andere und für unsere Erde zu sorgen.

## KONTAKTDATEN UND QUELLEN

Es berührt mich immer wieder, wie viele Menschen mir nach dem Lesen meiner Bücher schreiben und sagen, ich hätte genau ihre Situation beschrieben oder quasi aus ihrem Tagebuch zitiert. Wenn Sie nach dem Lesen dieses Buches mehr über Ihre körperliche oder emotionale Gesundheit erfahren möchten, stöbern Sie doch auf meine Webseite nach weiteren Büchern, Wochenendkursen oder Vortragsreisen. Bei Problemen mit Körperfett oder Elan profitieren Sie vielleicht von meinem neunwöchigen Online-Kurs (auf Englisch), der Ihnen helfen soll, Ihr Gewichtsproblem zu lösen.

In diesem Buch habe ich einige Bücher und Untersuchungen zitiert, in denen Sie weiterlesen können, wenn ein bestimmter Bereich Sie besonders interessiert.

Werfen Sie auch einen Blick auf das Blog auf:

**www.drlibby.com**

An jedem Wochentag poste ich Gesundheitstipps auf den Social Media. Sie finden mich auf:

www.facebook.com/DrLibbyLive
www.twitter.com/DrLibbyLive
sowie unter @drlibby auf Instagram

Im Verlauf der letzten 25 Jahre habe ich über 10.000 Bücher und Studien gelesen, die meine Arbeit inspiriert und geprägt haben. Diejenigen, die meine Arbeit und insbesondere dieses Buch besonders beeinflusst haben, sind nachfolgend aufgeführt.

Weitere Quellen finden Sie auf meiner Webseite: www.drlibby.com

## Bücher

Bennett, Jane and Pope, A. (2008). *The Pill. Are You Sure It's For You?* Sydney: Allen & Unwin.

Bourbeau, Lise. (2014) *Höre auf deinen Körper und vergiss dein Gewicht: Bauchgefühl statt Selbstkontrolle.* Aus dem Französischen übersetzt von Claudia Seele-Nyima. Oberstdorf: Windpferd.

Carson, Rachel. (2017; engl. Original von 1962) *Der stumme Frühling.* Aus dem Englischen übersetzt von Margaret Auer, Geleitwort von Joachim Radkau. München: C. H. Beck.

Gray, Louise. (2017). *Richtig Tiere essen?!* Aus dem Englischen übersetzt von Hanna Lemke. Hamburg: Edel.

Hay, Louise L. (2016) *Balance für Körper und Seele.* Aus dem amerikanischen Englisch übersetzt von Thomas Görden. Berlin: Ullstein.

Isaacson, Walter. (2012). *Steve Jobs.* Aus dem amerikanischen Englisch übersetzt von Antoinette Gittinger, Oliver Grasmück, Dagmar Mallett, Elfi Martin, Andrea Stumpf und Gabriele Werbeck. München: btb.

King, George. (2015) *The Diabetes Reset.* New York: Workman Publishing.

Price, Weston. (2004) *Nutrition and Physical Degeneration:* 6th edition. USA: Price-Pottenger Nutrition Foundation.

Roth, Geneen. (2011). *Essen ist nicht das Problem.* Aus dem amerikanischen Englisch übersetzt von Rita Höner. München: Kailash.

## Wissenschaftliche Studien

Abramovitz BA, Birch LL. (2000). »Five-year-old girls' ideas about dieting are predicted by their mothers' dieting«. *Journal of the American Dietetic Association* 100:1157–63.

Beydoun MA, & Wang Y. (2009). »Parent-child dietary intake resemblance in the United States: Evidence from a large representative survey«. *Social Science & Medicine* 68: 2137–44.

Eastman, C. and Zimmermann, M. (2017) »The iodine deficiency disorders« cited in De Groot, L. et al. (editors) (2000–2017) *Endotext,* Onlinezugriff über: https://www.ncbi.nlm.nih.gov/books/NBK285556/

Field AE, Austin SB, Striegel-Moore R et al. (2005). »Weight concerns and weight control behaviors of adolescents and their mothers«. *Archives of Pediatric and Adolescent Medicine* 159:1121–6.

Kurenbach, B., Marjoshi, D. et al. (2015). »Sublethal exposure to commercial formulations of the herbicides dicamba, 2,4-dichlorophenoxyacetic acid, and glyphosate cause changes in antibiotic susceptibility in Escherichia coli and Salmonella enterica serovar Typhimurium«. mBio: *American Society for Microbiology Online Journal* 6; 2: 9–15.

Smolak L, Levine MP & Schermer F. (1999). »Parental input and weight concerns among elementary school children«. *International Journal of Eating Disorders* 25: 263–71.

Wertheim EH, Mee V, & Paxton SJ. (1999). »Relationships among adolescent girls' eating behaviors and their parents' weight-related attitudes and behaviors«. *Sex Roles* 41: 169–87.

## Zeitungsartikel und Onlinequellen

Bowden, Jennifer »A Word from the Wiser« *The NZ Listener* November 19, 2016.

http://coconutresearchcenter. org/articles-and-videos/coconutinformation/coconut-oil-and-mediumchain- triglycerides/default.htm

http://earthisland.org/journal/index.php/eij/article/in_the_marrow_of_our_bones/

http://innerlight-wellness.net/chinesemedicine-diet/

http://sustainability.hawkesbury.nsw.gov.au/products/avoid-products-withexcessive-packaging

http://sustainablecities.org.nz/wpcontent/uploads/earlethesis.pdf

http://www.coeliac.org.nz

http://www.healthyfoodguide.com.au/articles/2011/january/mothers-and-daughters-how-be-healthy-eating-role-model

http://www.nutritionaustralia.org/sites/default/files/Iron-2014.pdf

https://iquitsugar.com/luxury-ubiquity-brief-history-sugar

https://www.betterhealth.vic.gov.au/

health/conditionsandtreatments/iron-deficiency-adults

https://www.coeliac.org.au/

https://www.elephantjournal.com/2014/06/tips-for-raising-achild-to-have-a-healthy-relationship-with-food-and-their-body-dr-stacey-rosenfeld/

https://www.forbes.com/sites/judystone/2015/04/01/antibiotic-resistance-from-unexpected-sources/#-4103f6ecdbca

https://www.glnc.org.au/grains/allergies-intolerances/gluten-in-grains/

https://www.shape.com/weight-loss/tips-plans/how-having-daughter-changed-my-relationship-food-forever

## Dr. Libby persönlich und im Online-Kurs

Live Events und Kurse finden Sie auf www.drlibby.com.

Themen, Daten und Orte meiner öffentlichen Vorträge werden ebenfalls auf meiner Webseite bekannt gegeben. Meine Wochenendseminare verschaffen den Teilnehmerinnen eine erholsame Atempause mit intensiver Einführung in die ganzheitliche Gesundheit. Wir berücksichtigen biochemische, emotionale und Ernährungsaspekte. Ein Beispiel hierfür ist das *Beautiful You Weekend*.

## Beispiele für Online-Kurse und Webinare:

Rushing Woman's Syndrome Quickstart Course

Condition the Calm Course

30 Essential Beauty Gems Course

New Year New You Webinar

Sensational Sleep Webinar

TEDx: The Pace of Modern Life Versus our Cavewoman Biochemistry. https://www.youtube.com/watch?v=tJ0SME6Z9rw

Understanding the Mysteries and Magic of the Female Body Webinar

Weight Loss for Women

**Bibliografische Information der Deutschen Nationalbibliothek**
Die Deutsche Nationalbibliothek verzeichnet diese Publikation in der Deutschen Nationalbibliografie; detaillierte bibliografische Daten sind im Internet über http://dnb.d-nb.de abrufbar.

Programmplanung: Uta Spieldiener
Projektmanagement: Kathrin Hage
Übersetzung: Imke Brodersen
Redaktion: Isabel Lück
Bildredaktion: Christoph Frick

Umschlaggestaltung:
CYCLUS Visuelle Kommunikation, Stuttgart

Bildnachweis:
Umschlagmotiv: Dominique Loenicker
Grafiken im Innenteil: Stephanie Antill
Fotos im Innenteil: Sabine Bannard

1. Auflage 2019



Die neuseeländische Originalausgabe erschien 2017 unter dem Titel »What am I supposed to eat?« bei Little Green Frog Publishing Ltd.


Printed in Germany

Satz und Repro: Fotosatz Buck, Kumhausen
Gesetzt in Adobe InDesign CS6
Druck: Westermann Druck Zwickau GmbH, Zwickau

Gedruckt auf chlorfrei gebleichtem Papier

ISBN 978-3-432-10518-5 1 2 3 4 5 6

Auch erhältlich als E-Book:
eISBN (ePub) 978-3-432-10520-8

**Wichtiger Hinweis:** Wie jede Wissenschaft ist die Medizin ständigen Entwicklungen unterworfen. Forschung und klinische Erfahrung erweitern unsere Erkenntnisse. Ganz besonders gilt das für die Behandlung und die medikamentöse Therapie. Bei allen in diesem Werk erwähnten Dosierungen oder Applikationen, bei Rezepten und Übungsanleitungen, bei Empfehlungen und Tipps dürfen Sie darauf vertrauen: Autoren, Herausgeber und Verlag haben große Sorgfalt darauf verwandt, dass diese Angaben dem Wissensstand bei Fertigstellung des Werkes entsprechen. Rezepte werden gekocht und ausprobiert. Übungen und Übungsreihen haben sich in der Praxis erfolgreich bewährt.

Eine Garantie kann jedoch nicht übernommen werden. Eine Haftung des Autors, des Verlags oder seiner Beauftragten für Personen-, Sach- oder Vermögensschäden ist ausgeschlossen.

Geschützte Warennamen (Warenzeichen®) werden nicht besonders kenntlich gemacht. Aus dem Fehlen eines solchen Hinweises kann also nicht geschlossen werden, dass es sich um einen freien Warennamen handelt.



## Liebe Leserin, lieber Leser,

hat Ihnen dieses Buch weitergeholfen? Für Anregungen, Kritik, aber auch für Lob sind wir offen. So können wir in Zukunft noch besser auf Ihre Wünsche eingehen. Schreiben Sie uns, denn
Ihre Meinung zählt!

Ihr TRIAS Verlag

E-Mail-Leserservice
kundenservice@trias-verlag.de

Lektorat TRIAS Verlag
Postfach 30 05 04
70445 Stuttgart
Fax: 0711 89 31-748